문답으로 쉽게 이해하는
엄마아빠가 알아야 할
치과 상식 117

치과의사 아빠가 알려주는

우리아이 치아건강

치과의사 아빠가 알려주는

우리아이 치아건강

초판 인쇄일 2016년 1월 4일
초판 발행일 2016년 1월 11일

지은이 정영석
발행인 박정모
등록번호 제9-295호
발행처 도서출판 혜지원
주소 (10881) 경기도 파주시 회동길 445-4(문발동 638) 302호
전화 031) 955-9221~5 팩스 031) 955-9220
홈페이지 www.hyejiwon.co.kr

기획 · 진행 배윤주
디자인 김희진
영업마케팅 김남권, 황대일, 서지영
ISBN 978-89-8379-878-7
정가 13,800원

이 도서의 국립중앙도서관 출판시도서목록(CIP)은 서지정보유통지원시스템 홈페이지(http://seoji.nl.go.kr)와 국가
자료공동목록시스템(http://www.nl.go.kr/kolisnet)에서 이용하실 수 있습니다.(CIP제어번호 : CIP2015033511)

문답으로 쉽게 이해하는
엄마아빠가 알아야 할
치과 상식 117

치과의사 아빠가 알려주는

우리아이 치아건강

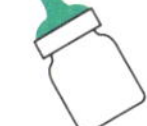

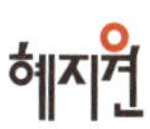

혜지원

아이를 낳고 키우면서 아이의 건강보다 더 중요한 것은 없다고 새삼 느낍니다. 하루하루가 다르게 커 가는 모습을 보며 혹시 다치거나 어디 아픈 데는 없는지, 아이를 걱정하는 것은 저를 비롯한 모든 부모의 공통된 마음일 것입니다.

치과의사로서 아이의 구강 건강을 살피고는 있지만 꼭 필요하고 자세한 소아 치아 관련 자료의 부족을 절감하며 직접 하나하나 찾아보곤 했습니다. 그러던 중 대부분의 부모가 가지는 궁금증이 비슷하다는 것을 깨닫고 주위에서 물어 오는 많은 구강 관련 질문들에 대한 대답으로 이 책을 쓰게 되었습니다.

이 책의 특징

부모의 입장이 되고 보니, 병원에서 의사선생님의 자세한 설명을 듣고도 궁금증이 남아 이를 해결하고자 집에 와서 인터넷을 찾거나 잘 아는 동료 의사에게 여러 가지를 물어 보았던 적이 많습니다.

대부분의 치과적 상황을 이해하기 위한 지식은 일반인도 그리 어렵지 않게 이해할 수 있습니다. 이 책은 약간의 해부학적, 발생학적 지식과 병의 원인 및 발생 원리 그리고 치료 방법을 설명하여 다양한 질병과 상황에 대한 부모의 이해도를 높이고자 노력하였습니다. 단순한 설명이 아니라 왜 그렇게 되는지, 예방과 치료의 원리는 무엇인지, 부모는 이를 위해 어떤 노력을 해야 하는지 등에 대해 알려드리고자 합니다.

또한 대부분의 궁금증이 '시기별'로 비슷하다는 점에 착안하여, 자주 묻는 질문들을 한 주제로 모았습니다. 영아기 때는 '치아 맹출'에 대한 질문이 많고, 치아 맹출 후에는 '충치'에 대한 질문이 많으며, 아이가 좀 더 자라면 충치와 더불어 '부정교합^{뻐드렁니}'에 대한 관심이 증가하는 것에 초점을 맞추어 시기별 관심사에 대해 정리함으로써 독자가 이 책에 보다 쉽게 접근할 수 있도록 정리하였습니다.

이제 부모도 내 아이의 구강 건강에 대한 지식과 정보를 쌓는 것이 필요합니다. 어릴 때 적절한 관리를 받지 못해 시기를 놓치고 뒤늦게 치과 치료로 고생하는 많은 환자를 보며 느낀 점입니다. 이 책을 통해 부모는 치과적 지식을 조금 더 이해하고, 걱정을 덜고 그리고 아이는 병원에 제때 방문하여 적절한 진단 및 처치를 받을 수 있다면, 그 이상의 영광과 보람은 없을 것 같습니다. 전문적 지식을 기반으로 한 설명은 다양한 상황에서 부모의 대응에 도움을 줄 것이라 생각합니다. 모쪼록 이 책이 자라나는 소중한 우리 아이들의 구강 건강 증진과 개선에 조금이나마 도움이 됐으면 합니다.

치과의사 아빠 정영석

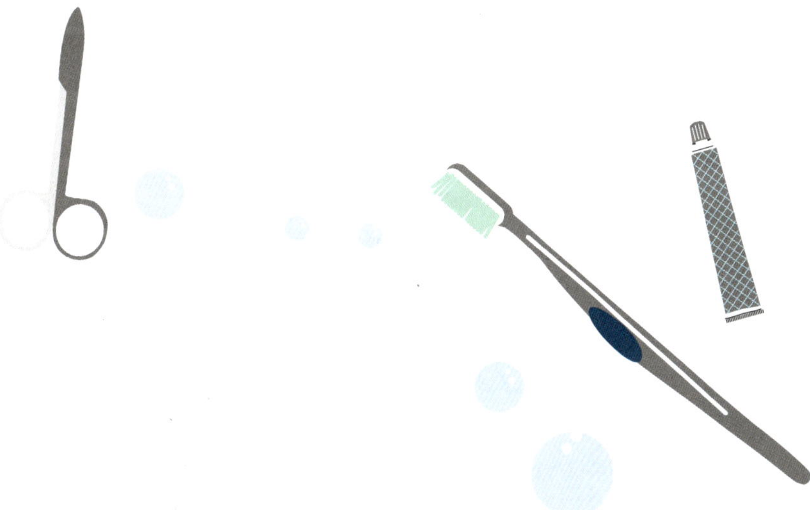

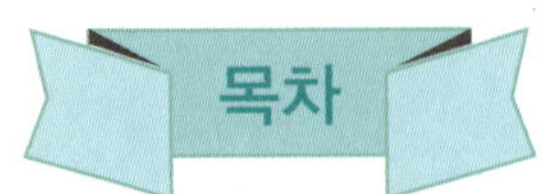

목차

🦷 유아기 치아 맹출

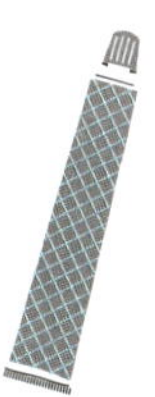

잘못 알려진 구강 상식

❶ 이쑤시개는 절대로 사용하면 안 된다.

⮑ 이쑤시개도 잘 쓰면 도움이 됩니다. 이쑤시개를 쓰지 말라는 이유는 잘못 사용해서 음식물이 오히려 치아 사이로 끼어 들어가 사이가 벌어질 수 있기 때문입니다. 음식물이 치아 사이에 끼고, 염증이 있으면 잇몸이 근질근질해서 이쑤시개로 과하게 찌르고 누르는 경우가 많은데 이렇게 사용하면 도움이 안 됩니다. 하지만 식사 후, 당장 양치질을 할 수 없는 상황일 때 이쑤시개로 치아 사이의 음식물을 가볍게 제거해 주고 치아 사이 면을 살살 긁어 주면 양치질만큼은 아니어도 치태 제거 효과를 볼 수 있습니다. 조심히, 잘 쓴다면 임시로나마 이쑤시개도 효과적인 위생용품이 될 수 있습니다.

❷ 유치든 영구치든 다쳐서 통째로 빠지면 다시 집어넣어 줄 수 있다.

⮑ 영구치가 통째로 빠진 경우 어떻게 해서든 제자리에 다시 넣어 살리도록 노력해야 합니다. 하지만 유치는 아래에 영구치가 있기 때문에 함부로 다시 넣으면 안 됩니다. 이유는 유치를 다시 심는 과정에서 아래에 있는 영구치에 직접적 손상을 주어 영구치의 형태나 정상적인 성장에 악영향을 줄 수 있기 때문입니다. 또한 당장은 손상을 주지 않더라도 나중에 재식립된 유치가 뼈와 붙어 버리는 등 다양한 합병증이 발생할 수 있기 때문에 추천하는 치료법은 아닙니다. 드물게 치아와 잇몸 상태가 매우 양호하고 영구치의 손상이 거의 예상되지 않는 제한된 경우에만 재식립을 할 수도 있습니다.

❸ 치아를 돌리는 방법인 회전법이 가장 좋은 양치질 방법이다.

⮑ 아이에게 가르치기도 쉽고 이해하기도 쉬운 양치질 방법 중 하나가 회전법입니다. 쉽긴 하지만 전~혀 치태가 제거되지 않습니다. 치태를 제거하기 위해서는 왔다 갔다하는 방법이 아닌 짧게 힘주어 끊어 주는 양치질 방법, 진동법을 사용해야 합니다. 힘없이 왔다 갔다하는 회전법은 진동법과 함께 사용되어야 하며 단독으로 사용하는 것은 치태 제거에 도움이 안 됩니다.

❹ 충치로 치아가 아픈 경우 시간이 지나면 절로 나아지기도 하는데 이럴 때는 치료를 받지 않아도 된다.

⇨ 충치가 있는 치아라 할지라도 통증이 계속 느껴지지는 않습니다. 참을 수 있는 정도의 통증이 얼마간 지속되다 나아지면 충치가 멈추었거나, 치료를 받지 않아도 괜찮다고 생각하는 경우가 많지만 치료 받지 않은 충치는 거의 대부분 멈추지 않고 계속 진행됩니다. 다만 진행 도중 통증이 적을 수는 있는데, 이미 통증을 느낀 경우라면 충치가 상아질^{상아질} 에 대한 설명은 27p를 참고하세요까지 진행했음을 의미합니다. 통증이 없다는 것은 진행이 느려졌다는 의미도 있지만 더러는 충치가 급속히 진행해 신경이 이미 죽어서 통증을 못 느낄 수도 있는 것입니다. 조금이라도 통증이 있다면 바로 치료를 받아야 합니다. 아프지 않다고 치료를 받지 않으면 나중에 치료 시간도, 비용도 많이 늘어납니다.

❺ 구강 양치액은 충치 예방에 도움이 되므로 양치질 대용으로 사용할 수 있다.

⇨ 불소 성분이 포함되지 않은 구강 양치액은 충치 예방에 효과가 거의 없습니다. 불소 성분이 포함된 경우라면 도움을 조금 받을 수는 있습니다. 하지만 양치액을 사용한다 해서 치아에 낀 치태를 제거할 수는 없기 때문에 양치액만 단독으로 사용하는 것은 절대로 추천하지 않습니다. 수많은 양치액들이 살균력 99.9%를 갖고 있다고 광고하지만, 양치질 없이 양치액으로만 입안을 헹굴 경우 양치액은 세균을 만나지도 못하며 99.9%라는 수치는 치태 안에 있는 세균이 아니라 떠다니는 세균에 직접 적용했을 때만 나오는 수치입니다. 실제 세균들은 치태 속에 숨어 살며 산성 물질과 독성 물질 등을 뿜어내는데 치태가 제거되지 않은 상태에서는 양치액이 세균과 만나지 못합니다. 따라서 양치질 후 양치액을 쓰는 것이 좋습니다. 양치질로 치태를 제거하고 난 다음 남은 약간의 세균들은 양치액으로 살균하는 것이 올바른 사용법입니다.

※ 위생용품의 살균 능력

세균이 집을 짓고 다른 세균들과 공생관계를 맺고 살아가는 집단을 'biofilm'(치태)이라고 합니다. 이 biofilm은 세균뿐만 아니라 세균에 의해 합성된 다양한 단백질들로 구성되어 있으며 이 단백질들은 세균을 죽이는 살균 물질이 세균에게 직접 닿지 못하도록 세균을 보호해 줍니다. 반면 구강 내나 공기 중에 떠다니는 세균들, planktonic bacteria는 이를 보호해 주는 물질이 없기 때문에 약간의 살균 물질에도 쉽게 죽게 됩니다. 약리학적으로 살균 물질이 떠다니는 세균들인 planktonic bacteria를 죽이는 농도보다 biofilm을 형성하고 사는 세균들, sessile bacteria를 죽이는 데 500배 이상 높은 농도의 물질이 필요하다고 봅니다.

단순히 살균 물질을 먹는다고 해서 치태를 형성한 세균이 죽는다고 보기 힘들며 철저한 양치질이나 스케일링 등을 통해 치태, 치석을 기계적으로 제거해 주는 게 첫 번째입니다. 기계적으로 치태를 제거한 후, 남아 있는 세균들은 살균액이 도움이 될 수 있습니다.

❻ 먹는 약으로도 치주염을 치료할 수 있다.

⇨ 치주염의 원인은 세균입니다. 세균이 치아 주위의 잇몸과 뼈에 독성 물질을 내기 때문에 뼈와 잇몸이 녹아내리게 되는 것입니다. 하루에도 몇 번씩 광고하는 옥수수 추출물과 혈관수축제의 일부 성분으로는 절대로 치주염을 치료할 수 없습니다. 단순히 광고에서 '좋아지는 느낌', '잇몸에 힘을 준다' 등의 멘트는 맞는 말도 아니고 틀린 말도 아닌, 모호하기 이를 데 없는 궤변에 가깝습니다. 치주염은 약값도 꽤 비싼 편인데, 부디 모호한 말을 하는 광고 제품을 살 돈으로 미리 스케일링을 받으시기 바랍니다.

❼ 치아 교정치료는 예뻐지기 위해서 받는 치료이다.

⇨ 치아가 가지런하지 않으면 양치질도 잘 안 되고 저작 능력도 현저히 떨어집니다. 그러나 환자분들은 심한 뻐드렁니조차 오랜 시간 동안 적응해 왔기 때문에 이것이 문제라고 생각하지 못하는 경우가 많습니다. 씹히지 않는 치아를 보면 제 기능을 하지 못하니 아깝게만 느껴집니다. 이럴 때 치아의 위치를 재배열함으로써 치아가 제 기능을 다하도록 하는 것이 치아 교정의 첫 번째 목적입니다. 치아 배열이 가지런해지면 관리를 잘 할 수 있기 때문에 구강 건강이 개선되는 것이 두 번째 목적이고, 미용상의 목적은 그다음 정도로 생각합니다.

❽ 치약은 양치질할 때 반드시 써야 한다?

↪ 치약에 들어 있는 성분 중 불소는 규칙적으로 정량을 사용한다면, 어린아이의 충치 예방에 매우 도움이 되는 물질입니다. 그렇다면 만약 치약 없이 칫솔만 있는 상황일 경우, 칫솔만으로 양치질을 하는 것이 나을까요, 아니면 치약이 없으니 아예 양치질을 하지 않는 것이 나을까요? 답은 '하는 것이 낫다'입니다.

대개 치약을 통해 양치질의 효과를 얻는다고 생각하시지만, 진짜 양치질의 효과는 거의 대부분 칫솔질을 통해 치태를 제거하는 것으로 얻게 됩니다. 치약은 불소 성분에 의한 충치 예방과 마모제 성분에 의한 치태 제거 등 양치질의 전체적인 효과를 좀 더 높여 주는 몫을 가질 뿐, 실제로 우리의 치아 건강 유지에 아주 큰 도움이 된다고 보기는 어렵습니다. 즉, 치약은 단순히 보조적인 역할 정도로 생각하시면 됩니다. 물론 저조차도 양치질 후의 개운한 느낌과 치약의 효과 때문에 매일 치약을 쓰고 있지만 가끔 치약이 안 보이거나 떨어졌을 때는 칫솔만으로 양치질하기도 합니다.

❾ 스케일링은 너무 자주 받으면 이가 상한다.

↪ 스케일링은 초음파 기구를 통해서 치아 면에 붙어 있는 치석을 제거하는 치료인데 스케일링 후 불편함을 호소하는 대부분의 환자분들은 치석이 매우 많고 아주 오랜만에 스케일링을 받은 분들입니다. 반면 1년에 한 번 정도 꾸준히 스케일링을 받은 분들은 그렇게 불편함을 느끼지 않습니다.

치석은 생기기 시작하면 잇몸 안으로 파고들기 때문에 오랫동안 방치하면 치아와 잇몸 사이가 치석으로 채워지게 됩니다. 치석으로 인해 잇몸이 붓기 때문에 치아 사이 공간은 꽉 채워져 있는 것으로 보이지요. 즉, 치아 사이 공간은 부어 있는 잇몸 반, 치석 반입니다. 이때 치석을 제거하게 되면 떼야 하는 치석의 양이 많으니 아플 수밖에 없고 또 깊숙이 채워져 있던 치석이 빠지니 빈 공간이 많이 생깁니다. 이에 시리고 부어 있던 잇몸은 붓기가 빠지고 위치가 아래로 많이 가라앉게 됩니다. 아무 이상이 없을 때부터 1년에 한 번은 스케일링을 꼭 받으시는 것을 추천합니다.

⑩ 스케일링은 어른들만 받는 것이다.

↱ 스케일링은 양치질만으로 제거되지 않는 치석을 제거함으로써 "치석이 생김 ➜ 치태 형성 및 부착이 쉬움 ➜ 치은염증 발생 ➜ 염증 부위로 추가 치태 및 치석의 침착 ➜ 치태가 잇몸 내에 형성"으로 이루어지는 악순환을 끊어 주는 치료 방법입니다. 치태가 치아 면에 쌓이면 침에 존재하는 칼슘과 인의 성분이 침착해서 돌처럼 단단해지는데, 특히 끈끈한 침일수록 잘 생기는 특성이 있습니다. 치과에서 검진을 해 보면, 고등학생의 치아에도 치석이 많이 형성되어 있는 것을 자주 보게 됩니다. 호르몬 분비가 왕성한 중고등학생 시기에는 치태에 대한 염증 반응도 심하고 나아가 이는 치은 출혈이나 구취 등의 원인이 될 수 있기 때문에 아직 성인이 되지 않은 청소년도 필요시 스케일링을 받아야 합니다. 아직 성인이 안 된 청소년의 경우 스케일링 보험 적용을 받지 못한다는 점이 아쉽지만 스케일링은 건강한 치아를 위한, 비용 대비 매우 효율적이고 유익한 처치랍니다.

※ 스케일링 건강 보험 – 1년에 한 번은 꼭!

2013년부터 만 20세 이상을 대상으로 연 1회 스케일링 건강보험을 적용하고 있습니다. 검진을 포함하여 약 25,000원 정도의 비용으로 스케일링을 받을 수 있습니다. 1년에 한 번 받을 수 있는 혜택인데 올해 못 받았다고 해서 내년에 두 번 받을 수 있는 것은 아니기에 꼭 매년 스케일링 치료를 받으시기 바랍니다. 유의하셔야 할 점은 연 1회의 기간이 1월 1일부터 12월 31일까지가 아닌, 지난해 7월 1일부터 다음 해 6월 30일까지라는 것입니다.

⑪ 전동 칫솔은 이가 잘 안 닦이고 효과가 적다.

↱ 일부는 맞고, 일부는 틀린 말입니다. 전동 칫솔은 치아 크기 정도의 칫솔모가 빙글빙글 회전하며 이를 닦아 주는데, 이 과정에서 양치질법 중 가장 효과적인 진동법을 사용할 수 없기 때문에 완전한 치태 제거가 어렵습니다. 하지만 보통의 환자분들을 보면 진동법 사용은커녕 양치질을 통해 치태 제거 자체를 아예 못하시는 분들도 많습니다. 전동 칫솔이 특히 접근하기 힘든 부위가 치아 사이인데, 사실 일반인 중 치아 사이를 잘 닦으시는 분

도 거의 없기 때문에, 양치질이 고되고 귀찮다고 여기시는 분들이나 아직 손의 힘이 약한 어린아이의 경우에는 전동 칫솔이 일반 칫솔보다 더 나을 수도 있습니다.

안 닦이는 치아 사이 공간을 잘 닦기 위해서는 치실, 치간 칫솔 등이 필요하며 전동 칫솔 사용 후 치실, 치간 칫솔을 사용한다면 치아를 건강하게 유지할 수 있습니다.

⑫ 어린아이가 불소치약을 쓰면 위험하다.

↪ 어떤 물질이든 지나치게 사용하면 좋지 않습니다. 물론 주의를 기울이고 정량만을 사용한다면 위험을 줄이거나 없앨 수 있습니다. 불소는 충치를 예방할 수 있도록 돕는 대표적인 물질이지만, 과하게 섭취할 경우 반상치_{표면에 불투명한 반점 등의 이상이 나타나는 치아}라는 치아의 형태 이상을 야기할 수 있습니다. 이 점이 염려되는 부모님들은 아이가 충분히 말을 알아듣고 행동할 수 있는 시기가 되어도 불소치약을 쓰지 않으십니다. 불소치약 사용 시 위험은 아이가 치약을 뱉지 않고 삼킨 경우에 발생하는데 아이가 치약 거품을 잘 뱉을 수 있는 정도의 나이가 된다면, 저불소치약을 조금씩 사용하는 것이 충치 예방에 도움이 됩니다. 아직 아이가 치약을 잘 뱉을 수 없다면, 거품의 절반 이상을 삼켜 버린다면 무불소치약을 써야 합니다.

⑬ 부모가 충치가 많으면 아이도 유전적으로 충치가 잘 생길 것이다.

↪ 많은 부모님들이 자신이 겪었던 충치가 아이에게도 이어지는 상황을 마주하게 됩니다. 최근 연구들은 충치 발생에 유전적 소인이 있다고 보고 있습니다. 아직까지 완전히 규명되지는 않았지만, 교합면_{씹는 면}의 충치가 다른 부위의 충치에 비해 유전적인 영향을 더 많이 받는 것 같다는 연구 결과들이 발표된 상태입니다. 충치는 남성보다 여성에게서 더 많이 생기는 경향이 있고, 교합면이 형태적으로 복잡할 경우 충치가 발생하기 쉽다는 점 등을 고려해 보았을 때 분명 유전적인 요인이 있는 듯합니다.

하지만 충치를 일으키는 요인은 이뿐만이 아닌 데다, 충치를 더 잘 만드는 다른 독한 세균도 많습니다. 충치를 일으키는 균으로 알려진 뮤탄스균도 충치를 일으키는 능력의 정도에 차이를 보이는 각각의 그룹으로 나뉩니다. 어떤 뮤탄스균은 강인한 생명력과 부착 능력으로 치아에 달라붙어 많은 산성 물질을 뿜어내지만 어떤 뮤탄스균은 별로 힘이 없어서 심한 충치를 유발하지 않는 경우도 있습니다.

또한 부모님께서 달콤한 음식을 좋아하시면, 자연스럽게 아이도 단 음식을 섭취할 기회가 늘어날 수 있으며 마찬가지로 이로 인해 충치를 유발할 수 있습니다.

⑭ 태어날 때부터 치아가 나 있거나 정상보다 빨리 난 치아는 반드시 뽑아 주어야 한다?

⇨ 보통 태어난 지 6개월 정도부터 아이의 하악 중절치가 나기 시작하는데, 드물게 태어날 때부터 치아를 가지고 있거나 생후 1~2개월 정도인 아이의 치아가 갑자기 나는 경우도 있습니다. 태어날 때부터 치아가 나 있는 경우를 선천치, 생후 1개월 이내에 난 치아를 신생치라 부르는데, 약 1000명 중에 한 명 정도 발생한다고 알려져 있습니다. 대부분의 치아는 정상 치아가 빨리 나온 경우로, 빼면 안 되는 치아입니다. 전체의 10% 또는 그 이하의 경우에만 과잉치가 난 것인데 이는 치아가 구강 내에 안정적으로 위치하지 않기 때문에 반드시 뽑아 주어야 합니다. 외관상으로나 방사선 검사로 확인할 수 있으며 이 치아들을 발견할 시 즉시 치과에 내원하시는 것이 좋습니다.

어린이
구강 건강과 관련된
기본 정보들

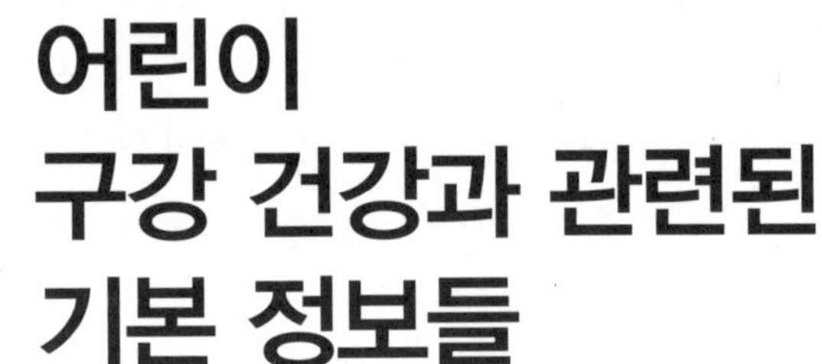

치아 구조

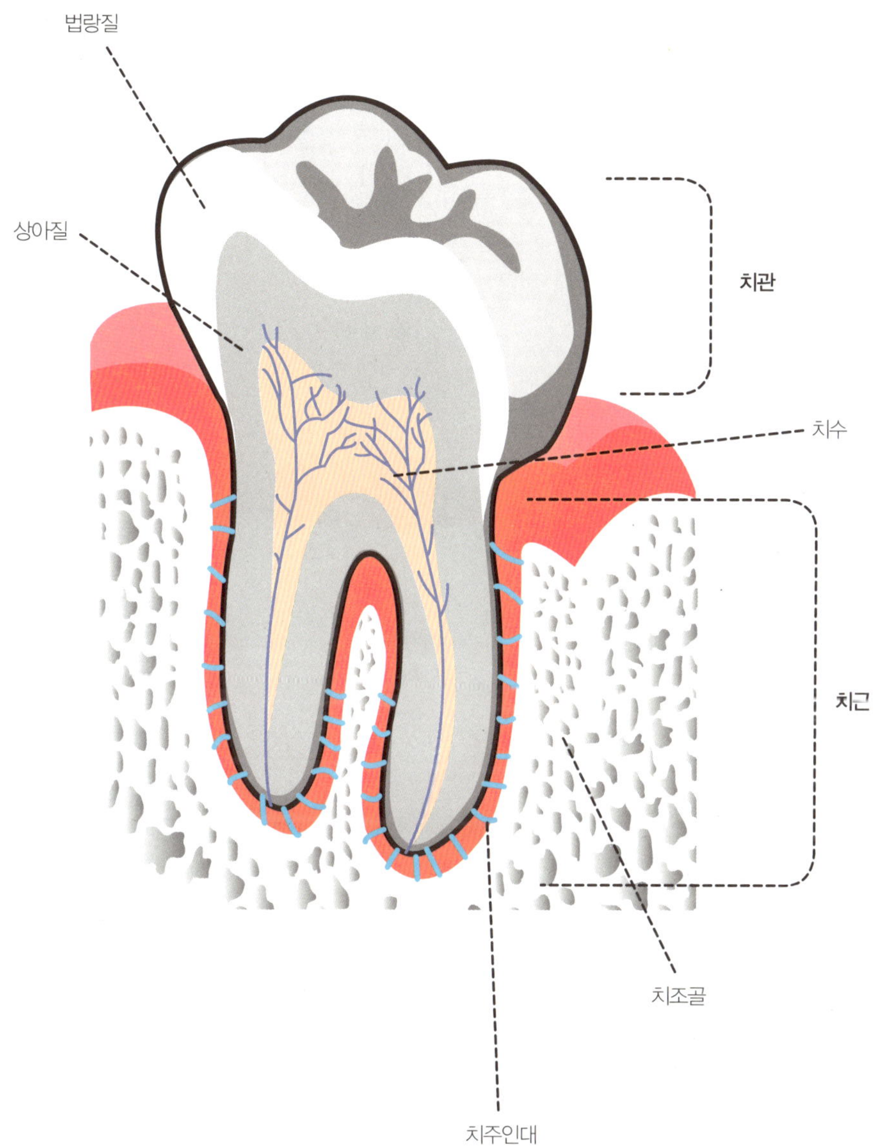

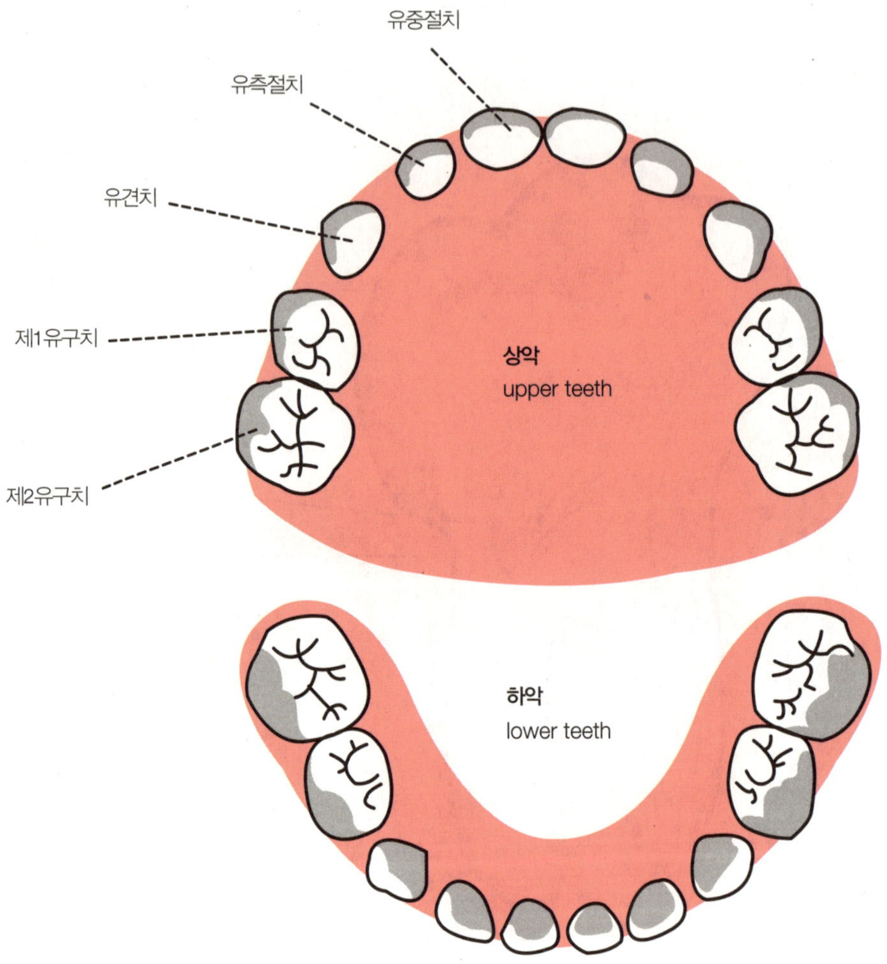

중절치/측절치(앞니)
견치(송곳니)
구치(어금니)

유치는 총 20개입니다.
치아가 나는 시기는 73P를 참고하세요.

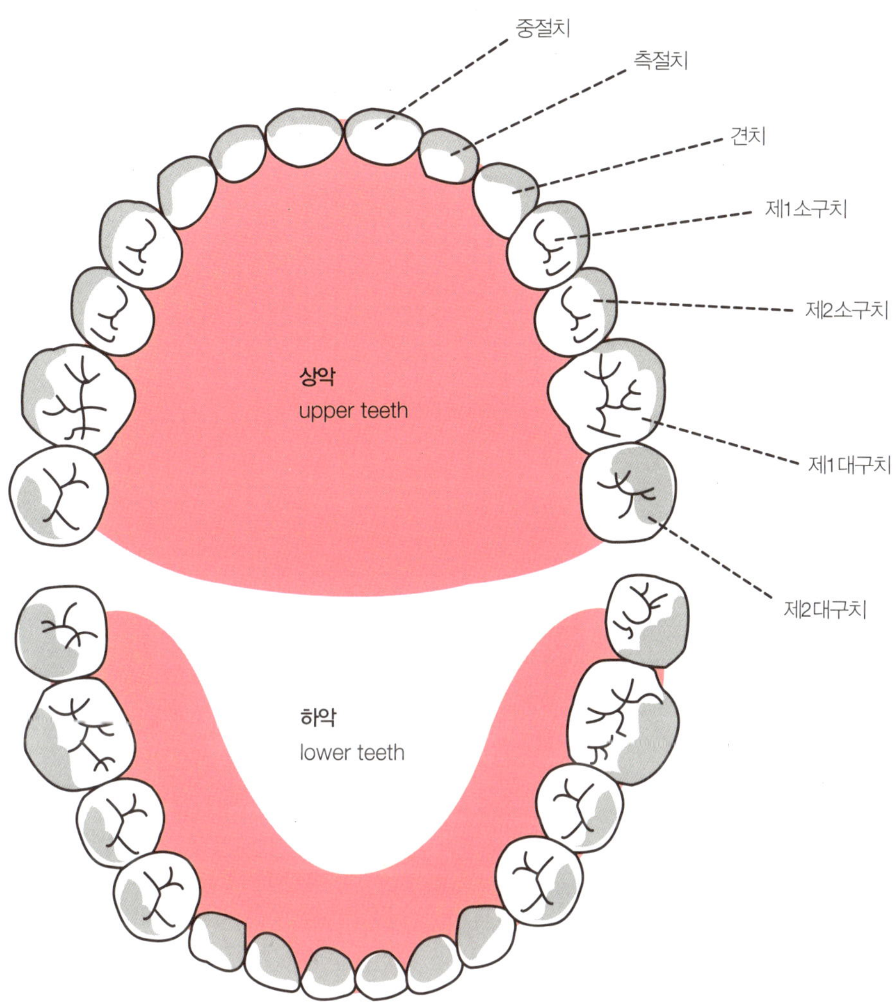

▌ **소구치/대구치**(어금니)

영구치는 총 28개입니다(제 3대구치 사랑니 제외).

치아가 나는 시기는 116P를 참고하세요.

어린이 구강 구조

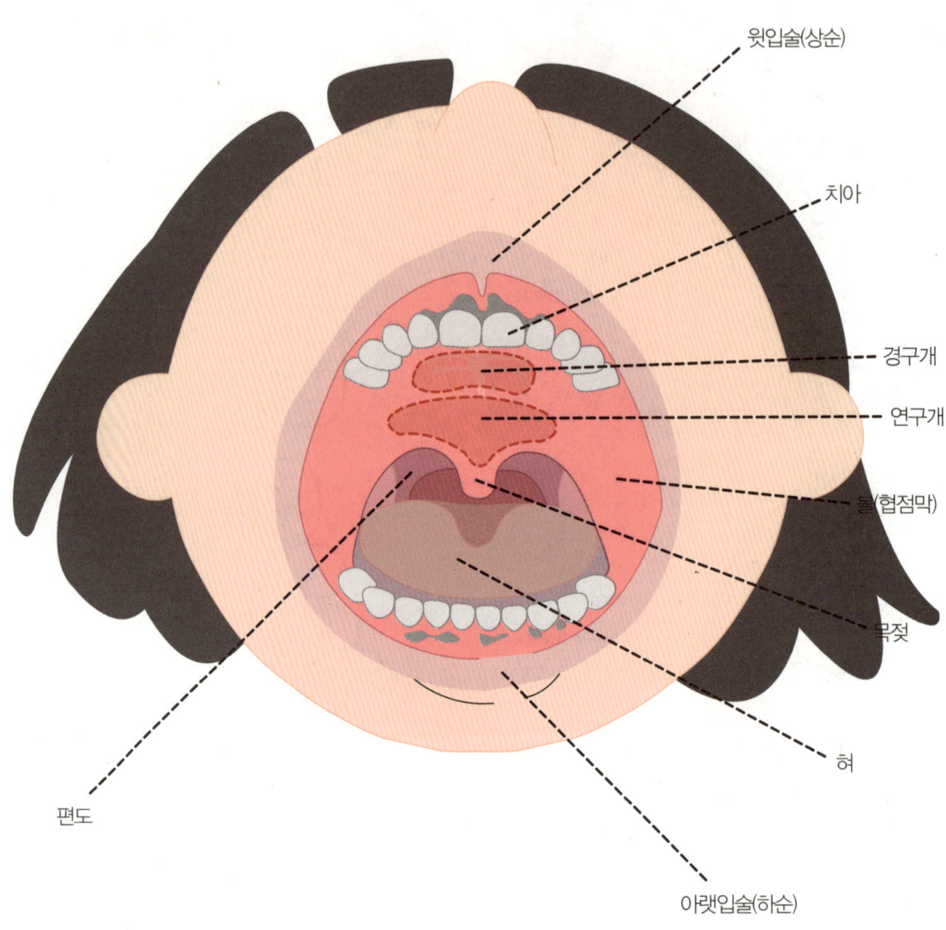

치아 및 주위 구조

치아 머리(치관부) : 치아는 가장 바깥쪽에 **법랑질**이라는 돌과 같은 구조로 덮여 있습니다. 우리 인체에서 가장 단단한 조직으로 음식물을 씹는 힘저작에 견디며 치아를 보호하는 역할을 합니다. **상아질**은 단단한 조직 내에 단백질 등이 들어 있고 미세한 구멍들이 뚫려 있어 상대적으로 덜 단단하고 세균의 침투가 쉽습니다. 특히 이 미세한 구멍들은 신경과 연결되어 있어서 치아가 닳거나 충치에 의해 상아질이 노출되면 시린 증상이 나타나는 것도 이런 구멍들 때문입니다. 따라서 치아가 시큰거린다거나 시리다면 상아질이 노출된 거라고 생각할 수 있습니다.

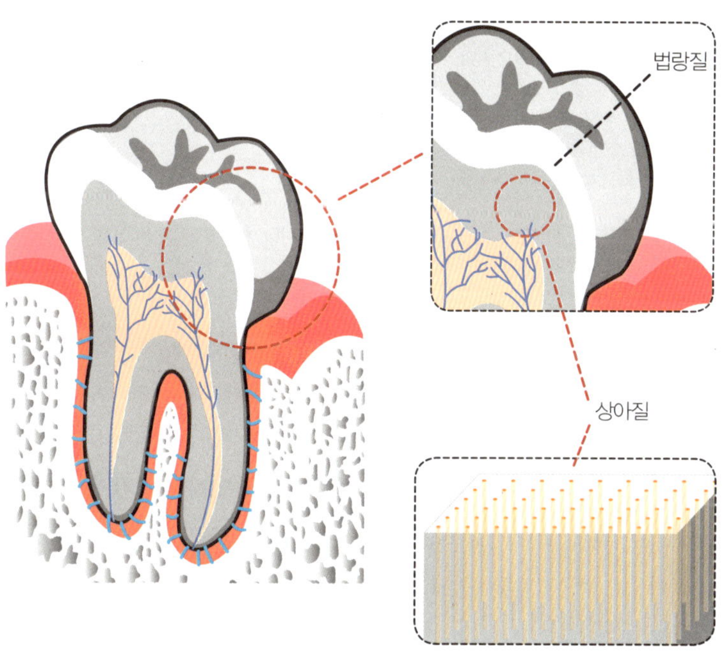

 : 치아의 뿌리는 뼈 안에 박혀 있어 저작력을 뼈에 전달하는 기능을 하고 있습니다. 갑자기 딱딱한 음식을 씹을 때, 반사적으로 입을 벌리는 것은 뼈와 치아 뿌리 사이에 있는 신경의 작용 때문이지요.

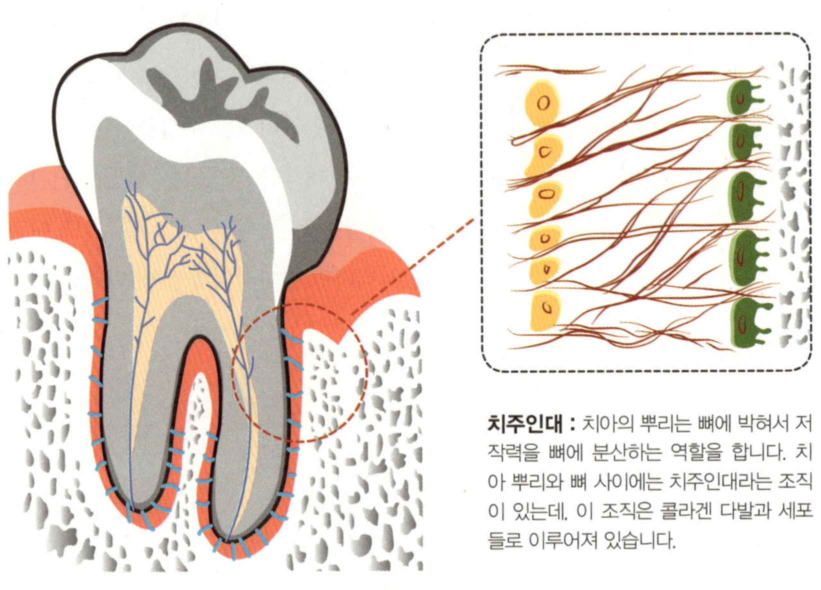

치주인대 : 치아의 뿌리는 뼈에 박혀서 저작력을 뼈에 분산하는 역할을 합니다. 치아 뿌리와 뼈 사이에는 치주인대라는 조직이 있는데, 이 조직은 콜라겐 다발과 세포들로 이루어져 있습니다.

치아의 뿌리는 뼈 안에 박혀 있으며 뼈와 뿌리 사이에는 치주인대라는 조직이 있습니다. 치주인대에는 다양한 줄기세포가 있어서, 뼈를 녹이기도 하고 만들기도 하며 치아에 있어 아주 중요한 기능을 합니다.

치아 뿌리와 뼈 사이에는 **치주인대**라는 조직이 있는데 여기에 들어 있는 세포와 콜라겐 등은 임상적으로 아주 중요한 역할을 합니다. 치아 교정치료도 치주인대에 세포가 있기 때문에 가능한 것입니다. 세포들이 뼈를 녹이기도 하고 새로 만들기도 함으로써 치아가 움직일 수 있게 해 주기 때문입니다. 또, 치아가 통째로 빠진 경우 다시 치아를 제자리로 넣는 데도 치주인대의 세포들이 얼마나 많이 살아있느냐에 따라 성공 확률이 달라집니다. 치아를 제자리에 넣은 후 살아 있는 세포들이 뼈와 치아를 다시 연결시켜 주기 때문입니다.

법랑질 : 치아의 가장 바깥쪽은 인체에서 가장 단단한 조직인 법랑질로 이루어져 있습니다. 치아를 저작으로부터 보호하고 오징어, 육포 등 질기고 딱딱한 음식도 씹을 수 있도록 하며 때때론 병따개의 역할을 대신 하기도 하지요. 전체의 99% 정도가 칼슘과 인으로 이루어진 경조직이며 신경이 없기 때문에 고통을 느낄 수도 없습니다. 따라서 충치가 법랑질에만 있는 경우, 사람은 아픔을 느낄 수 없습니다. 단단한 구조이므로 세균이 침투했을 때도 법랑질을 파괴하는 속도 또한 느린 편입니다. 만약 충치가 생겨 아픈 증상이 나타날 경우 세균은 이미 법랑질을 넘어갔음을 의미합니다.

투명하고 밝은 색이라 법랑질이 두꺼운 사람들은 치아가 하얗습니다. 반면 아이들의 법랑질은 얇기 때문에 하방에 있는 노란빛의 상아질이 비쳐서 아이들의 치아는 노랗게 보입니다.

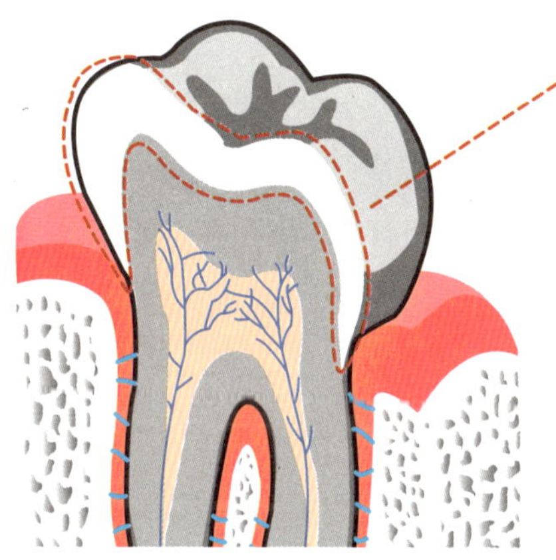

상아질 : 법랑질 내부에서 신경을 둘러싸고 있는 단단한 조직입니다. 법랑질보다는 약하지만 뼈보다는 단단합니다. 상아질에는 미세한 구멍이 뚫려 있어 신경과 연결이 되는데 이 때문에 충치가 상아질까지 진행되면 구멍의 삼투압을 변화시켜 사람은 통증을 느끼게 됩니다. 어른의 경우 잘못된 양치질로 인해 치아가 파여 있다면, 상아질의 구멍에서 심한 자극과 통증을 느낄 수 있습니다. 색이 노랗고 단백질 구조가 법랑질에 비해 많아서 충치가 한

번 진행되면 여러 방향으로 급속히 진행된다는 특징이 있습니다.

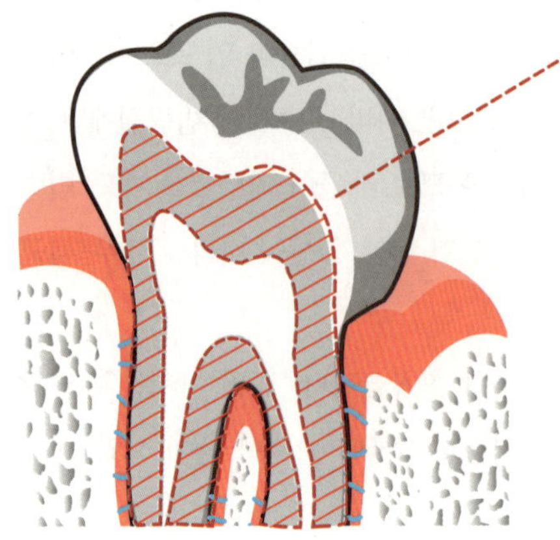

치수 : 상아질 안쪽에 있는 신경 조직입니다. 세균의 공격, 외부의 자극 등에 대해 통증으로 반응하며 자체적으로 세포를 가지고 있어 상아질을 새로 생성하거나 백혈구 등의 염증 세포가 와서 세균과 싸우기도 합니다. 충치가 상아질까지 진행된 경우 세균이 공격하는 상아질 근처 신경 세포들은 3차 상아질이라는 방어벽을 만듦으로써 세균의 공격에 버티고 방어하는 역할을 합니다.

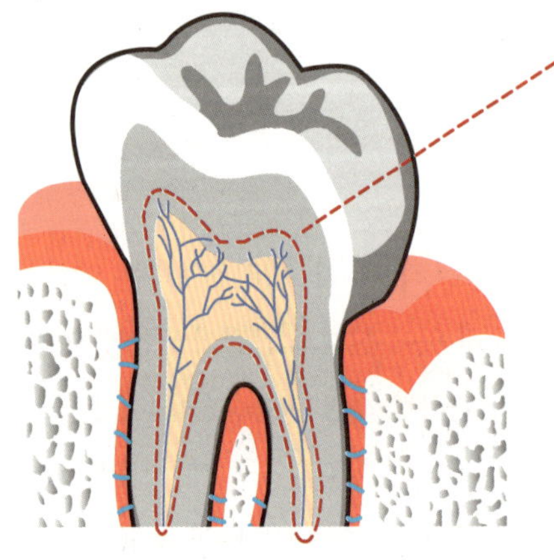

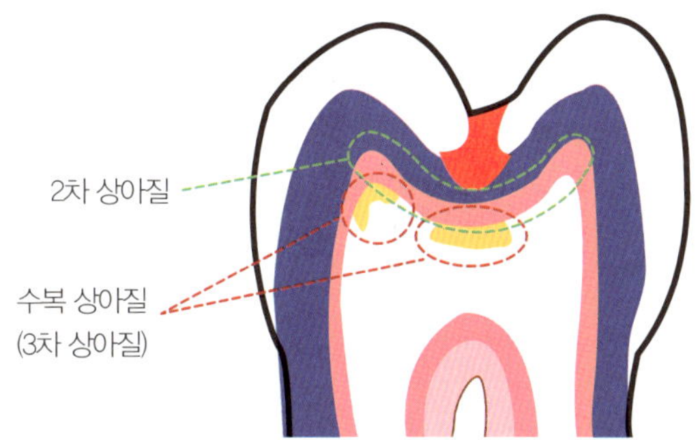

치수의 방어 기능

상아질이 형성된 이후 세포들은 추가적으로 상아질을 만듭니다. 이것을 2차 상아질이라
합니다. 세포들은 세균이나 외부 자극에도 추가적으로 상아질을 만드는데 이를 수복 상아
질 또는 3차 상아질이라 합니다. 이렇게 추가적으로 만들어진 상아질은 시린 자극을 줄여
주고 세균이 들어오는 곳에 방어막을 형성합니다.

Q 치아의 아리는 듯한 통증과 찬물이 닿았을 때 시린 증상 등을 생각해 보면 치아에 신경이 없는 게
오히려 나을 듯 해 보입니다. 어차피 치아가 많이 썩었다면 뽑아 버리면 되니까요. 어쩌면 치수는
필요 없는 조직이 아닐까요?

A 그렇게 볼 수도 있습니다만, 치수는 내부에서 치아를 지키고 세균으로부터 보호하기 위해 매우 노
력하고 있는 조직입니다. 치아가 맹출한 이후에도 치수는 조금씩 상아질을 추가로 만듭니다. 이를
2차 상아질이라고 합니다. 시린 증상이나 충치에 의해 공격을 받는 경우 근처의 세포들은 더 열심
히 추가 상아질을 만드는데 이를 수복 상아질, 또는 3차 상아질이라 합니다. 만들어진 상아질은 치
아가 시린 증상을 줄여 주고, 충치가 생기는 치아에서는 세균을 방어하는 역할을 합니다. 치과의사
들이 시린 치아 치료에 있어 시간이 지나면 다소 개선될 거라고 말하는 이유가 바로 이렇게 추가적
으로 만들어지는 2차, 3차 상아질이 있기 때문입니다.

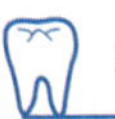 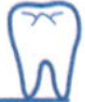 치아의 배열(치열)

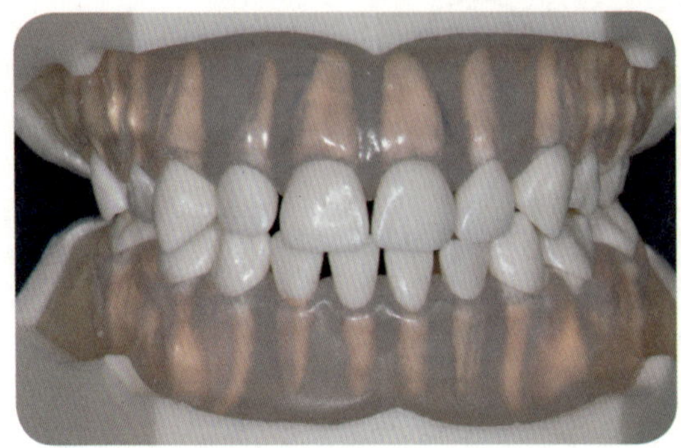

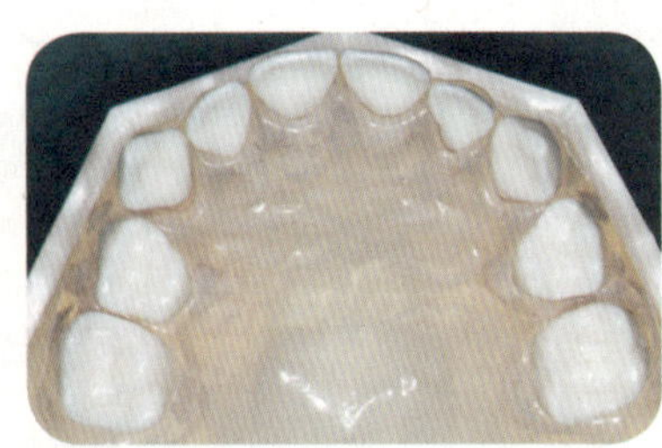

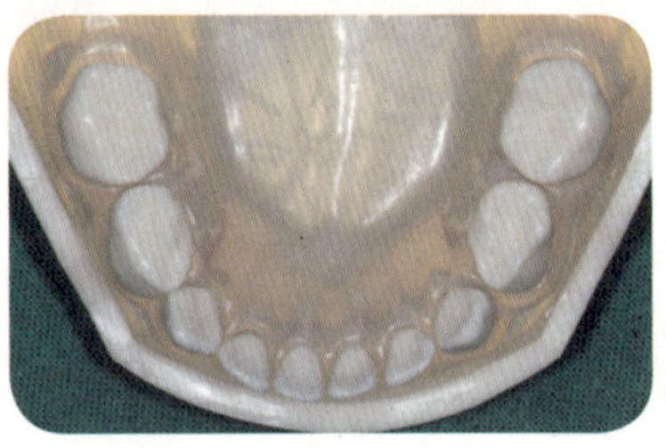

정상 유치열의 치아 배열. 상하 합계 20개의 유치가 모여 전체 유치열을 형성합니다.

어린이 치열(유치열)은 상하 각각 10개씩 총 20개의 치아로 이루어져 있습니다.

유치는 위치 및 기능별로 **유전치**와 **유구치**로 나뉘며 각각 기능이 다릅니다. 유전치는 음식을 자르거나 찢는 역할을 합니다. 물론 어린아이들은 전치로도 잘 씹어 먹습니다. 다만 교합면의 면적이 좁아서 상하 치아가 맞물리지는 못합니다. 따라서 유구치가 나기 전에는 치아의 맞물리는 위치가 앞뒤로 왔다 갔다 하는 경향이 있습니다. 반면 유구치는 교합면이 넓어서 음식을 으깨는 역할을 하며 음식물을 꽉 물었을 때, 상하 치아가 꼭 맞물려서 안정적인 모습을 만듭니다. 유구치가 완전히 맹출한 후에야 아이의 치아와 턱관절은 안정적으로 자리 잡게 됩니다.

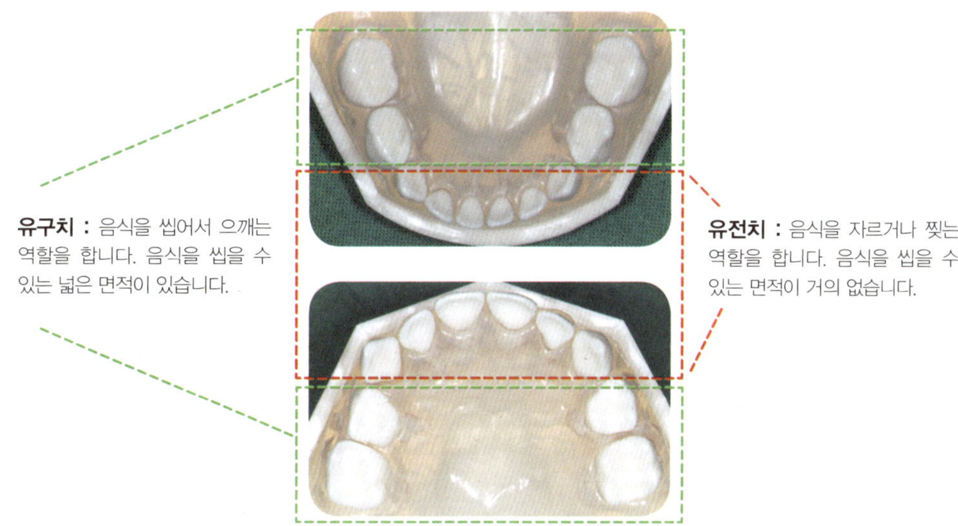

유전치와 유구치입니다. 둘은 형태적, 기능적인 차이가 있습니다. 유구치의 넓은 면적은 상하 치아가 안정적으로 맞물리는 데 중요한 역할을 합니다.

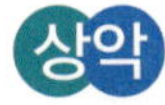 상악

상악 유중절치 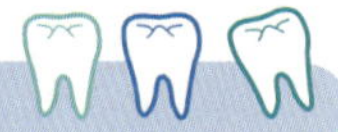

어린이 치아 중 외상이 가장 빈번하게 발생하는 치아입니다. 우유병 우식증 등이 잘 발생할 수 있으며 특히 바깥쪽 부위, 잇몸과 잇몸 사이를 잘 닦아 주어야 합니다.

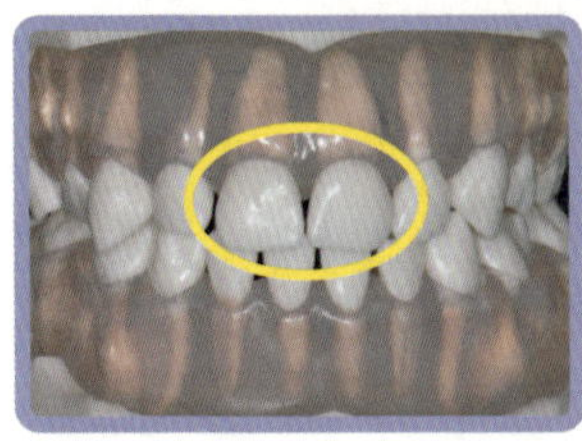 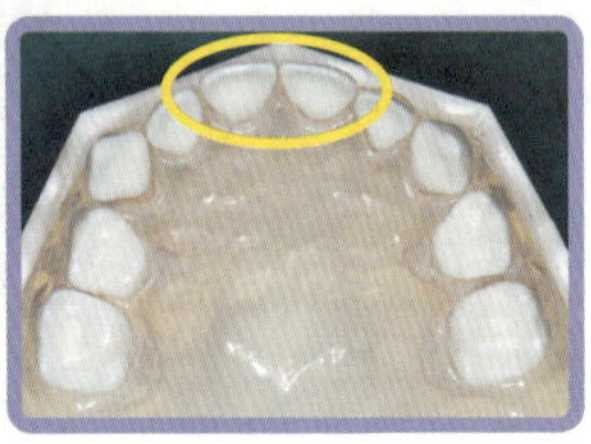 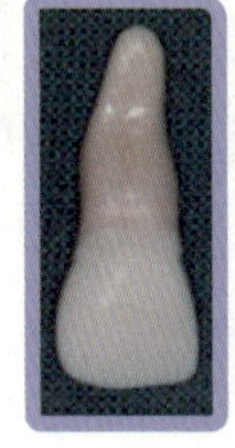 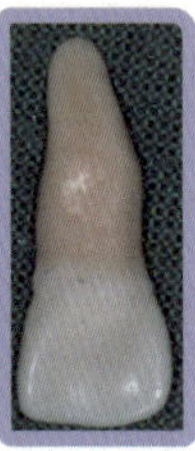

바깥면   안쪽면

생후 7개월경 맹출이 시작되며, 18개월 즈음 뿌리까지 형성이 완료됩니다. 정사각형 모양이고 안쪽 면은 볼록합니다.

상악 유측절치 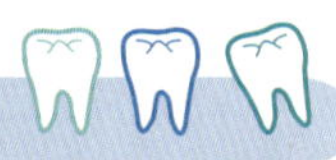

유중절치와 더불어 입술과 치아 사이에 충치가 발생하기 쉽습니다. 크기는 유중절치보다 약간 작습니다.

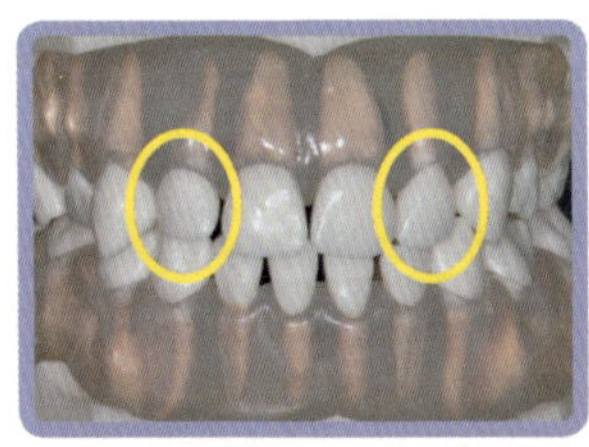 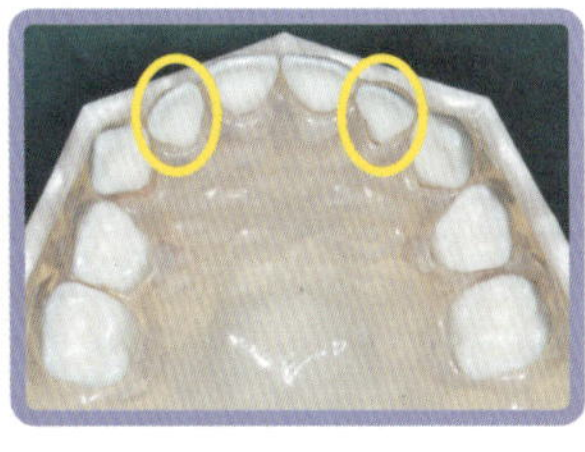  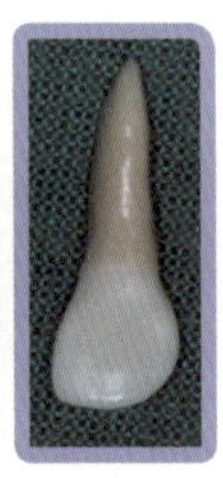

바깥면   안쪽면

생후 9개월경 맹출이 시작되며, 24개월 즈음 뿌리까지 형성이 완료됩니다. 치아 크기는 유중절치보다 작고 그 모양은 비슷합니다.

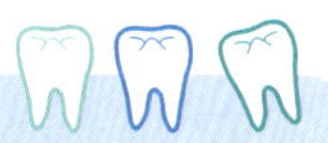

상악 유견치

뿌리가 길고 단단합니다. 유측절치와 약간 떨어져 있는 경우가 많으며 이를 영장류 공간이라 합니다. 유견치에 있는 영장류 공간은 성장하며 조금씩 커지는 경향이 있고, 이는 나중에 크기가 더 큰 영구견치가 나오기 위한 여유 공간입니다.

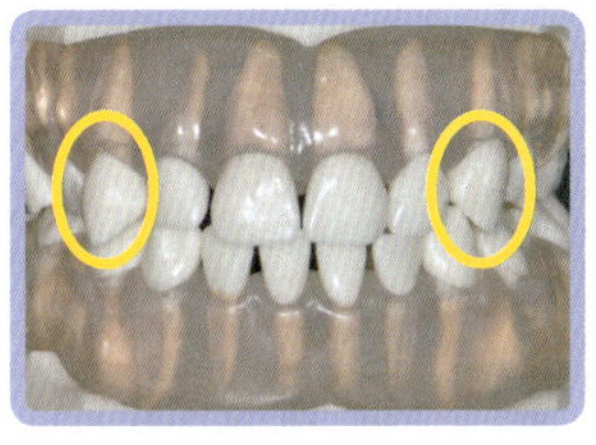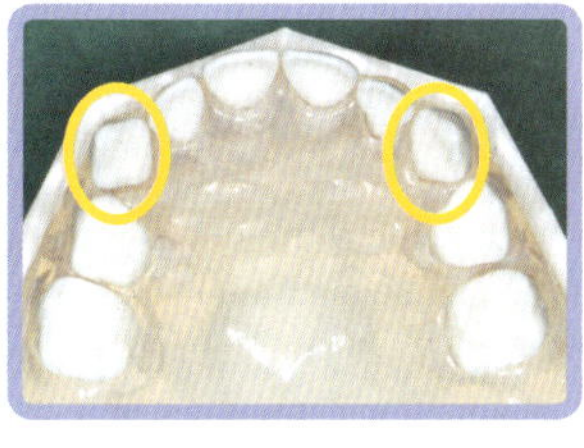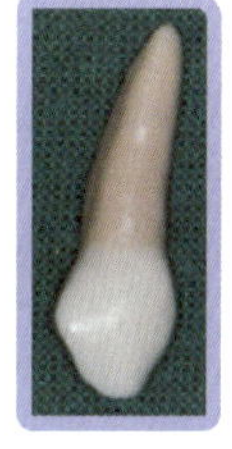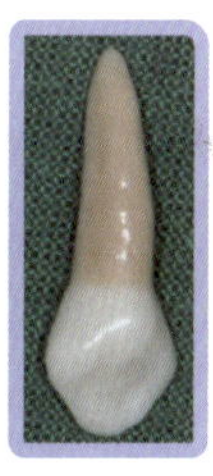

바깥면　　안쪽면

생후 18개월경 맹출이 시작되며 40개월 즈음 뿌리까지 형성이 완료됩니다.
치아 크기가 크고 끝이 날카로우며 뿌리가 길고 튼튼합니다.

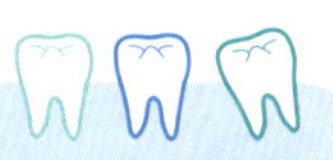

상악 제1유구치

뿌리기 3개입니다. 유견치보다 먼저 맹출하며 만약 충치나 다른 이유로 치아를 상실하게 되면 영구치를 위한 공간이 심하게 줄어들 수 있습니다. 그렇기 때문에 치아 질환의 예방 및 빠른 처치에 늘 관심을 가져야 합니다.

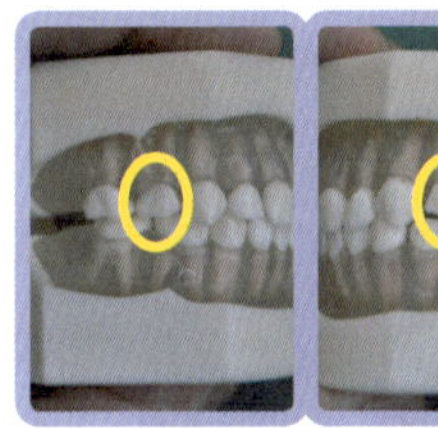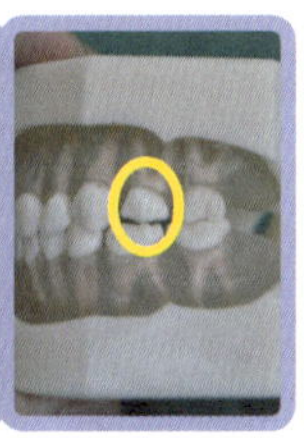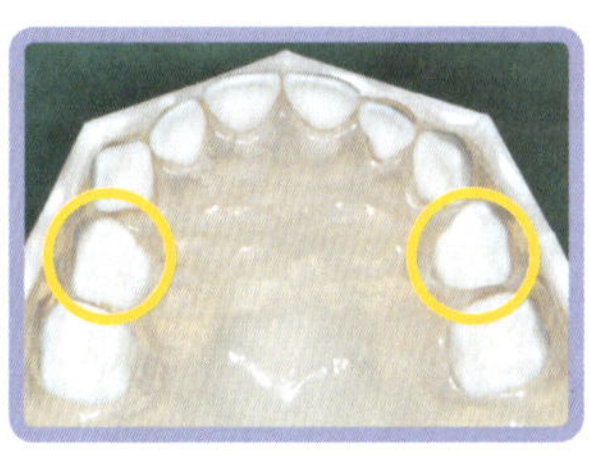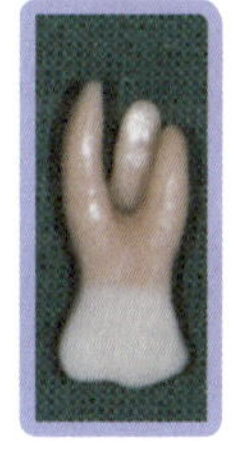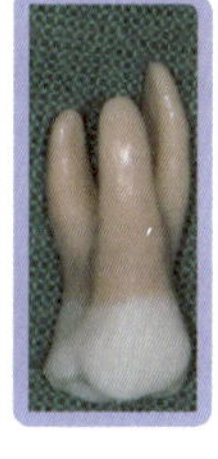

바깥면　　안쪽면

생후 14개월경 맹출이 시작되며 30개월 즈음 뿌리까지 형성이 완료됩니다.
치아 뿌리가 3개이며 교합면이 넓은 편이라 상하 제1유구치가 맹출하면 턱이 안정적으로 자리 잡기 시작합니다.

상악 제2유구치

유치 중 가장 늦게 맹출하는 치아로 교합면이 넓고 홈이 파인 데다 복잡하기까지 해서 실런트 치료(치아 코팅)를 받아 홈을 메우는 것이 좋습니다. 후방에 위치한 제1영구치(제1대구치)가 제2유구치에 걸려 맹출하지 못하는 경우가 간혹 있으므로 아이가 7살 정도 되었을 때 후방에 있는 제1대구치가 이상하게 나고 있다면 치과를 방문하세요.

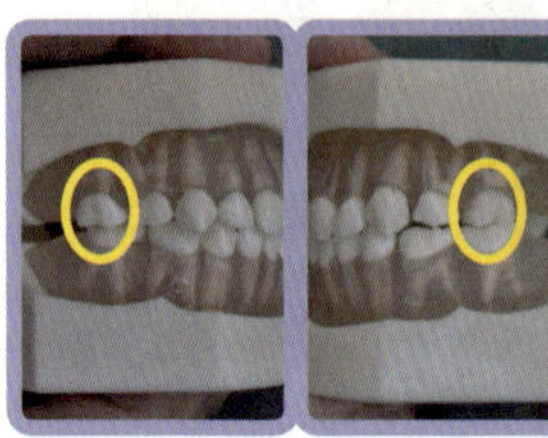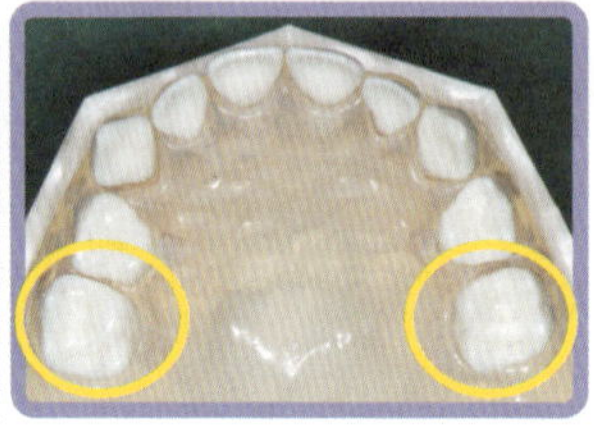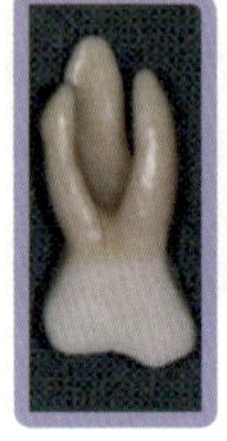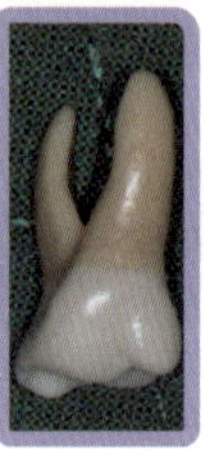

바깥면　　　안쪽면

생후 24개월경 맹출이 시작되며 36개월 즈음 뿌리까지 형성이 완료됩니다. 치아 뿌리가 3개이며 제1유구치보다 크고 튼튼합니다. 교합면이 넓고 복잡해서 맹출 후 실런트 등의 예방 처치가 필요합니다.

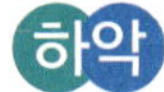

하악 유중절치

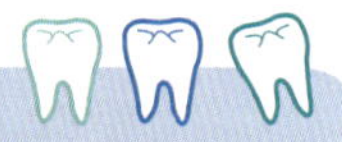

구강 내에서 가장 먼저 맹출하는 치아입니다. 크기가 가장 작은 것도 특징입니다.

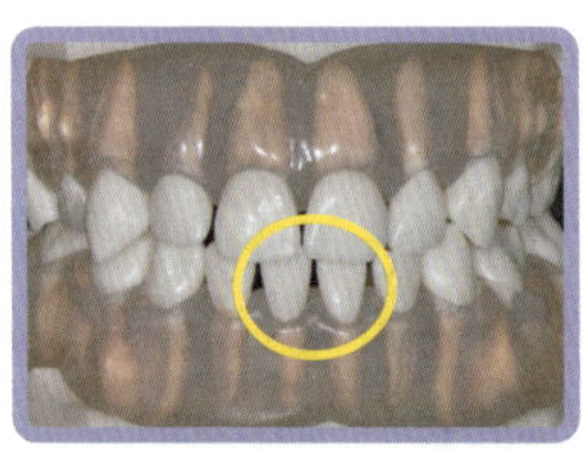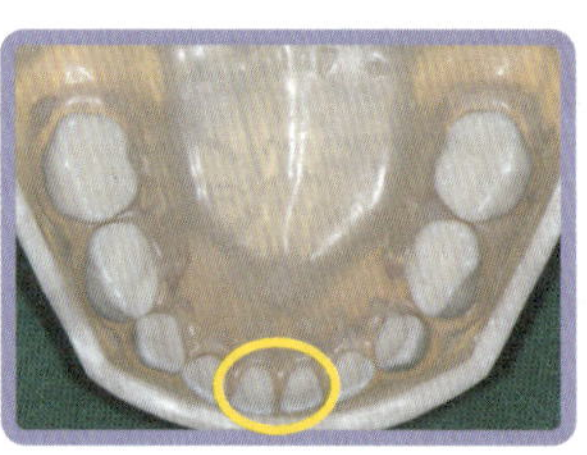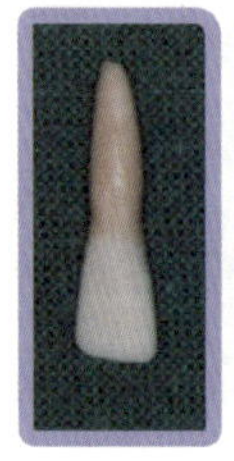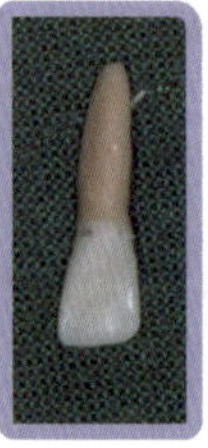

바깥면　　　안쪽면

생후 6개월경 맹출이 시작되며 18개월 즈음 뿌리까지 형성이 완료됩니다. 구강 내에서 가장 크기가 작은 치아로, 가장 먼저 맹출되고 형성이 완료됩니다.

하악 유측절치

유중절치 다음으로 맹출하는 치아입니다. 크기는 유중절치보다 약간 크며 드물지만 간혹 선천적으로 이 치아가 없는 경우도 있습니다.

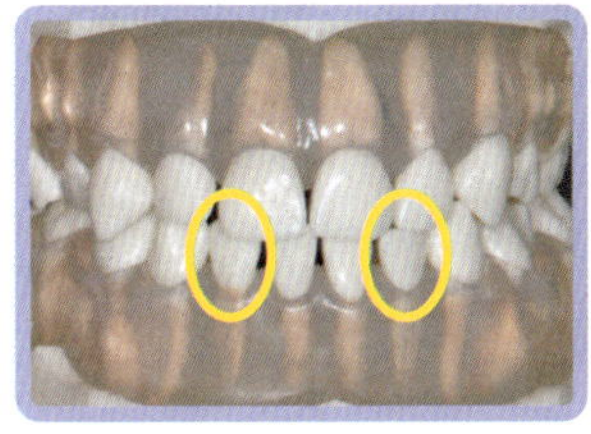 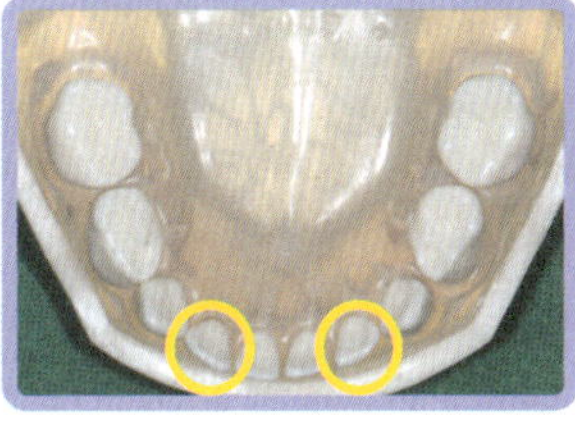 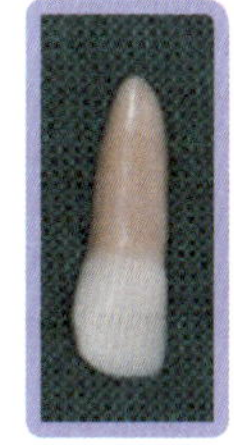 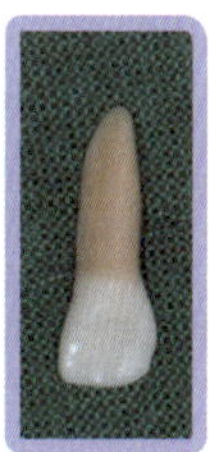

바깥면　　안쪽면

생후 7개월경 맹출이 시작되며 18개월 즈음 뿌리까지 형성이 완료됩니다.
하악 유중절치보다 크기가 큽니다.

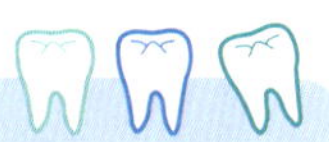

하악 유견치

뿌리가 길고 튼튼합니다. 치아 뒤에 약간의 공간이 있는 경우가 낳으며 이 공간은 크기가 큰 영구견치의 맹출을 위해 사용됩니다.

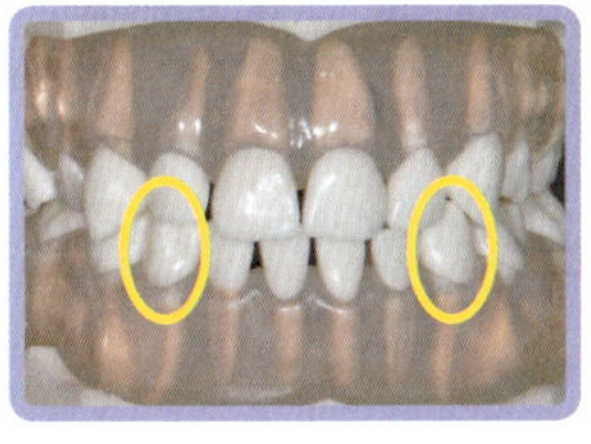 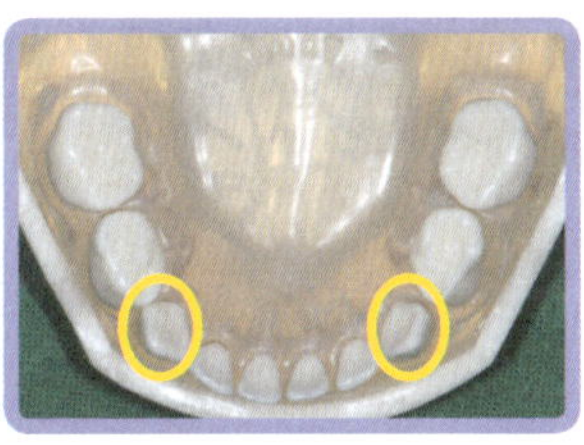 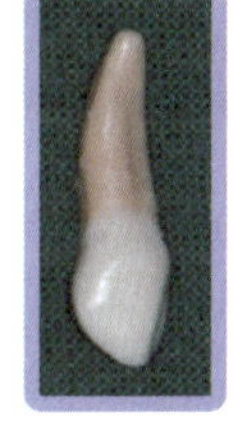 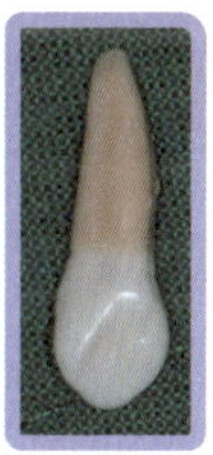

바깥면　　안쪽면

생후 16개월경 맹출이 시작되며 40개월 즈음 뿌리까지 형성이 완료됩니다.
치아가 큰 데다 뾰족하며 뿌리는 길고 튼튼합니다.

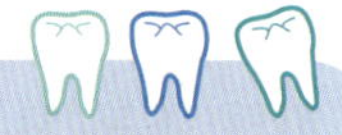

하악 제1유구치

형태가 가장 특이한 치아입니다. 치아의 부피가 넓은 편이라 잇몸 사이를 잘 관리해 주어야 합니다.

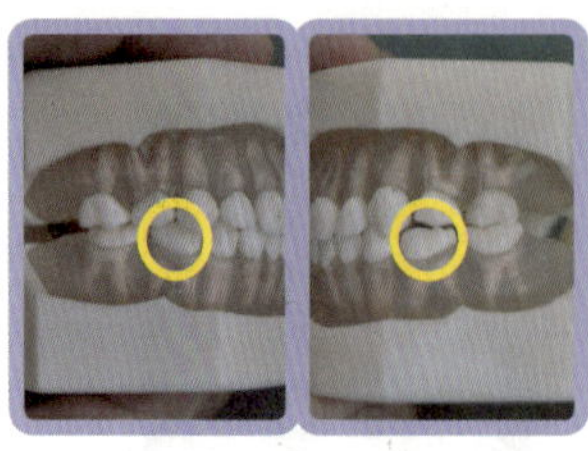 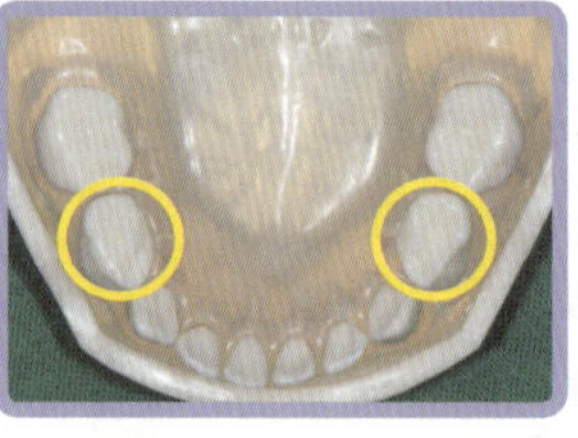 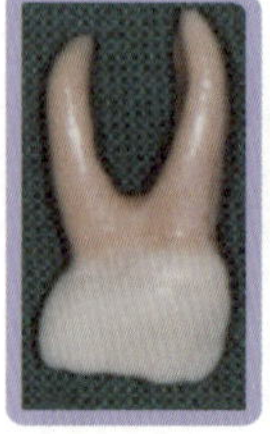 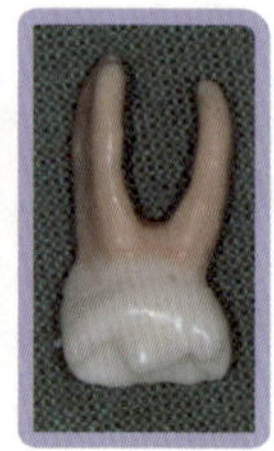

바깥면　　안쪽면

생후 12개월경 맹출이 시작되며 27개월 즈음 뿌리까지 형성이 완료됩니다. 뿌리가 2개이며 양쪽으로 넓게 갈라져 있습니다. 교합면의 면적이 상대적으로 좁은 대신 치아와 잇몸이 맞닿는 부위가 넓어 충치가 생기기 쉬운 구조입니다.

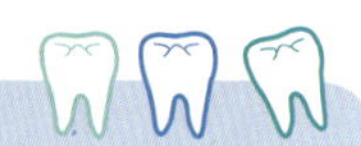

하악 제2유구치

교합면이 넓은 편이라 실런트 치료를 받는 게 좋습니다. 외상 등 여러 가지 이유로 유착 현상, 즉 치아가 뼈에 붙어 버리는 일이 많이 생기는 치아입니다. 만약 아이가 10살쯤 되었을 때, 치아가 주위 치아와 높이가 맞지 않고 유독 가라앉거나 위로 올라간 듯 위치하고 있다면 치과에 방문해 보시기 바랍니다.

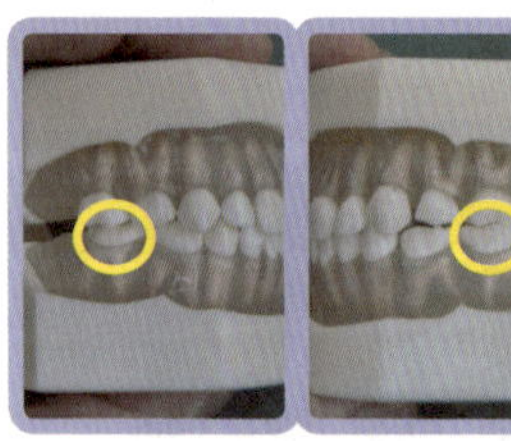 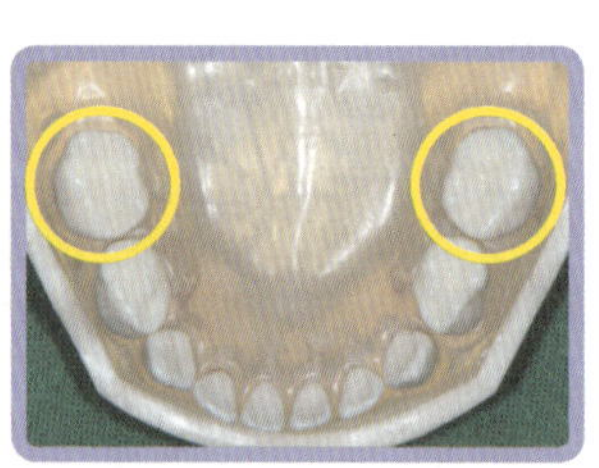 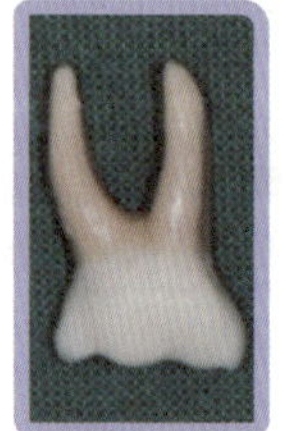 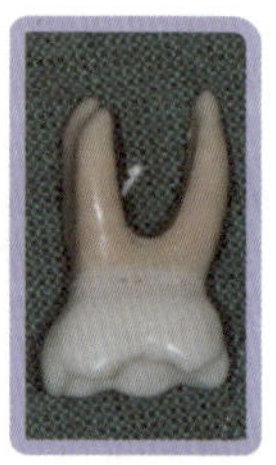

바깥면　　안쪽면

생후 20개월경 맹출이 시작되며 36개월 즈음 뿌리까지 형성이 완료됩니다. 제1유구치보다 크기가 크고 교합면의 면적이 넓어서 저작 작용에 주요한 역할을 합니다. 실런트 등의 예방 처치가 필요한 치아입니다.

제2유구치가 그림과 같이 가라앉은 듯 위치한다면 치과에 방문하세요!

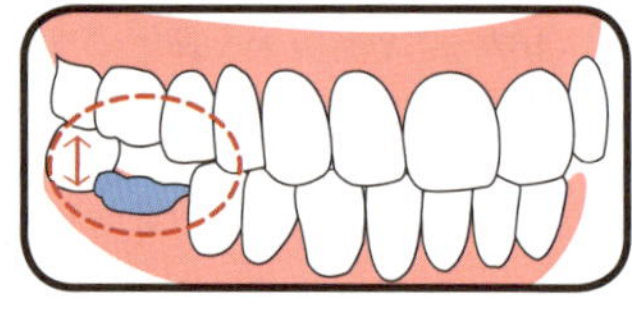

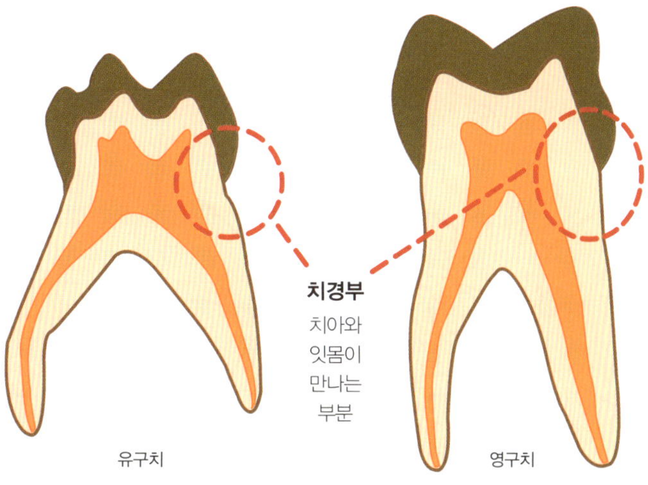

치경부
치아와
잇몸이
만나는
부분

유구치　　　　　　영구치

유구치와 영구치의 형태적 차이
유구치는 법랑질의 크기가 얇고 치근이 넓게 퍼져 있어 후속 영구치가 나오는
데 적절한 형태입니다. 영구치에 비해 유구치의 치경부가 넓어서 치태가 끼기
쉽고 제거하기도 어렵습니다.

유구치는

❶ 치아의 바깥쪽 형태가 돌출되어 있어서 잇몸 사이에 양치질이 잘 안 되는 공간이
있습니다.

❷ 치아의 크기가 작은 반면, 치아 신경의 크기는 상대적으로 커 충치가 생기면 치수
까지 쉽게 진행될 수 있습니다.

❸ 갓 맹출한 치아의 경우 아직 치아의 성숙이 부족해 쉽게 충치가 생길 수 있습니다.

➡ 그렇기 때문에 어린아이일수록 더 적극적인 구강 관리 및 예방 처치가 필요합니다.

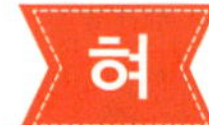

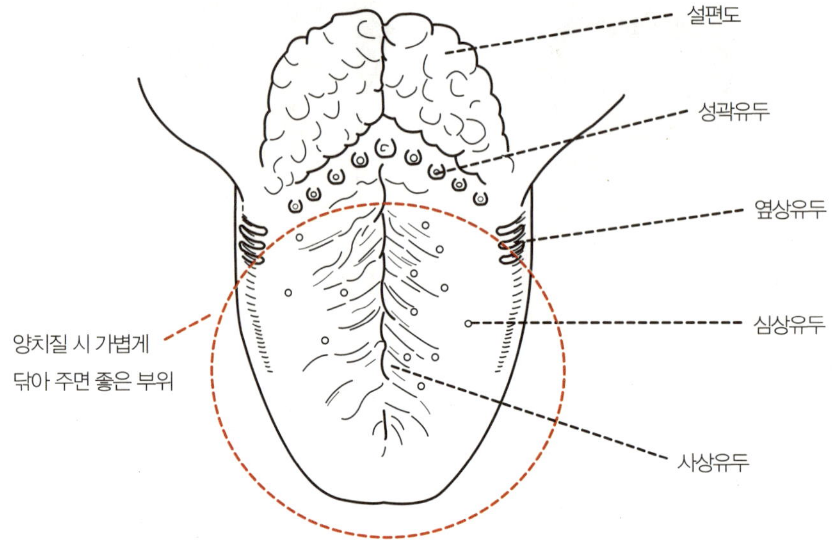

혀에는 다양한 형태의 돌기들이 존재하며 세균이 증식하기 좋은 구조이므로
양치질 시 혀를 닦아 주어야 합니다.

혀의 기능

❶ 음식물을 침과 잘 섞이게 해 준다.

❷ 음식물을 뒤로 밀어 넣어 삼키게 해 준다.

❸ 맛을 느끼게 해 준다.

❹ 모양을 바꿈으로써 말을 할 수 있게 해 준다.

혀의 임상적 의의

혀는 우리 몸에서 세균이 가장 많이 사는 부위 중 하나로 충치 유발 세균, 치주염 유발 세균
등 다양한 세균의 서식지입니다. 따라서 구취가 심한 경우 양치질을 할 때 혀를 닦아 주는
것이 도움이 될 수 있습니다.

- 혀와 볼, 입술은 치아의 위치를 정함에 있어 결정적인 역할을 합니다. 볼과 입술은 안으로, 혀는 바깥으로 힘을 가하여 치아가 안정적으로 배열될 수 있도록 해 줍니다.
- 혀가 너무 큰 경우, 하악 치아가 전반적으로 바깥쪽에 위치하게 될 위험이 있습니다. 또한 혀를 내미는 등의 습관이 있으면 치아 배열이 나빠질 수도 있습니다.

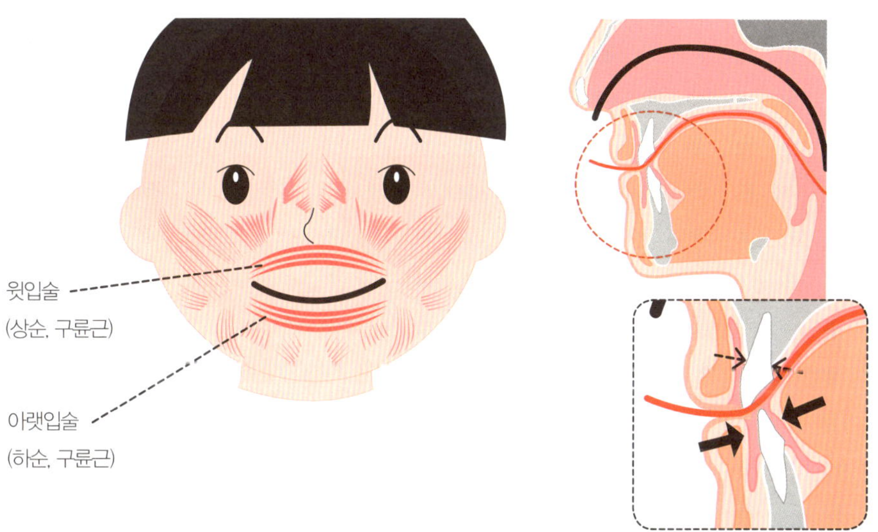

혀와 입술은 치아를 안팎으로 밀면서 치아 위치에 영향을 줍니다. 입술은 구강 내를 밀폐시킴으로써 음식물을 삼키고 액체를 빨아들이는 등의 작용을 가능하게 합니다.

입술은 구륜근이라는 근육으로 이루어져 있습니다. 입술을 내밀고, 입을 닫고, 표정을 지을 수 있는 기능 모두 이 구륜근과 관련이 있습니다. 음식을 씹을 때도 음식물이 밖으로 나오지 않도록 구강 내로 밀어 주는 역할을 합니다.

볼

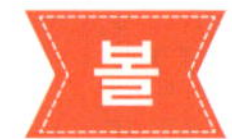

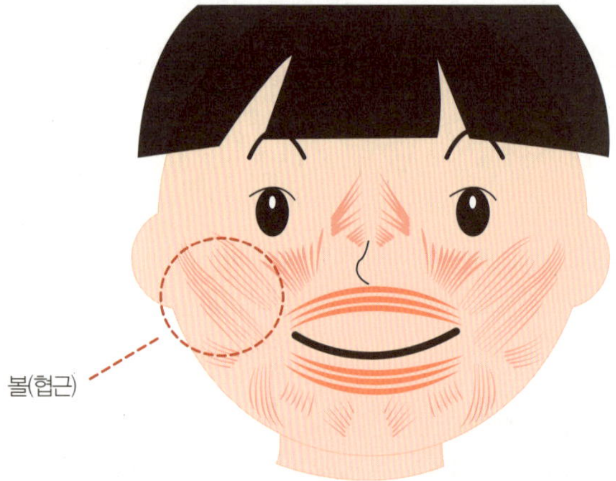

볼은 치아를 안으로 밀어 넣는 역할을 합니다. 또한 혀와 협동해서 음식물을 치아의 교합면으로 밀어 올리는 역할을 합니다.

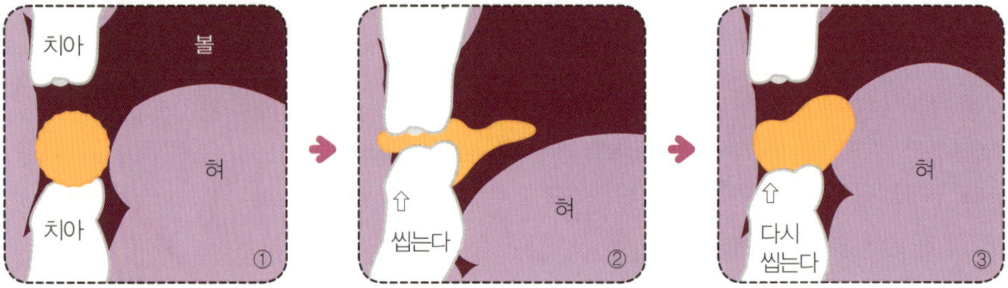

음식물이 혀와 볼에 의해 치아의 교합면에 올려지면 ① 치아는 음식을 으깨는 작용을 하며 ② 이때 으깨져 교합면으로부터 벗어난 음식물을 혀와 볼이 다시 치아로 위치시킴으로써 ③ 저작이 이루어집니다.

볼은 협근이라는 근육으로 이루어져 있으며 풍선처럼 커지기도 하고 반대로 작아지기도 하면서 음식 섭취에 중요한 역할을 합니다. 특히 혀와 함께 음식물을 치아의 교합면에 위치하게 합니다. 귀밑샘이라는 침샘이 근처에 있어 침이 분비되기도 합니다. 귀밑샘에 염증이나 감염이 있을 경우 볼이 붓는 것도 이 때문입니다.

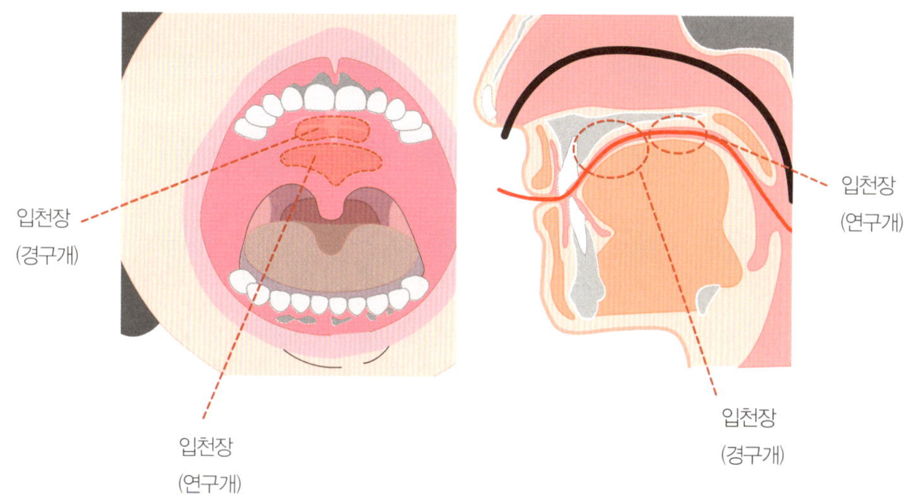

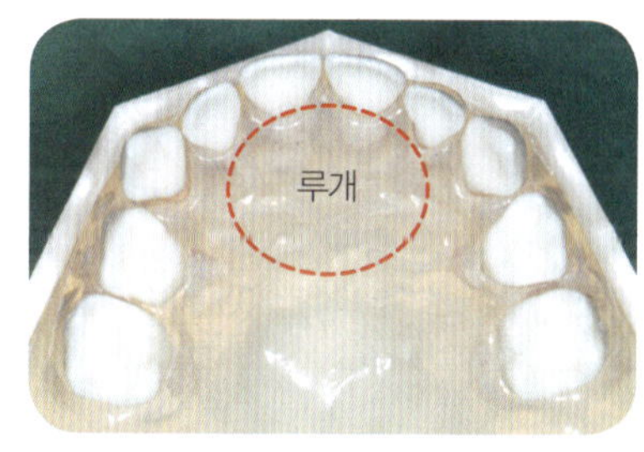

좌측의 사진에 표시된 부분은 '루개'라고 불리며 혀를 갖다대면 올록볼록 튀어나온 것을 느낄 수 있습니다. 이 부위에 혀끝이 닿아 있는 것이 혀의 가장 안정적인 위치입니다. 루개는 음식물을 잡아두는 역할을 하고, 우리가 말을 할 때 발음하는 것을 돕기도 합니다.

혀로 만져 보면 입천장 앞의 딱딱한 부분은 경구개, 뒤의 부드러운 부분은 연구개라 합니다. 경구개는 소리를 내는 데 도움을 주고 혀와 더불어 음식물을 삼키는 역할을 합니다. 연구개는 근육으로 이루어져 있는데 우리가 음식물을 삼킬 때, 음식물이 코로 들어가지 않도록 뒤를 막아 주는 역할을 합니다.

❶ 후속 영구치의 맹출을 위한 공간 유지

유치가 적절히 보존되지 않으면 공간이 유지되지 않아 부정교합^{삐드렁니} 등의 문제를 야기할 수 있음을 의미합니다.

❷ 저작 및 발음 기능

치아를 상실하면 음식을 잘 씹을 수 없고 발음하는 것도 힘들어집니다. 우리 몸은 빠진 치아에도 결국 적응하여 불완전한 저작과 발음에 익숙해지는데, 이것이 지속될 경우 성인이 되어서도 구강 건강에 부정적인 영향을 미칠 수 있습니다.

❸ 심미적 기능

치아의 상실, 특히 전치부^{앞니}의 상실은 어린이에게도 사회성, 자신감 형성에 부정적인 영향을 미치는 것으로 알려져 있습니다. 썩은 치아도 비슷한 영향을 미칠 수 있으며 구취 또한 유발하여 역시 대인관계에 부정적인 영향을 미칩니다.

어린이 구강 습관

아이가 손가락을 빨아요!
어떻게 해야 하나요?

손가락 빨기 습관은 빨기 반사의 일종으로 어린아이일 때 하는, 지극히 자연스럽고 생존에 필수적인 행위입니다. 손가락 빨기는 엄마의 뱃속에 있을 때부터 시작되는 습관입니다. 보통 생후 3개월부터 시작되어 만 1살 무렵에 이르면 이 나이 때 절반가량의 아이들이 손가락을 빠는 습관을 가질 수 있습니다.

손가락 빨기 습관은 원인이 있나요?

손가락 빨기 습관은 갑자기 어머니가 아이에게 수유를 끊거나 혹은 수유를 충분히 못 해 주었을 때 생긴다는 설이 있습니다. 하지만 수유를 충분히 받은 아이에게서도 나타날 수 있는 습관임을 보면 반드시 그런 것만은 아닙니다. 또한, 모유 수유를 한 아이와 젖병 수유를 한 아이 간에 차이는 없는데 일부 외국의 연구에서 보고된 바에 따르면 남자아이에 비해 여자아이의 손가락 빨기 빈도가 높게 나타났으며 80% 정도가 엄지손가락을 빠는 것으로 나타났습니다. 흥미로운 점은 엄지손가락을 빠는 아이의 경우 연령이 증가함에 따라 손가락 빨기 습관이 급격하게 줄어드는 반면, 다른 손가락을 빠는 아이들은 연령이 증가해도 손가락 빨기 습관이 지속되는 경향을 보였다는 점입니다. 부모의 교육 수준 또한 관련이 있었는데 부모가 고등교육을 받은 경우 그렇지 않은 경우에 비해 자녀들의 손가락 빨기 빈도가 높게 나타났습니다. 수유 기간에 있어서도 6개월 이상 모유 수유를 했다면, 아이의 손가락 빨기 빈도가 유의하게 낮아졌습니다[1].

손가락 빨기는 거의 만 4살 이전에 없어지지만, 이 시기가 지나도 습관이 지속된다면 부모님이 조절해 주어야 합니다. 손가락 빨기 습관이 없는 아이에 비해 있는 아이가 차후 손톱을 뜯는 등의 습관이 발생할 가능성이 높다는 사실은, 잘못 들인 습관이 성장 이후에도 계속될 수 있다는 것을 암시합니다. 약 4살 때 저 습관이 사라지지 않는다고 해서 심각한 합병증을 초래하는 경우는 드뭅니다만, 관심을 갖고 손가락 빨기 습관이 줄어들도록 아이를 지도해야 합니다.

손가락 빨기가 지속된다면?

손가락 빨기가 심할 경우 상·하악의 전치 사이가 벌어지거나 또는 상악의 전치가 앞으로 밀려 튀어나와 보이는 부작용이 발생할 수 있습니다.

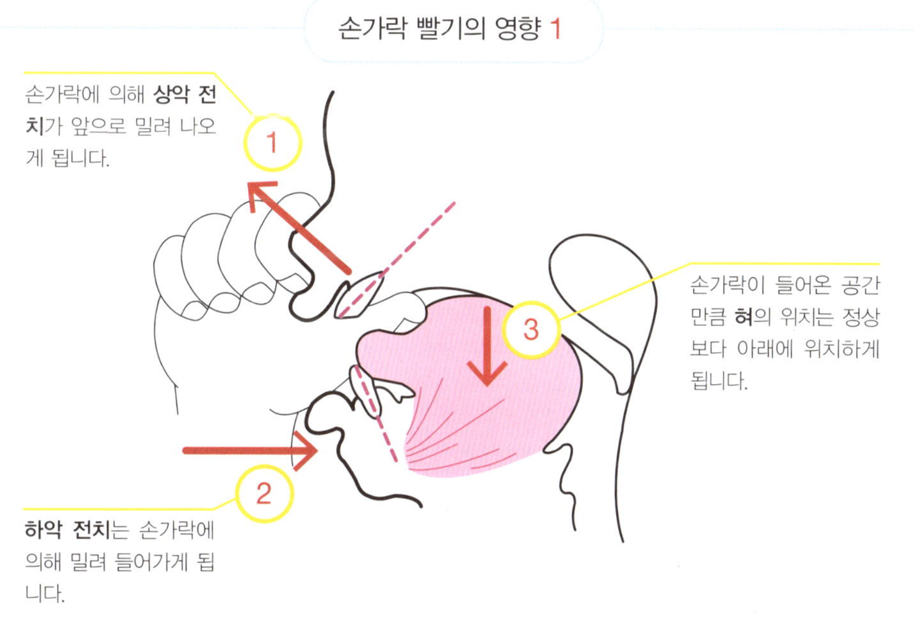

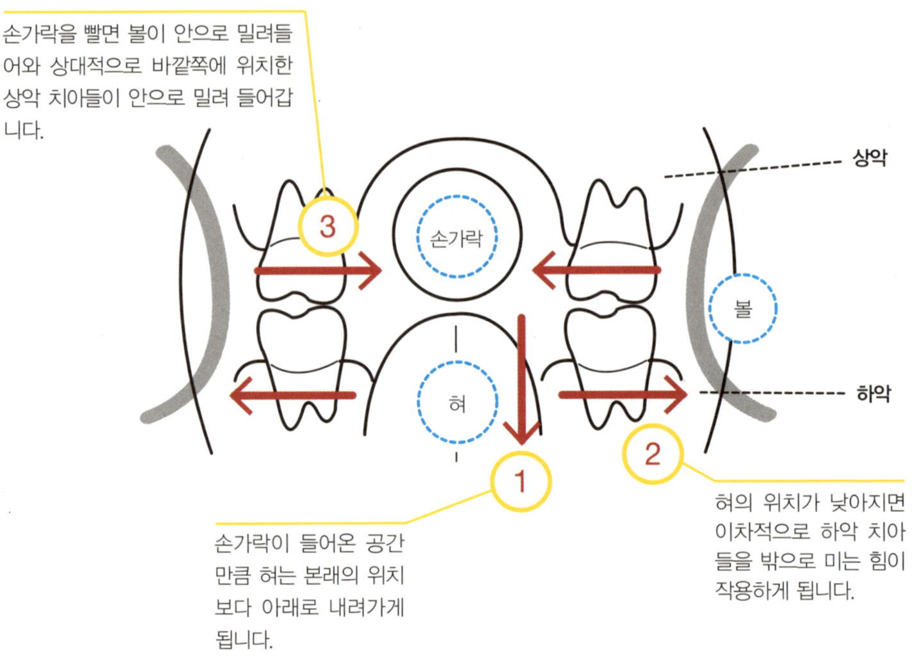

우리나라 어린이를 대상으로 한 연구에서 박승효 등은 평균 생후 40개월 유아 841명의 구강 습관과 유치열의 부정교합 간의 관계를 연구했는데, 결과적으로 손가락 빨기 습관이 있는 어린이에게서 교합의 이상이 빈번하게 나타났다고 보고하였습니다[2]. 만약 4살을 넘긴 어린이가 지속적으로 손가락을 빤다면, 특히 빠는 손가락이 엄지손가락이 아니라 다른 손가락이라면 부모님의 관심 및 처치가 필요합니다. 처치 방법은 다음 장에서 다루겠습니다.

◆ Larsson 등은 짐바브웨와 탄자니아의 어린이들을 대상으로 한 연구에서 두 나라의 어린이는 손가락 빨기 습관이 거의 없는 것으로 보고하였다(2% 이내)[3]. 즉, 손가락 빨기 습관은 문화적 영향을 받는 것으로 보인다.

◆ Farsi 등은 사우디아라비아 어린이를 대상으로 한 연구에서 길고 끝이 둥글며 입술 부위가 지지되지 않는 젖꼭지를 사용하여 수유를 한 어린이에게서 손가락 빨기 습관이 유의하게 높게 나타났다[4].

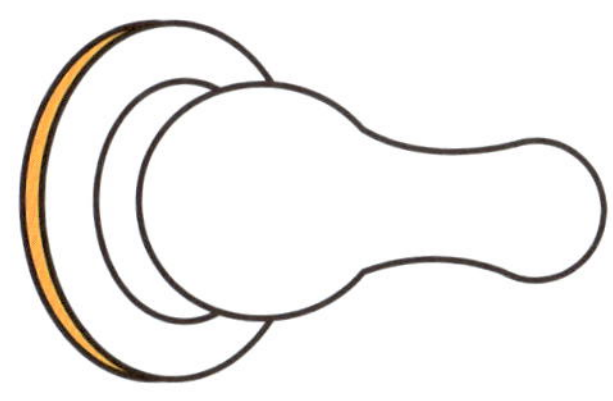
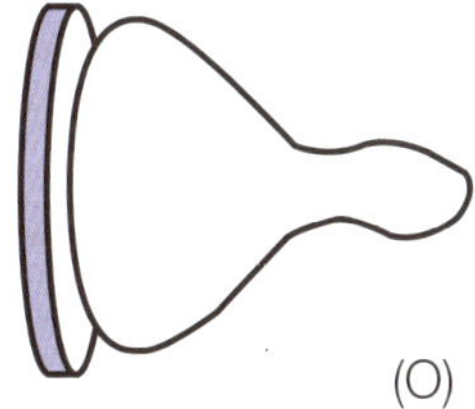

젖꼭지의 형태

좌측 젖꼭지의 형태보다는 우측 젖꼭지의 형태가 적절합니다. 좌측 젖꼭지는 입술을 지지해 줄 수 없고 길이가 너무 길어 우유를 삼킬 때 아이가 입안 근육을 전체적으로 쓸 수 없습니다. 반면 우측 젖꼭지는 입술을 지지해 주고 길이가 짧아 우유를 삼키기 위해서 전반적인 근육을 사용해야 합니다.

최근 판매되는 대부분의 젖꼭지는 우측 형태로 제작되고 있으니 안심하고 사용하셔도 됩니다.

대학 시절, 존경하는 교수님께서 수업시간에 "아이들 젖병 수유 시, 젖병 꼭지의 구멍이 작고 꼭지의 길이도 짧은 것을 사서 수유해야 한다."라고 말씀하신 기억이 납니다. 구멍이 작아야 아이가 힘차게 꼭지를 빨 것이고, 꼭지 길이도 짧아야 구강 내 전체 근육들이 골고루 작용해서 아이가 우유를 삼키기 때문입니다. 반대로 긴 꼭지에 큰 구멍을 뚫어 놓으면, 아이가 우유를 쉽게 잘 먹을 수 있을지는 몰라도 구강 내 후방 근육만 사용할 가능성이 높기 때문에 구강 근육 발달을 저해할 수 있습니다. 이 시기는 구강 내 조직을 통해서 심리적 안정감을 갖는 시기구강기인 데다 손가락 빨기 습관은 이러한 안정감이나 만족감이 충족되지 않을 때 발생하는 것이므로, 올바른 젖병 꼭지의 선택을 통해 구강 조직에 적절한 자극을 주고 손가락 빨기 습관 또한 줄여 줄 수 있습니다.

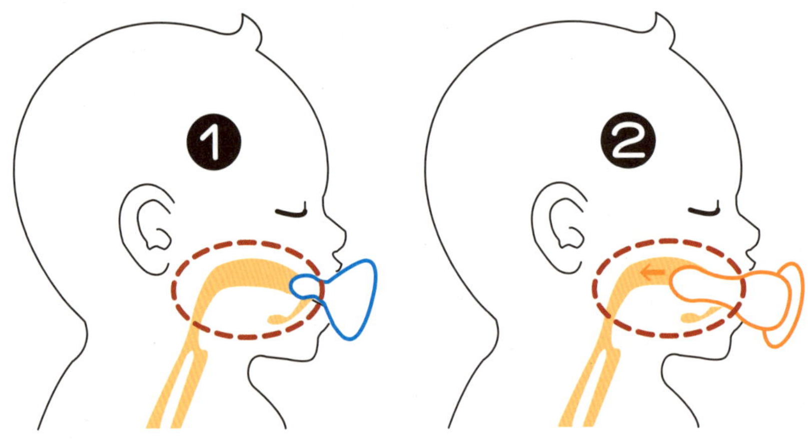

꼭지가 짧은 젖병과 긴 젖병의 차이

꼭지가 짧은 젖병은 우유를 삼키기 위해 더 많은 근육들이 작용하여 구강 내 조직에 충분한 자극을 줄 수 있으나(1번) 꼭지가 긴 젖병을 쓰게 되면 구강 후방의 근육만이 움직여 근육 작용이 적고 발달을 위한 자극 또한 부족합니다(2번).

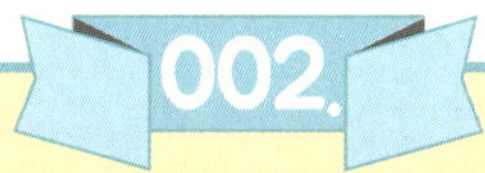

손가락 빠는 습관을 없애는 방법이 있나요?

손가락 빨기는 만 4살 이전의 유아에게서 빈번하게 나타나는 구강 습관 중 하나입니다. 이 습관은 통상 만 6살 이전에 급격히 감소하므로 심각하게 걱정할 필요는 없으며 이때까지는 부작용을 수반하지도 않습니다. 손가락 빨기에 의해 전치가 벌어지는 등의 치아 배열 이상이 발생하더라도 습관이 없어지면 영구치의 맹출은 정상적으로 일어날 확률이 높다고 보고 있습니다. 그래도, 만약 4살을 넘은 아이가 손가락을 심하게 빤다면 다음의 과정을 통해 습관을 줄여 줄 수 있습니다.

가정에서 할 수 있는 방법 1

보통 손가락 빨기 등의 습관은 아이가 일상생활을 하며 느끼는 스트레스에서 기인한다고 보고 있습니다. 대부분의 아이는 자신이 손가락을 빠는지도 모르므로 손가락을 빨고 있을 경우 아이에게 그 습관을 가볍게 일러 줄 수 있습니다. 이때 다그치거나 혼내면 아이는 그 자체로 스트레스를 느껴 증상이 더 심해질 수도 있으므로 손가락을 빨고 있음을 알리는 수준에서 그치는 것이 좋습니다. "손가락을 빨면 손에 있는 세균들이 입안에 들어가 병원에 가게 될 수도 있어.", "손가락을 빨면 토끼처럼 치아가 튀어나올 수도 있어."하는 말들로 아이가 스스로 습관을 개선할 동기를 부여해 주는 것이 좋은 방법입니다.

아이에게 손가락 빠는 습관에 대해 일러 주는 방법은 이상적이지만 부모 입장에서는 지속적으로 아이를 관찰해야 하고 순간적으로 치밀어 오르는 분노 등의 감정을 잘 조절해야 하는, 스트레스가 심한 방법일 수 있습니다. 지속적인 지적에도 개선되지 않는다면 밴드나 반창고를 이용하여 효과를 볼 수 있습니다.

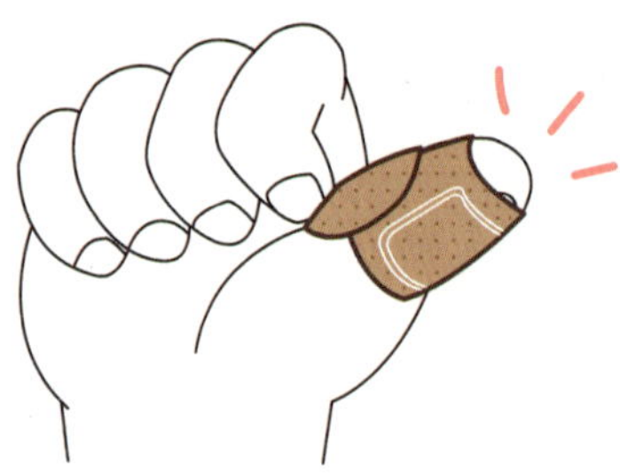

아이가 주로 빠는 손가락에 밴드나 반창고를 감는 방법은 밴드로 인한 이물감을 인식하게 하여 결과적으로 빨기 습관을 줄여 줄 수 있습니다. 심한 냄새가 나는 마늘 등의 음식을 손가락에 발라 줄 수도 있지만, 제가 직접 해 본 결과 별로 효과적이지 않고 부모도 힘들어집니다.
밴드를 감아도 아이가 지속적으로 손가락을 빤다면 그다음에는 장갑을 끼워 주는 것도 좋은 방법일 수 있습니다. 최근에는 병원 등에서 플라스틱으로 만든 손가락 빨기 교정 장치 등을 판매하기도 합니다. 하지만 이 방법은 최후의 수단으로 쓰시는 것이 좋습니다.

무엇보다 가장 중요한 것은 습관을 개선하기 위한 방법 그 자체가 아이에게 과도한 스트레스로 다가가지 않도록 잘 타이르고 다독이는 '부모의 마음가짐'입니다.

가정에서 시행한 모든 방법이 효과가 적고 치아가 앞으로 튀어나오는 등 치아 배열에 문제가 보이기 시작한다면 소아치과 전문의의 평가 및 처치가 필요할 수 있습니다. 치과에서는 교정 장치를 제작하여 아이의 습관 조절에 도움을 줄 수도 있습니다.

※ 손가락 빨기 치료와 관련된 연구들

심한 손가락 빨기가 지속되는 7살과 10살의 두 어린이를 대상으로 한 치료 연구가 Ellingson 등에 의해 보고되었다[5]. 이 연구에서 다음과 같은 정보를 얻을 수 있다.

❶ 손가락 빨기 습관은 주위에 아무도 없이 아이 혼자 있을 때 가장 심하게 나타난다.

❷ 손가락 빨기 습관은 집중할 것이 생겼을 때 줄어든다.

❸ 아이가 손가락을 빨고 있을 때, 이를 5초 이내로 간단하게 지적하는 것이 습관을 줄이는 데 도움이 된다. 과도한 지적은 부모가 보지 않는 곳에 아이가 숨어서 손가락을 빨게 만들 수 있다.

❹ 손가락 빨기는 손가락에 밴드를 감아 줄 경우 급격히 줄어들었는데 이는 밴드에 의한 이물감이 원인.

❺ 밴드를 감아도 손가락 빨기가 지속된다면, 그때는 장갑을 착용하면 어느 정도 효과를 볼 수 있다.

❻ 계속해서 손가락을 빠는 경우도 특수한 장치연구에서는 손가락을 빨 경우 큰 소리가 나는 장치를 사용를 사용해서 습관을 거의 제로에 가깝게 줄일 수 있었다. 아이가 심한 손가락 빨기 증상을 보이더라도 지속적으로 부모가 지적하고 도움을 주면 습관은 없어질 수 있다.

003

아이가 아데노이드 비대가 있다고 합니다.
코로 숨 쉬기 힘들어서 입을 벌리는 습관이 있는데,
이 습관이 있으면 어떤 문제가 발생할 수 있나요?

아데노이드를 절제해야 할 정도의 구호흡코가 아닌 입으로 호흡하는 것 여부나, 절제의 안정성, 당위성에 대해서는 이비인후과 의사와 상담하는 것이 옳을 듯합니다. 치과의사 입장에서 입을 벌리고 있는 습관입을 벌리고 호흡하는 습관의 원인과 문제점에 대해서 알려 드리겠습니다.

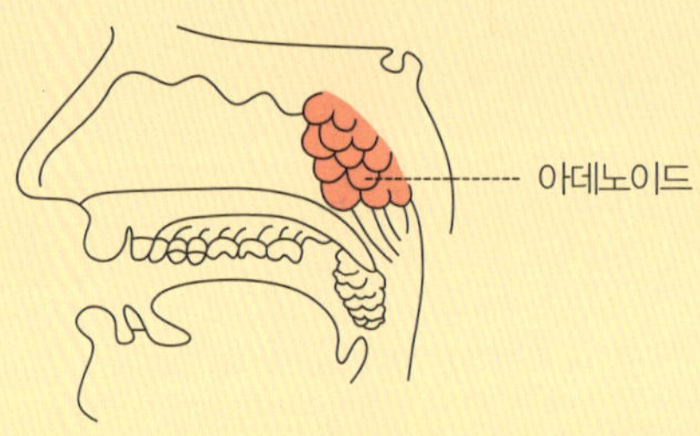

아이가 잠을 잘 때 입을 항상 벌리고 잔다거나, 평소에도 위아래 입술이 붙어 있지 않다면 구호흡을 의심해 볼 수 있습니다. 특히 알레르기성 비염과 같이 만성적이고 지속적인 비염 또는 아데노이드 비대 등으로 코로 호흡이 어려울 경우 습관적으로 구호흡을 하게 되는데, 이렇게 되면 다양한 문제가 발생할 수 있습니다.

이와 관련한 연구는 Gois 등에 의해 보고된 바 있습니다. 이 연구에서 그들은 3~6세 아이 745명 중, 일단 부정교합이 없는 아이 150명과 부정교합이 있는 아이 150명을 분류하고 구호흡 여부 등의 구강 습관과 부정교합의 관련성을 평가하였습니다[6]. 결과적으로 구호흡을 하는 아이의 경우 그렇지 않은 아이와 비교해 10.9배 정도 높게 부정교합이 나타났다고 합니다. 저자는 만 2살 즈음에는 치과를 방문하여 부정교합을 유발할 수 있는 잘못된 습관이 있는지 미리 확인할 것을 추천하였습니다.

집에서 구호흡 진단하기

우선 코로 호흡을 할 수 있는지 집에서 평가할 수 있는 방법으로는 아이가 입을 다물게 한 후, 부모가 아이의 콧구멍을 하나씩 막고 호흡을 시켜 볼 수 있습니다. 이때 아이가 호흡의 불편함을 호소한다면 이비인후과를 방문해야 합니다.

구호흡이 지속된다면?

아이가 지속적으로 구호흡을 한다면, 닫혀 있어야 할 입술이 벌어져 있는 것이므로 따라서 전치도 앞으로 튀어나올 수 있습니다. 반면 혀는 호흡을 막지 않도록 입안에서 정상보다 낮게 위치하게 되고 숨 쉬는 공간을 넓혀 주는데 이렇게 낮아진 혀는 치아를 바깥쪽으로 넓게 밀어 줌으로써 하악 치열이 벌어지게 됩니다. 반면 상악은 악궁^{상·하악 치아를 위에서 바라보았을 때 보이는 말발굽 형태의 U모양}이 좁아지는 경향을 보이며 결과적으로 얼굴이 길어 보이는 상황까지 발전할 수도 있습니다.

아데노이드 절제를 하거나, 설사 비염이 치료된다 하더라도 구호흡이 습관화되면 계속 지속되는 경우가 많습니다. 이럴 때 치과에서 제작할 후 있는 구강 내 장치를 이용해 코로 호흡을 유도하고 입술의 닫히는 힘을 높일 수 있습니다.

구호흡 또한 부모님이 관심 있게 관찰해야 할 아이의 악습관 중 하나입니다. 집에서 할 수 있는 습관 개선 훈련으로는 면봉과 같은 작은 조각을 위아래 입술로 가볍게 물고 있는 방법이 있습니다. 입을 벌리면 면봉이 떨어지기 때문에 입을 다무는 연습에 도움이 됩니다.

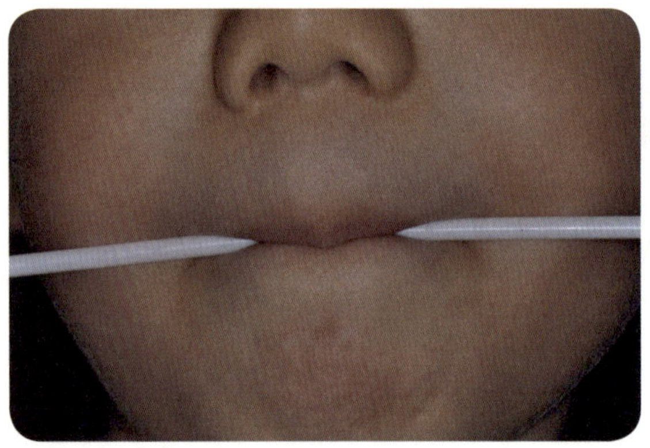

구호흡의 치료
사진과 같이 빨대나 면봉을 입술 사이에 끼워 입을 다무는 연습을 아이가 스트레스 받지 않는 정도에서 자주 할 수 있도록 해 주세요.

004

아이가 혀를 내미는 습관이 있다고 합니다.

음식을 삼키거나 침을 삼킬 때 연하 작용, 우리는 자연스럽게 입을 다뭅니다. 이때 상·하악 치아도 가볍게 맞닿게 되는데 이것은 순간적으로 구강을 밀폐시킴으로써 음식을 삼킬 수 있게 하는 것입니다. 입을 벌리고 물을 마셔 본 적 있나요? 이 모습을 상상해 보면 무슨 말인지 이해가 될 겁니다. 연하 작용 시, 구강 내에서는 다양한 근육들이 움직입니다. 위아래 입술은 입을 봉쇄하고, 동시에 치아도 가볍게 맞닿으며 입은 완전한 밀폐를 이루게 됩니다. 만약 어떤 이유에 의해 치아 사이가 밀폐되지 않는다면, 혀는 자신의 위치를 앞으로 옮김으로써 벌어진 공간을 메우려 할 것입니다.

©PFDS(Wikimedia Commons) ©Giorgio_Fiorelli(Wikimedia Commons)

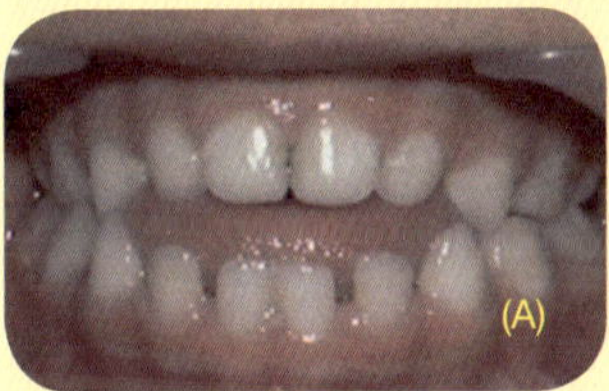

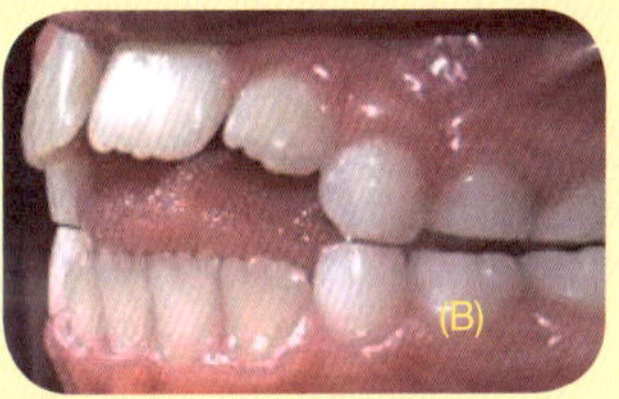

전치 사이가 벌어진 아이는 (A) 혀의 위치 또한 치아 사이에 위치하게 됩니다.
(B) 이런 습관은 치아 사이를 더 벌어지게 만드는 악순환으로 이어집니다.

통상적으로 침을 삼킬 때 혀가 잠깐 앞으로 갔다가 다시 뒤로 돌아오는 경우라면 문제가 되지 않습니다. 하지만 만약 상악 치아가 앞으로 뻐드러졌거나 상·하악 앞니 사이 공간이 커 그 사이로 혀가 끼어 들어가 있다면, 이는 큰 문제가 될 수 있습니다.

혀가 앞으로 나오고 치아가 바깥으로 뻐드러졌다면 입술은 꼭 닫히지 못합니다. 게다가 혀는 틈새로 끼어들어가 치아 사이는 더 벌어집니다. 마찬가지 이유로 상·하악 중절치 사이 공간도 더 넓어질 수 있으며, 이것이 지속된다면 영구치의 부정교합으로 이어질 수도 있습니다. 혀 내밀기 습관은 중절치 사이에 공간이 있거나 치아가 한두 개 없을 때도 생길 수 있지만 아래의 그림처럼 이가 뻐드러진 경우에도 발생할 수 있습니다.

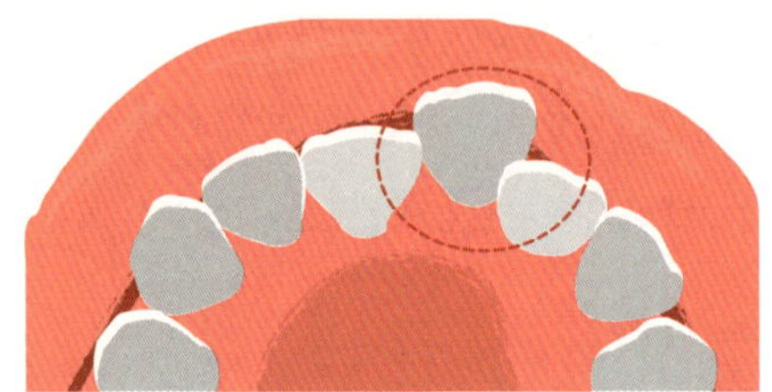

좁은 공간이라도 틈새로 혀를 넣는 습관은 매우 쉽게, 금방 생길 수 있습니다. 그럴 경우 치아는 더 뻐드러지게 됩니다. 뻐드러진 공간을 혀가 계속 밀어내면 부정교합이 더욱 심해지므로 장치를 끼워서 혀를 본래 위치로 이동시키고, 뻐드러진 치아는 교정 처치를 받아야 합니다.

어떻게 치료하나요?

치료에는 치아 사이 공간에 혀가 밀려들어가지 않도록 장치를 끼워 주는 방법과 평소 혀의 위치를 뒤로 물러나 있게 하는 근육 기능 훈련법 등이 있습니다.

전자인 장치 치료는 혀가 치아 사이로 오지 못하게 철사 등으로 막아 주는 원리로 혀를 후방에 위치시키는 것입니다. 근육 기능 훈련법은 혀를 습관적으로 본래 자리에 위치하게 하는 운동이라 할 수 있습니다. 혀의 본래 자리라 하면, 입천장의 절치유두라고 불리는 작은 돌기에 혀의 앞쪽 끝이 닿아 있는 것입니다.

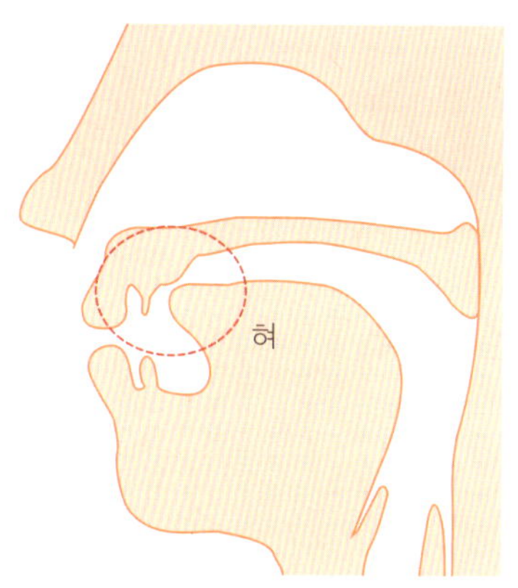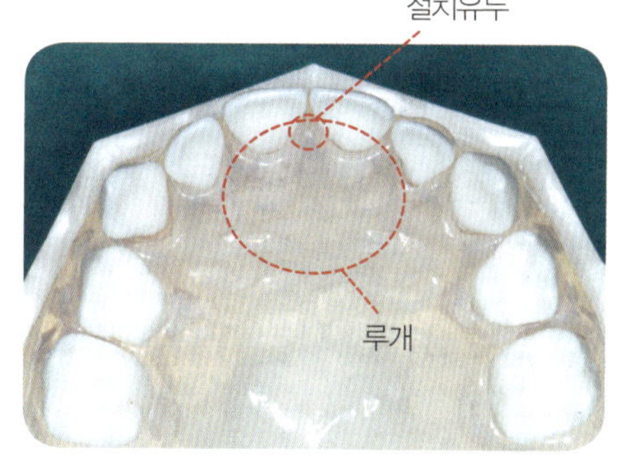

혀의 정상적 위치

혀는 평상시 '루개'라고 불리는 입천장 앞 부위에 가볍게 닿아 있습니다. 루개는 상악 중절치의 뒤 부위
에 위치한, 약간 울퉁불퉁한 부분을 말합니다.

집에서 할 수 있는 간단한 근육 기능 요법

아이 입안의 절치유두를 만지며 이 부위에 혀를 대고 있어야 한다고 교육한 후, 고무줄이나
빨대 등을 작게 잘라 아이의 혀에 올려놓고 이를 절치유두에 갖다 대라고 지시합니다. 혀를
절치유두에 대고 있는 상태에서 침을 삼키는 연습을 하루 10분 정도씩 하면 혀를 내미는 습
관이 줄어들거나 없어질 수 있습니다. 특히 이 방법은 혀 내밀기 습관으로 인한 전치부 개
교합_{상·하악 치아가 맞닿지 않는 것} 등의 문제가 발생한 아이의 교정치료 시 자주 응용되는 운동법입
니다. 습관의 개선 없이는 증상 또한 개선되지 않는다는 점을 염두하고 교정치료 중 아이가
열심히 할 수 있도록 격려하고 지도하는 것이 필요합니다.

단, 치열에 특별한 영향이 없다면 일시적인 혀 내밀기라 판단할 수 있는데, 아이의 치아 사
이에 공간이 있는지 그리고 평소에 그 공간 사이로 혀가 들어와 있는지를 관심 있게 지켜볼
필요가 있습니다. 혀가 치아 사이에 위치해 있으며 입을 다물었을 때 중절치 사이가 벌어지
려는 현상이 보이기 시작한다면 즉시 치과를 방문하세요.

005

16개월이 된 아이가 턱을 내미는 습관이 있어요.
이도 거꾸로 맞물리는 거 같아요.
혹여 주걱턱이 되지는 않을까 걱정입니다.

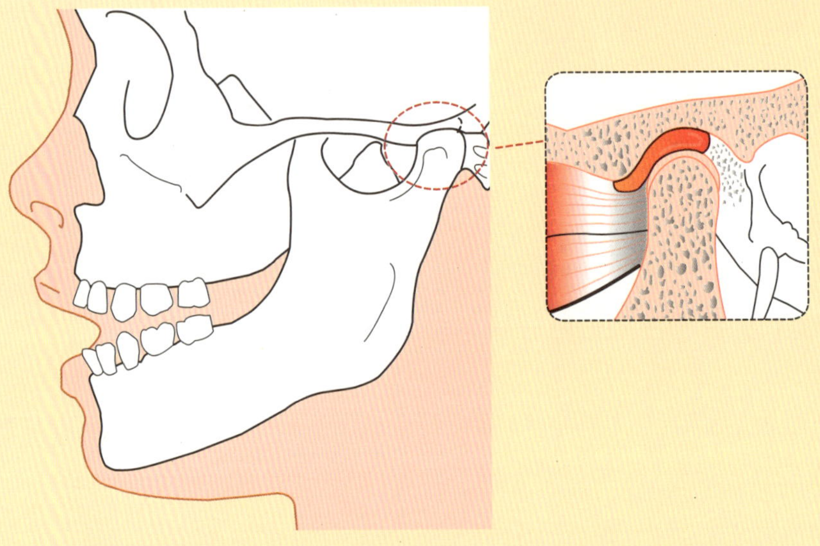

어린이의 턱관절

어린이의 턱관절의 구조는 성인과 큰 차이는 없으나 복잡한 근육 및 인대 조직이 유연해 앞뒤로 많이 움직일 수 있습니다.

유구치가 완전히 맹출하지 않은 아이들은 아직 치아가 없거나, 치아의 맞물림이 부족한 상태입니다. 중절치와 견치는 교합면이 약간 어긋나 있는 데다 교합면이 좁아서 맞물리지 않습니다.

4번째 치아인 제1유구치가 맹출을 완료하는 대략 생후 22~24개월쯤이 되면 구치의 교합면끼리 맞물리기 시작합니다. 이전까지는 당연히 아이도 치아의 위치를 못 잡고 운동 삼아(?) 턱을 앞으로도 내밀고, 뒤로도 보내고 합니다. 즉, 만 2살까지는 이 점에 대해 아무 걱정 안 하셔도 됩니다. 생후 24개월이 넘어 제1유구치가 맹출해서 교합면끼리 만난다 하더라도 아이의 근육은 워낙 유연하기에 턱이 앞뒤로 왔다 갔다 할 수 있습니다. 그래도 불안할 경우, 아이를 부모님의 무릎에 눕히고 가볍게 아이의 아래턱을 뒤로 밀어 보면 하악 치아가 상악 치아 뒤로 가게 될 것입니다.

아이가 턱을 내미는 습관이 주걱턱을 만든다는 증거는 아직 없지만, 이 습관이 5세 이후로도 계속된다면 근육과 관절이 습관에 그만 적응해 버릴 수도 있습니다. 거울을 보고 윗니가 아랫니보다 앞에 있는 상태를 보여 주며 그 모습이 예쁜 것임을 아이에게 알리고 교육할 필요가 있습니다.

006

아이가 입술을 심하게 빱니다.

입술 빨기 습관은 손가락 빨기보단 빈도가 덜하지만 비교적 흔하게 발견되는 빨기 습관 중 하나입니다. 주로 남자아이보다 여자아이에게서 많이 나타나며 대부분 아랫입술을 빠는데 손가락 빨기에 비해 눈에 띄지 않으며 심각하게 보이지 않아 장기간 방치되곤 합니다.

손가락 빨기와 마찬가지로 중절치가 바깥으로 뻐드러지며, 하악 치아는 안으로 밀려들어갑니다. 시간이 지날수록 상·하악 치아 사이 공간이 형성되고 이 공간은 갈수록 넓어지는데 7살 이후에도 이 습관이 지속된다면, 상악골이 하악골에 비해 전방으로 튀어나오는 2급 부정교합과 상·하악 치아 사이 공간이 존재하는 개교합 등의 합병증을 야기할 수 있습니다. 입술 빨기가 심한 아이들은 주로 아랫입술이 부어 있고 입술 주위에 빨간 발적^{피부 혹은 점막에 염증}^{이 나듯 붉게 부어오르는 현상}이 나타나기도 합니다.

©James Heilman, MD(Wikimedia Commons)

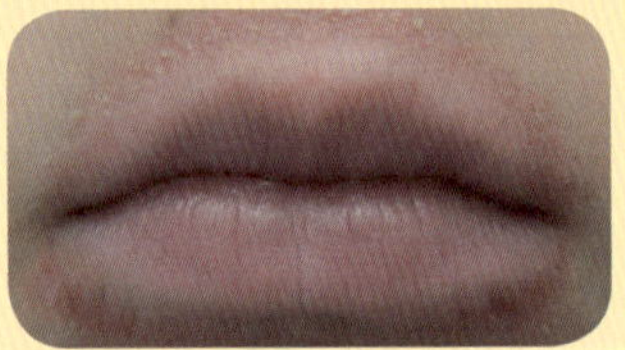

입술을 빠는 습관은 입술 주위에 습진과 염증을 일으킬 수 있습니다. 이 정도가 되면 부모님께서 주의를 주세요. 그래도 안 된다면 치과에 방문하세요.

입술 빨기 습관 역시 습관의 지속 시간이 중요합니다. 만약 자는 동안 아이가 아랫입술을 빨고 있거나 6살 이후에도 이 습관이 지속된다면 이는 치아의 변위와 문제를 야기할 위험 요소가 되기 때문에 적절한 처치가 필요합니다.

집에서의 처치

입술 빨기 습관은 아이들이 처음 어린이집에 다니기 시작하는 약 3~4살 때 빈번하게 시작되는데, 이는 스트레스나 익숙하지 않은 환경 등이 습관의 원인일 수 있음을 암시합니다. 만약 습관이 심하지 않아 입술의 붓기가 없고 치아의 변위도 나타나지 않는다면 아이에게 말하지 않고 일단 관찰하는 것이 좋을 수 있습니다. 부모의 지적으로 오히려 습관이 늘어날 수도 있기 때문입니다. 입술이나 주변이 빨갛게 변하거나 가려움증, 습진 등이 생긴다면 감염을 예방하기 위해 연고 등을 발라 주는 것이 좋습니다.

아이의 습관이 지속될 경우, 그때는 부모님이 간단하게 지적하는 것이 좋습니다. 손가락 빨기처럼 아랫입술에 밴드를 붙인다거나 장치를 장착하는 등의 처치는 어렵기 때문에 혼내지 않고 가볍게 지적을 하는 것과 습관을 계속하게 되면 토끼처럼 앞니가 튀어나온다는 것을 말해 줄 필요가 있습니다. 물론 쉽지 않은 일입니다. 드물게 심각한 아이의 경우, 심리치료를 병행해야 할 수도 있습니다.

치과에서의 저치

치과에 가면, 구강 내 장치를 통해 습관의 감소와 습관에 의한 치아의 문제를 해결할 수 있습니다. 다양한 장치가 있지만 기본적으로는 아랫입술이 상·하악 치아 사이 공간으로 들어가지 않도록 아랫입술을 바깥으로 밀어 줌으로써 아래 치아가 다시 제 위치로 돌아갈 수 있도록 해 주는 것이 기본 원리입니다.

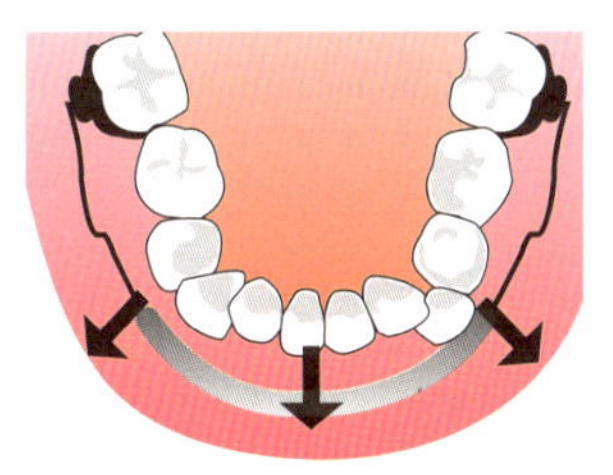
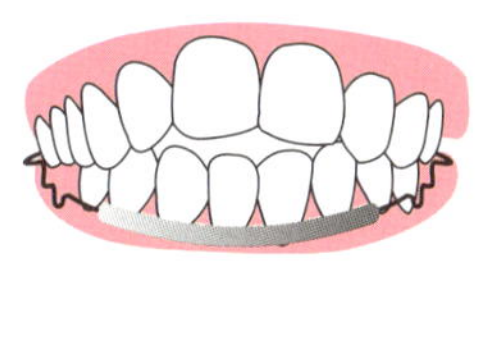

립 범퍼

이 장치는 주로 교정치료에 사용되는 장치이지만, 아랫입술을 심하게 빠는 아이에게도 교정용으로 쓰일 수 있습니다. 장치가 아랫입술을 바깥쪽으로 밀어 줌으로써, 아이가 입술을 빨 수 없게 해 줍니다.

아이가 윗입술을 깨물어요.

입술 깨물기 습관 중 드물게 나타나는 습관입니다. 대체로 오래 지속되는 습관이 아닌 데다 이로 인해 명백하게 나타나는 치열의 변화나 구강 문제가 없습니다. 그러나 만약 상·하악 치아가 거꾸로 물려서 치아 사이로 윗입술이 밀려들어간다면 쉽게 개선되지 않을 수 있습니다. 지속될 경우 아랫입술 깨물기와 반대의 현상이 나타나는데, 상악 중절치는 안쪽으로 밀려들어가고 하악 중절치는 바깥쪽으로 돌출되어 아래턱의 위치가 상대적으로 앞으로 튀어나올 수 있습니다.

윗입술을 자주 물거나 빠는 아이의 입술에 붉게 습진이 생긴다거나 이가 거꾸로 물려 그 사이로 입술을 넣는다면 치과에 방문하시기 바랍니다. 다른 습관들처럼 스트레스에 의해 빈도나 지속 시간이 늘어날 수 있으니 이에 부모님은 애정 어린 관심을 가지고 아이가 행동을 인지할 수 있게 지적해 주면 좋겠습니다.

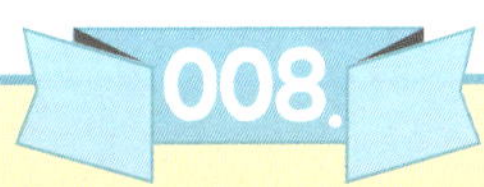

돌쟁이 아이가 이를 갈아요.

가끔 자다 깨거나 아이들보다 늦게 잘 때 아이가 이를 가는 모습을 보고 깜짝깜짝 놀라곤 했습니다. 으드득, 으드득하고서 이를 가는 소리가 어른에게서 나는 그런 소름끼치는 소리는 아닐지라도 혹시 아이에게 무슨 문제가 있는 것은 아닐까 하고 걱정하기도 했습니다.

한 연구에서 이갈이는 어린이의 약 38%에서 나타난다고 보고하였습니다[7]. 특이한 것은 어른에 비해 어린이의 이갈이 발생률이 더 높다는 사실입니다. 원인은 정확하게 밝혀지지 않았으나 외부 자극에 대한 스트레스 반응으로 짐작되며, 아마도 성장 과정에서 겪는 많은 자극들과 변화 등이 작용한 것으로 보입니다. 성별로는 남자아이보다 여자아이에게서 더 많이 나타나며 부모가 이를 갈 경우 아이도 이를 갈 가능성이 높다고 알려져 있습니다.

또한 방문을 열어 놓고 잠을 자는 아이, 침을 흘리고 자는 아이, 잠꼬대를 하는 아이의 이갈이 비율이 더 높다고 보고된 바 있습니다. 소아정신과적 문제가 있는 아이의 경우 이갈이가 더 심하게 나타난다는 연구도 있습니다. 부모님 중에서는 아이가 이를 갈다가 턱을 다치거나 혹 더 심해지지 않을까 걱정하는 분들도 계시겠지만 아직까지 그 피해가 명확하게 확인되지는 않았습니다. 심한 이갈이로 유치가 많이 닳아서 치과의 처치가 필요한 경우가 드물게 있기는 합니다.

맹출 이후 치아끼리 닿아서 닳는 것은 생리적 적응 과정 중 하나입니다. 그러나 치아의 길이가 많이 짧아져 있고 아이가 불편함을 호소한다면 치과를 방문해야 합니다. 치과에 방문하면 이갈이와 관련한 전문의의 평가와 처치가 이루어질 것입니다. 이갈이에 의한 치아 마모를 줄여 주기 위해서 말랑말랑한 구강 장치를 제작하여 끼워 줄 수도 있습니다.

Hachmann 등은 3~5살경 이갈이 습관이 심한 어린이를 대상으로 구강 내 장치의 효과에 대해 연구하였습니다[8]. 장치 착용 8개월 후, 장치를 착용한 아이들에게서 치아 마모가 전혀 나타나지 않았던 반면 장치 착용을 하지 않은 다른 아이들은 마모가 심하게 나타났다고 합니다. 장치 착용은 이갈이 습관 자체를 없애기보단 치아 마모 등의 합병증을 없애는 방법으로 판단됩니다. 즉, 장치를 끼지 않으면 재발할 가능성이 높다는 뜻입니다.

부모님께서는 아이가 이를 가는 경우 유치가 너무 많이 닳지는 않았는지 1차로 확인을 하시고 아이의 스트레스를 이해하며 어루만져 주는 배려가 필요합니다. 이를 가는 아이 대부분이 낮 동안에도 이를 가볍게 물고 있는 경우가 많은데 이럴 때는 상·하악 치아가 2~3mm 정도 떨어진 상태로, 입을 약간 벌리고 있으라고 지도하는 것이 도움이 될 수 있습니다. 아래의 부모님을 위한 정보를 참고하세요. 많이 걱정된다면, 치과에 방문해서 마모 정도와 원인에 대한 평가 등을 받아 보는 게 좋겠습니다.

부모님을 위한 정보

Q. 이갈이의 원인은?

원인은 명확하게 밝혀지지 않았지만,

❶ **스트레스** 스트레스로 인한 근신경계의 과도한 활동 성향라고 보는 견해가 대부분입니다. 낯선 환경과 수많은 자극들은 아이에게 다소간의 스트레스로 받아들여져 이갈이가 이를 극복하거나 해소하려는 무의식적 행위라고 보는 것입니다. 어른도 스트레스가 심한 경우 이갈이 증세가

나타납니다. 직장 내에서 힘들고 화나는 일이 많을수록 이갈이가 잦아집니다.

❷ **교합이 불안정하거나 치아 일부가 돌출**되는 등의 문제가 있는 경우 음식을 씹거나 턱을 움직일 때 치아끼리 부딪히면 턱 근육에 무리를 줌으로써 생길 수도 있다고 합니다. 또 턱관절 장애가 있는 경우에도 발생할 수 있다고 합니다. 이 원인들 모두 저작 근육에 원치 않는 자극을 주게 됩니다.

❸ **치과치료 후에 발생하는 경우**가 있습니다. 특히 충치치료 등을 받은 경우 치료 전과 후가 미세하게나마 차이가 있을 수밖에 없는데, 신경계에서 이를 예민하게 느끼면 이갈이를 할 수 있습니다. 며칠 지나면 대부분 없어집니다.

⇨ 정리하자면 어떤 원인에 의해 근육에 자극이 지속되며 이 자극에 대해 구강 내 저작 근육이 움직이고 기능함으로써 해소하려는 과정이 이갈이로 나타난다고 생각하면 되겠습니다. 만약 이갈이가 평생 해결되지 않고 지속된다면, 치아 마모가 심해질 수 있습니다.

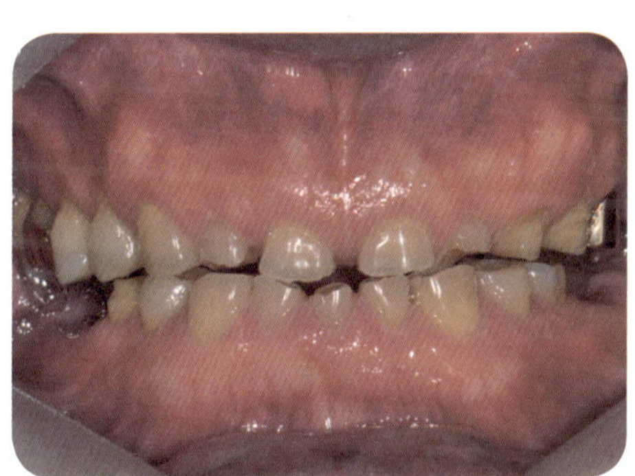
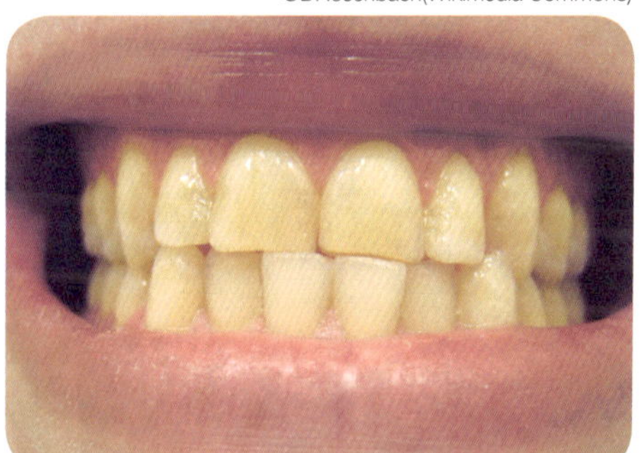

이갈이 환자에게서 나타날 수 있는 심한 치아 마모 증상

밤에 이를 가는 대부분의 사람들은 낮에도 이를 가볍게 다물고 있거나, 약간 힘을 주고서 이를 물고 있는 경우가 많습니다. 낮에는 이를 악무는, 밤에는 이를 가는 습관으로 근육이 작용하는 것입니다. 이 악물기나 이갈이 모두 본인은 그 사실을 모르는 경우가 많습니다. 특히 이갈이는 주로 밤에 이루어지기 때문에 같이 잠을 자는 가족이나 친구들을 통해 듣게 되는 경우가 많습니다. 두 경우 모두 구강 근육에 과도한 긴장과 무리를 주는 습관입니다. 한번 상상해 보세요. 가벼운 물체일지라도 하루 종일 손에 들고 있으면 우리 몸이 얼마나 힘들까요?

이갈이 치료

이갈이 치료는 나 또는 내 가족이 이를 악물거나 혹은 갈고 있다는 사실을 인지하는 것이 첫 시작입니다. 평소 낮 동안 나 또는 내 가족이 이를 악물고 있지는 않은지 확인해 보세요. 이때 주의할 점은 이를 힘줘서 꽉 물고 있는 것뿐만 아니라 상·하악 치아가 가볍게 맞닿고 있는 상태도 이 악물기의 증상을 야기한다는 것입니다. 자신도 모르게 상·하악 치아가 약하게라도 맞닿고 있다면 이는 밤 시간 동안 이갈이로 나타날 가능성이 높습니다. 상·하악 치아 사이는 대략 2~5mm 정도 벌어져 있는 게 생리적으로 안정적인 위치입니다.

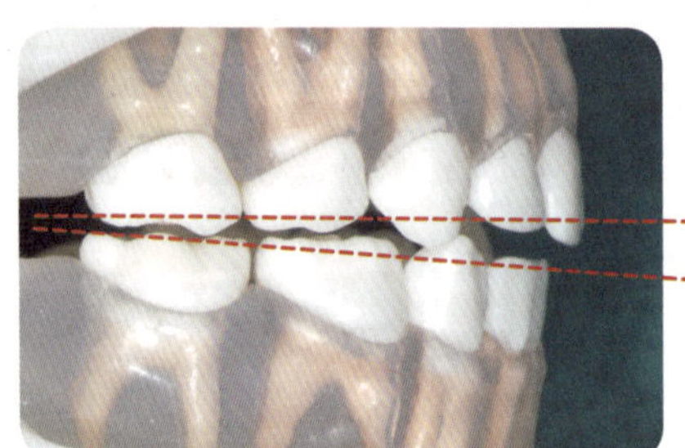

치아의 생리적 안정 위치
구강 주위 근육은 치아가 위 사진과 같이 2~5mm 사이 간격으로 벌어져 있을 때 가장 안정적이고 편안합니다. 더러 환자분들 중에는 상·하악 치아가 가볍게 맞닿아 있는 게 좋은 것 아니냐고 물으시곤 하는데, 가볍게 맞닿는 것조차도 그 시간이 길어지면 근육이 힘들어 합니다.

각 치아 사이가 2~5mm 정도 떠 있는 것이 생리적으로 적절하기 때문에 의식적으로 치아가 서로 닿지 않게 하면 낮 동안 근육의 긴장도가 줄어들 것이고 밤 시간의 이갈이 또한 줄어들 수 있습니다.

성인의 경우 보톡스 등의 약물 처치를 통해 이갈이를 치료합니다. 이갈이 습관에 주로 관여하는 근육측두근과 교근에 보톡스를 주사하면 이갈이가 현저히 줄어듭니다. 이갈이에 의해 근육이 발달하고 두꺼워져 사각턱이 되는데, 보톡스 처치를 받으면 턱이 슬림해져 특히 여성분들의 만족도가 높은 시술입니다.

또 구강 내 교합 장치를 제작함으로써 증상 및 치아 마모를 줄여 줄 수 있습니다. 하지만 장치를 제거하면 재발이 흔히 일어나기 때문에 완전한 방법으로 보긴 어렵지만 증상을 경감시키는 데 탁월한 효과가 있어 널리 사용되고 있습니다.

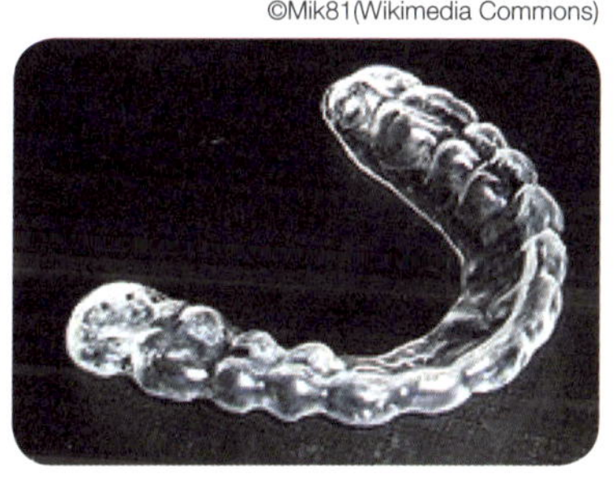

©Mik81(Wikimedia Commons)

교합 장치

아이가 공갈젖꼭지가 없으면 잠을 안 자요.

손가락 빨기와 더불어 공갈젖꼭지 사용은 아이들의 구강기 욕구를 충족시키는 방법 중 하나 입니다. 4살 이전에서 나타나는 아이들의 이런 습관은 손가락 빨기와 마찬가지로 4살을 전후 로 거의 사라집니다. 치아의 위치나 형태에 별다른 영향이 없다면 크게 걱정할 필요는 없습니다.

다만, 습관이 너무 심하거나 4살 이후에도 지속된다면 공갈젖꼭지에 의해 상악 중절치가 앞 으로 뻐드러지고 하악 중절치는 뒤로 밀려날 수 있으며 위턱도 좁아지는 등 부작용이 생길 수 있습니다. 이런 증상이 의심될 경우 치과에 방문하는 것을 추천합니다. 최근에는 부작용을 최소화할 수 있도록 납작한 모양의 공갈젖꼭지가 시중에 나와 있습니다. 이것을 사용하면 상 대적으로 치아가 앞으로 뻐드러지는 부작용을 줄여 줄 수 있습니다.

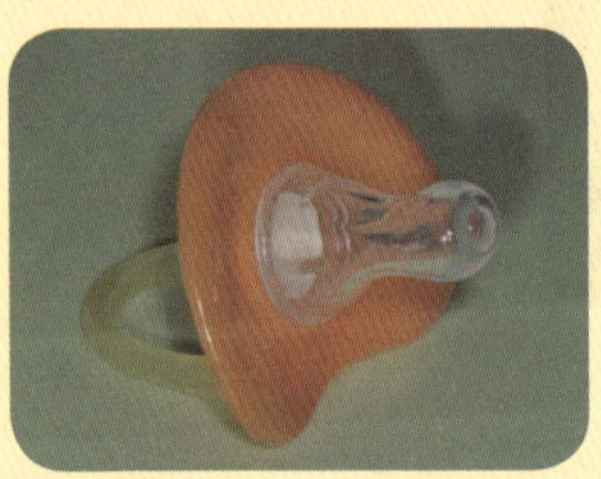

공갈젖꼭지의 적절한 형태
둥근 젖꼭지보다 납작한 젖꼭지가 치아 변위 등의 부작용을 최소화해 줄 수 있기 때문에 치아가 맹출했다면 납작한 젖꼭지를 권해 드립니다.
다행히 최근 판매 중인 대부분의 공갈젖꼭지가 위와 같이 납작한 형태를 보 이고 있습니다.

공갈젖꼭지를 없애 버리면 습관의 지속을 막을 수 있기 때문에 일정 연령 이후에 습관을 없애는 일은 어렵지 않습니다. 하지만 일부 어린아이에게서 손가락 빨기나 손톱 물기 등의 습관이 대신 발생할 수 있으므로 젖꼭지 제거 후 관심을 가지고 아이를 관찰하는 것이 필요하겠습니다.

※ 공갈젖꼭지와 관련된 연구들

♦ Degan 등은 생후 0~3개월에 모유 수유를 끊은 아이가 생후 12~23개월에 모유 수유를 끊은 아이보다 3.7배 더 공갈젖꼭지를 빠는 습관을 가진다고 보고하였다[11].

⇨ 이 결과를 보면 모유를 너무 일찍 끊는 것은 좋지 않아 보입니다. 모유 수유를 1살 정도까지 하는 것이 좋겠습니다.

♦ Degan 등은 같은 연구에서 공갈젖꼭지를 무는 아이의 부모는 아이가 시끄럽게 할 때 공갈젖꼭지를 물림으로써 조용히 시키는 성향이 있음을 보고하였다[12].

⇨ 부모가 공갈젖꼭지에 너무 의존할 경우 그 버릇이 고착화될 가능성이 있음을 뜻합니다.

아이가 잇몸을 만져요.

아이가 손가락이나 다른 물건으로 입안의 일정 부위를 만진다거나 씹는 등의 행동을 보인다면 우선 그것이 구강 습관인지 아닌지를 판단해야 합니다. 습관적으로 손가락을 빤다거나 무는 게 아니라면 만지는 부위가 치아가 맹출할 부위는 아닌지를 확인하는 것이 중요합니다.

치아가 구강 내로 맹출하기 직전 아이들은 약간의 불편함을 느끼고 맹출 부위를 문지르거나 침을 흘리는 등의 모습을 보일 수 있습니다. 이 경우 며칠 내 치아가 맹출할 것이므로 열이 난다거나 붓는 등의 다른 병적 상황이 동반되지 않는다면 우선은 지켜볼 필요가 있습니다.

©Daniel Schwen(Wikimedia Commons)

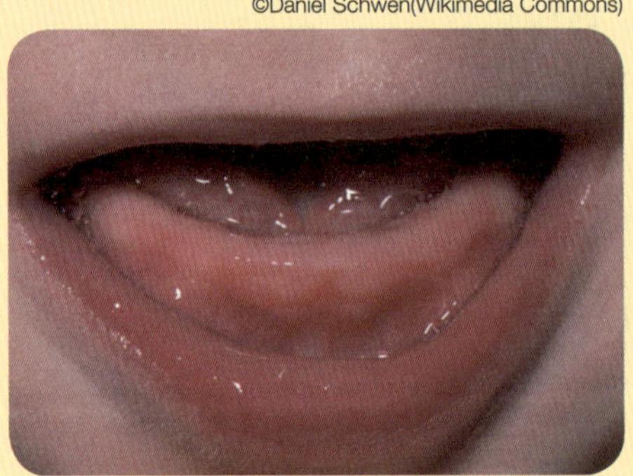

치아가 맹출하기 직전의 잇몸

아이가 단것만 먹으려고 해요.

단 음식이라 하면 설탕이 함유된 음료 등을 말합니다. 유아기 구강 질병 부분에서 조금 더 자세히 설명하겠지만, 단 음식에 있는 우식 유발 능력이 큰 당분들은 치아 우식의 발생과 진행에 악영향을 미칩니다. '자당'이라고도 불리는 단맛을 내는 물질설탕은 대표적인 우식 유발 물질로 알려져 있습니다. 아이가 먹는 음식의 성분을 확인해서 자당 성분이 들어 있다면 부모님은 아이가 이 음식의 섭취를 최소화할 수 있도록 하거나, 정 섭취해야 하는 경우라면 먹은 후 즉시 아이에게 양치질을 시켜 줘야 합니다. 만약 콜라나 오렌지주스 등의 산도가 낮은 음료를 마시면 치아의 부식을 촉진시킬 수 있어 우식 발생에 치명적이므로 반드시 부모님께서 섭취 양을 적절히 지도하시는 것이 좋습니다[13].

주의할 점은 이와 같은 음료를 섭취한 후 바로 양치질하는 것은 오히려 치아의 마모가 심해질 수 있다는 것입니다. 음료를 마시고 나면 산에 의해 치아 조직이 약해지는데, 타액이나 물 등으로 완충이 되지 않은 상태에서 칫솔로 문지르면 치아가 급격하게 마모될 수 있습니다. 따라서 물이나 구강용액 등으로 입을 먼저 헹궈 준 후 양치질을 하는 것이 좋습니다. 사실 아예 마시지 않는 것이 가장 최선이지만, 힘드시다면 차선책으로 이용해 보세요.

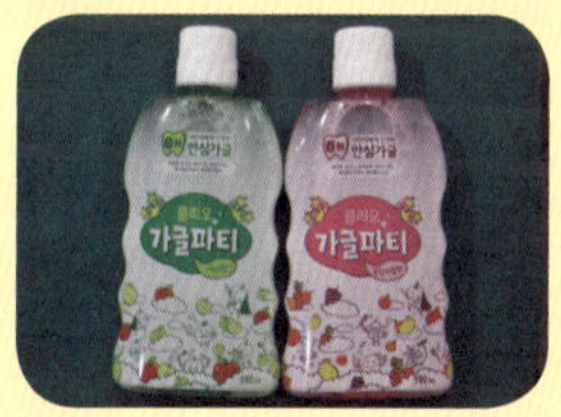

불소용액
아이가 오렌지주스나 탄산음료를 너무 좋아해서 도저히 못 먹게 하기 힘들다는 부모님들은 꼭 불소용액을 이용해 아이의 치아 합병증을 최소화하셔야 합니다.

유아기
치아 맹출

012.

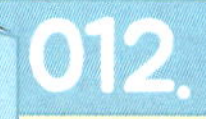

유치가 나오는 순서와 시기를 알려 주세요.

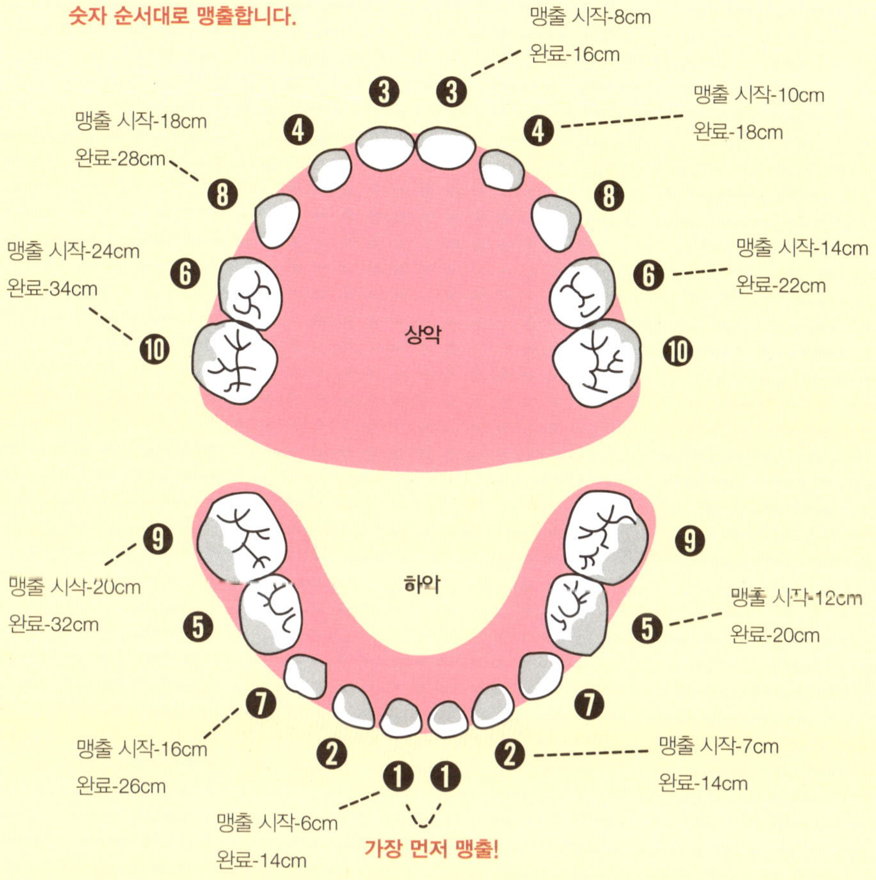

유치의 맹출 순서와 시기

하악 치아가 먼저 나오며 생후 30개월이 되면 거의 모든 치아가 다 나옵니다.

유치의 맹출은 보통 생후 6개월경 하악 가운데 유중절치가 나면서 시작됩니다. 보통 치아 2개가 비슷한 시기에 맹출되며 이후 그림에서 나타나는 것과 같은 형태로 맹출이 진행됩니다. 통상 하악이 상악에 비해 먼저 맹출하는 경향이 있으며, 생후 30개월경에는 총 20개의 유치 맹출이 완료됩니다.

치아별로 차이가 있기도 해서 6개월을 기준으로 먼저 나거나 늦게 나는 경우가 있기 때문에 맹출이 조금 늦는다고 많이 걱정할 필요는 없습니다. 남자아이에 비해 여자아이의 맹출 시기가 더 빠른 경향이 있으며, 아이의 키나 몸무게가 평균보다 아래라면 치아 맹출 또한 또래보다 느릴 것입니다. 또, 아이가 다치면 치아의 맹출이 늦어질 수도 있습니다. 따라서 심하게 넘어지거나 어딘가에 부딪친 병력이 있는 아이라면 정상보다 조금만 맹출이 늦어도 빨리 치과를 방문해야 합니다.

또한 다른 병력이 없더라도 치아 맹출이 평균보다 6개월 이상 늦어진다고 여겨진다면 치과를 방문해서 방사선 검사를 받아보시기 바랍니다. 참고로 유치 개수가 적은 경우 거의 대부분 영구치의 개수도 적습니다.

평균적인 유치 맹출

2개월 간격의 유치 맹출 도해입니다.

- **빨간색** : 갓 맹출을 시작한 치아
- **초록색** : 중간 정도 맹출한 치아
- **하얀색** : 맹출이 완료된 치아

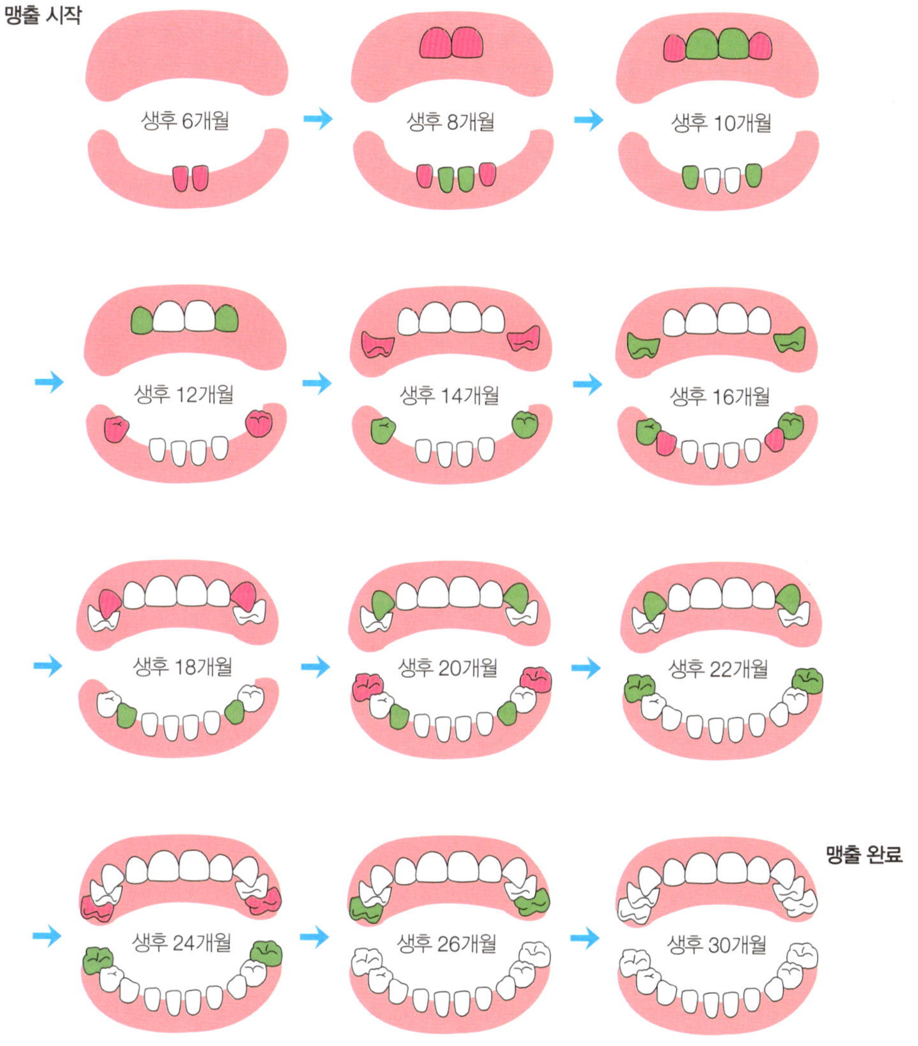

돌쯤된 아이의 앞니가 거꾸로 맞물립니다.

돌쯤된 아이라면 많아야 위아래에 각각 치아가 4개씩 맹출했을 것이라고 생각할 수 있습니다. 이 치아들은 주로 음식을 자르는 기능을 하고 교합면이 좁아서 치아가 맞닿을 부위도 좁기에 보통의 경우 상악 치아가 하악 치아를 살짝 덮는 정도로 위치합니다. 하지만 우리 인간의 턱은 움직임이 가능한 관절 조직이기 때문에 아래턱을 앞으로 조금만 내밀어도 턱이 거꾸로 물리는 것처럼 보일 수 있습니다.

특히 유아의 경우 관절의 유연성이 극도로 높아 아래턱이 나와 보일 수 있습니다. 눈으로 보았을 때 명백하게 상악 치아가 안으로 들어간 방향으로 맹출하고 있거나 하악 치아가 바깥쪽으로 뻐드러진 형태가 아니라면 걱정하지 않아도 됩니다. 이후에 교합면이 넓은 제1, 2유구치가 맹출하면 교합면이 적절히 형성되어 턱도 안정적인 위치를 잡게 될 것입니다. 대략 생후 25~30개월이 되는 시기에도 중절치가 거꾸로 물린다면, 그때는 치과를 방문해 보세요.

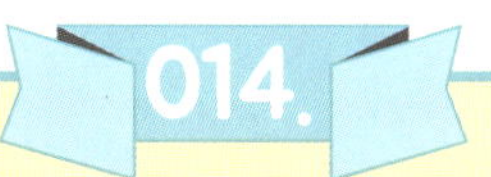

유치를 뺐는데 이가 안 나요!
어떻게 해야 하나요?

보통 유치들이 완전히 맹출하는 시기는 생후 26~30개월 사이입니다. 반면 영구치는 유구치 뒤에 나오는 제1대구치가 6살에 맹출을 시작하고 이후 평균 1년 간격으로 전치부 ⇨ 소구치부 작은 어금니 ⇨ 견치부 ⇨ 제2대구치 순으로 맹출이 시작됩니다. 유치를 뺀 후에 후속 영구치가 나지 않으면, 그것이 시기가 안 돼서인지 혹은 다른 문제인지 평가하기 위해 치과에 방문하여 엑스레이를 찍어 보는 것을 추천합니다.

우식이나 다른 문제 등으로 인해 유치를 예정보다 2년 이상 빨리 뽑게 됐을 때는 후속 영구치가 나오는 게 힘들어져 맹출이 평균보다 더 늦는 경향을 보입니다. 선천적으로 후속 영구치가 없는 경우도 비교적 흔한데 보통 치과에서 치아 발치 전에 엑스레이를 통해 평가를 하기 때문에 보통은 미리 알 수 있습니다. 또는 영구치가 뼈 안에서 다른 치아에 걸리는 바람에 맹출이 늦어질 수도 있는데 주로 상악 제1대구치가 앞에 있는 제2유구치 뒷부분에 걸려서 못 나오는 경우가 많습니다.

드물지만 외상을 입은 적이 있다면 외상이 하방 영구치에 손상을 주어 치아의 뿌리가 휘고 맹출이 안 되는 사례, 유치의 심한 우식 등에 의해 영구치의 형태적 문제가 야기되어 맹출이 안 되는 사례도 있습니다. 만약 치아 우식이 심해 고름이 나오고 신경치료까지 받았다면 맹출이 되지 않을 가능성이 더 높아집니다.

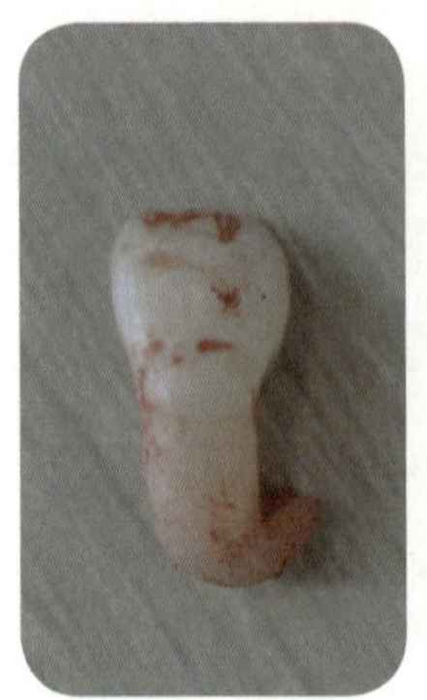 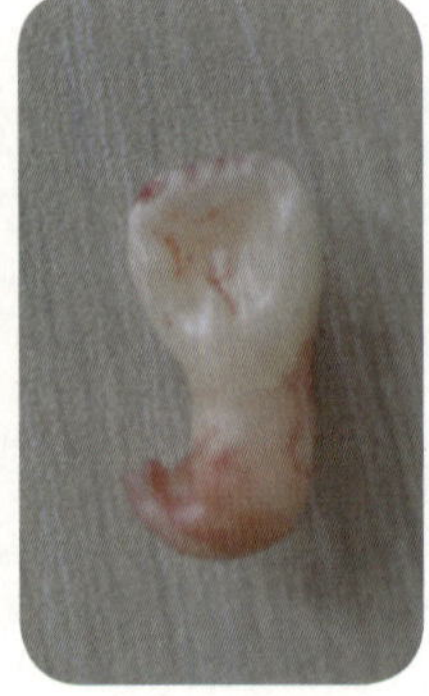 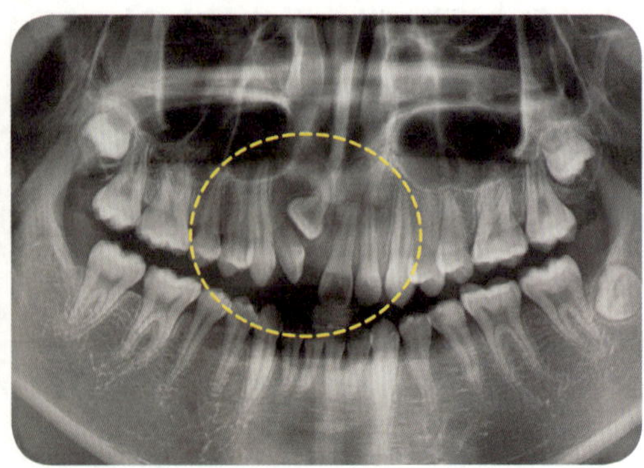

유치의 외상은 영구치 뿌리 형성 및 맹출에 악영향을 미칠 수 있습니다.

위 사진은 어느 중학생 환자의 치아입니다. 이 환자는 어린 시절 중절치가 손상이 된 적이 있습니다. 영구치가 나지 않는다는 문제로 치과에 방문해서 치아를 뽑아 보았더니, 치아 뿌리가 휘어 있는 것입니다. 아마도 외상으로 인해 유치가 안으로 박히면서, 자라고 있는 영구치를 짓눌러 그 뿌리가 휜 것으로 보입니다. 이 정도로 휘어 있으면 교정으로도 뿌리를 당겨서 쓸 수가 없어, 평생 앞니 없이 지내야 하기 때문에 참으로 안타까운 사례입니다.

충치 때문에 이를 일찍 뺐어요.
어떤 문제가 생길 수 있을까요?

유치가 충치에 의해 발치되었을 때 발생할 수 있는 문제는, '얼마나 빨리' 치아가 빠졌는지에 따라 달라집니다.

치아가 빠진 빈 공간이 주위 치아들에 의해 좁아지는 현상이 발생하는데, 특히 유구치가 빠진 공간은 더 심하게 줄어들 수 있습니다. 빠진 후 초반 6개월이 가장 심하게 공간이 줄어들기 때문에 그 전에 처치가 필요합니다. 줄어든 만큼 영구치의 공간도 줄어들고 나아가 이는 결국 뻐드렁니의 원인이 되기 때문입니다. 다만 양측 유견치가 모두 완전히 맹출한 후 대략 생후 28개월 무렵 유중절치가 빠지면 유견치가 견고하게 지지하고 있기 때문에 유중절치 사이 공간이 줄어드는 문제는 상대적으로 덜 발생할 수 있습니다.

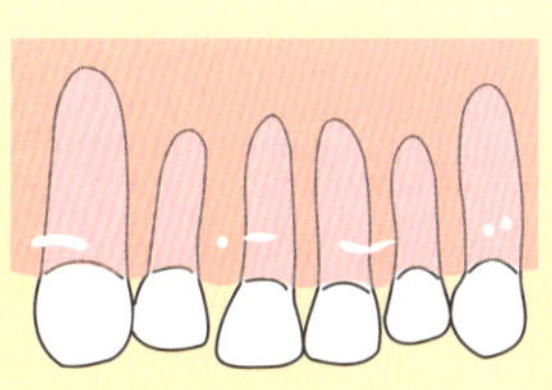
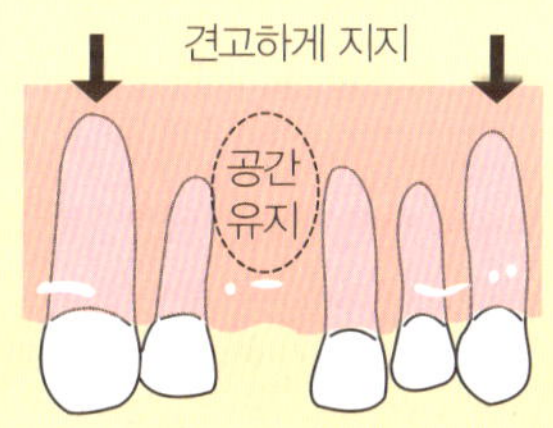

공간 상실 문제를 해결하는 유견치
유견치 맹출이 끝난 상태면 그 전방 치아가 빠져도 공간이 거의 정도 유지됩니다. 뿌리가 긴 유견치가 잇몸을 견고하게 지지하고 있기 때문입니다.

두 번째 문제로는, 영구치의 맹출이 늦어질 수 있습니다. 영구치는 맹출 시 위에 있는 유치를 녹이며 서서히 자기 위치로 나오게 됩니다. 만약 맹출이 임박한 시기에 치아를 뽑는 경우라면 녹일 치아가 없어졌으므로 정상보다 조금 빨리 맹출이 될 것이며 대부분의 경우 이는 문제가 되지 않습니다.

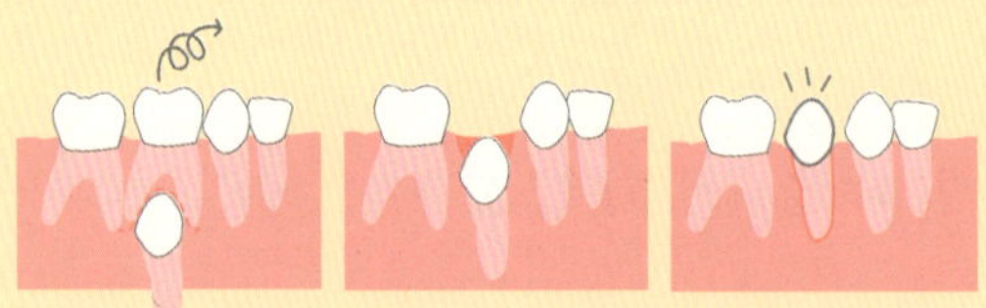

영구치 맹출이 임박한 시기에 유치가 빠졌을 때
영구치의 맹출이 임박한 경우 유치를 뽑게 되면 영구치의 맹출
이 더욱 빨라집니다.

하지만 영구치의 맹출이 한참 남았는데 유치를 뽑게 됐다면 사정은 달라집니다. 영구치가 뼈를 녹이며 나오는 데 시간이 더 걸려 맹출이 지연됩니다.

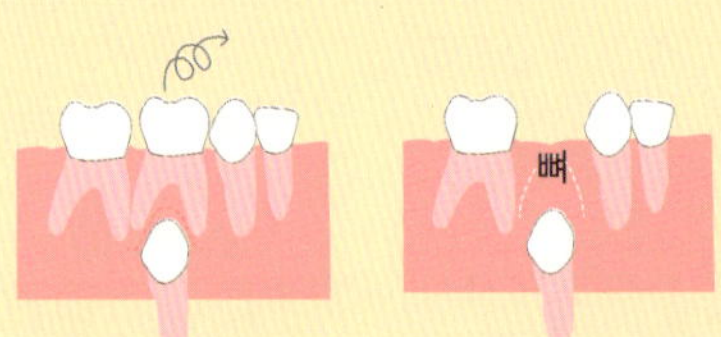

영구치 맹출이 한참 남은 시기에 유치가 빠졌을 때
영구치의 맹출까지 시간이 오래 남은 경우에 유치를 일찍 뽑게
되면 뽑은 자리가 뼈로 나게 됩니다. 영구치는 이 뼈를 녹이면서
나와야 하기 때문에 정상보다 늦게 맹출할 가능성이 높습니다.

이 두 가지 문제에 의해 결과적으로 치아가 올바른 위치에 나오지 못하거나 부정교합이 발생할 가능성이 높아집니다.

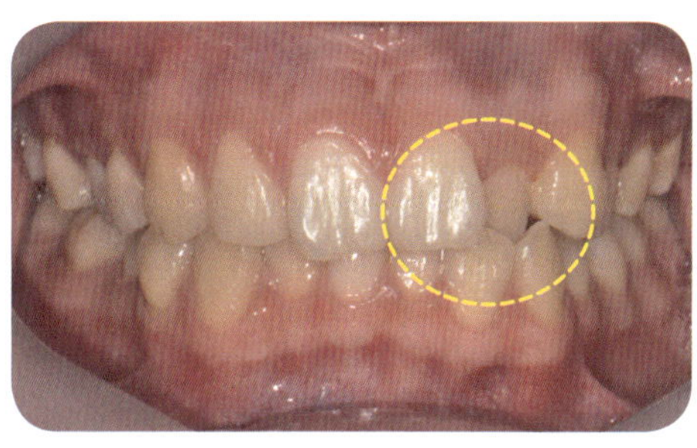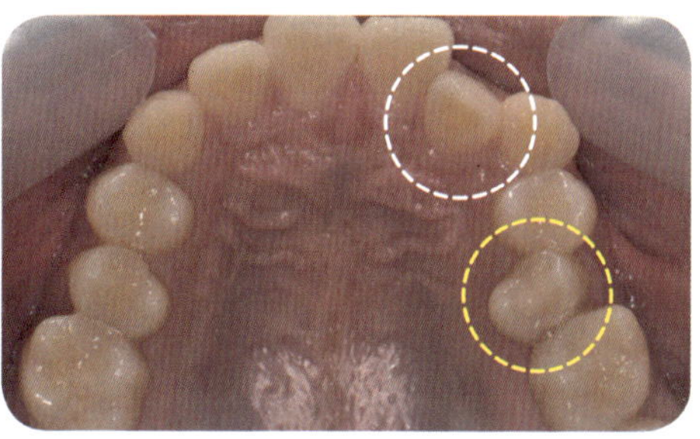

치아 공간 부족 사례

중절치의 부정교합 분석 상, 2mm의 공간이 부족해서 이가 안쪽으로 나 있고
거꾸로 맞물리기까지 합니다. 구치쪽 부정교합 또한 2mm 정도의 공간 부족
에 의해 발생한 것으로 해당 치아는 반대편 치아와 잘 맞물리지 못하는 문제
가 있습니다.

20대 환자의 환부 사진입니다. 중절치, 구치가 공간 부족으로 각각 하나씩 정상 위치보다
안쪽으로 자라나 있습니다. 두 치아 모두 거꾸로 맞물리거나 저작의 역할을 거의 못 하고
있지만 실제 공간 부족 정도는 각각 2mm 이하입니다.

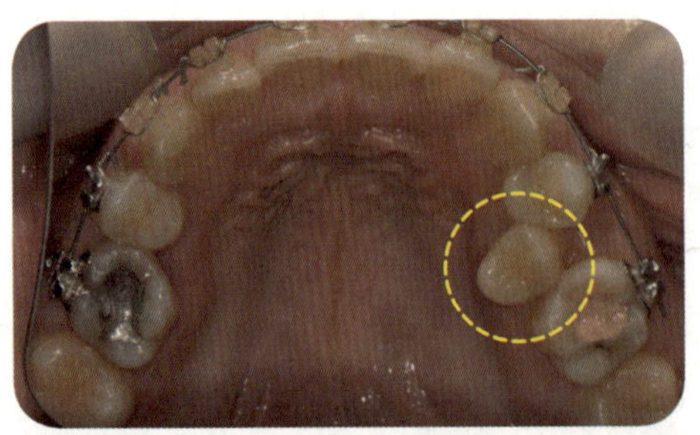

치아 공간 부족에 의한 부정교합 사례
공간이 3mm만 더 있었어도 치아의 위치는 달라졌을 것입니다.

다른 20대 환자의 사진입니다. 제2소구치가 심하게 안쪽으로 나 있습니다. 공간은 약 3mm 정도가 부족합니다. 공간 부족의 원인이 공간 상실인지, 아니면 원래부터 부족했던 것인지는 알 수 없지만 3mm의 공간이 더 있었다면 치아는 정상 위치에서 제 기능을 다하고 있었을 것입니다.

고작이라고 생각할 수 있는 2mm 내외의 공간 유무가 구강의 모습을 크게 바꾸어 놓을 수도 있습니다.

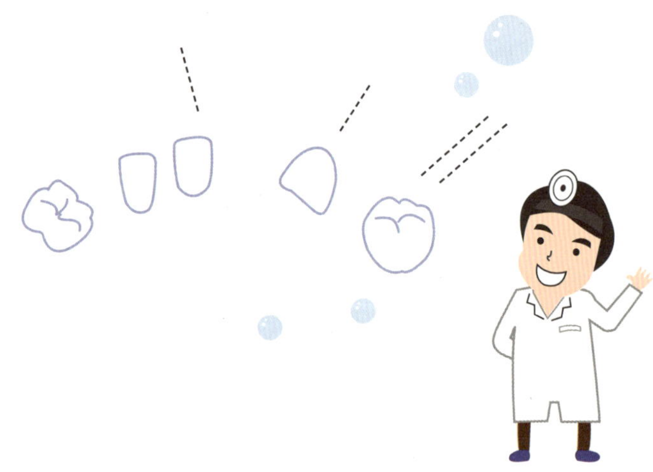

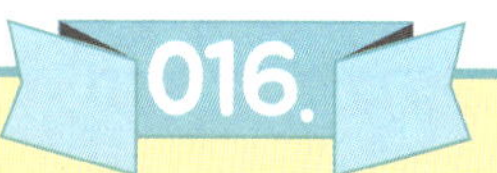

생후 7개월 된 아이가 이가 나면서 열도 나고 많이 아픈 거 같아요. 치아가 날 때 아픈 거라고 하던데, 왜 아픈 건가요?

아이는 보통 생후 8~10개월경 이가 나기 시작하는데, 이때는 모체로부터 받은 항체 등이 소멸되어 감기나 다른 질병들이 빈번하게 발병하는 시기입니다. 비슷한 시기 때문에 치아도 이러한 질병의 발생과 연관이 있다고 믿는 분들이 계시는 듯합니다. 하지만 이 둘은 분명 다른 별개의 과정이며 전혀 관련이 없다고 생각하시면 됩니다.

다만, 저 시기에 발생하는 감기 등의 합병증으로 구강 내 궤양, 구내염 등이 생길 수 있기에 적절한 예방과 관리를 해야 합니다. 언제나 아이의 구강 위생을 철저히 확인해 주셔야 합니다.

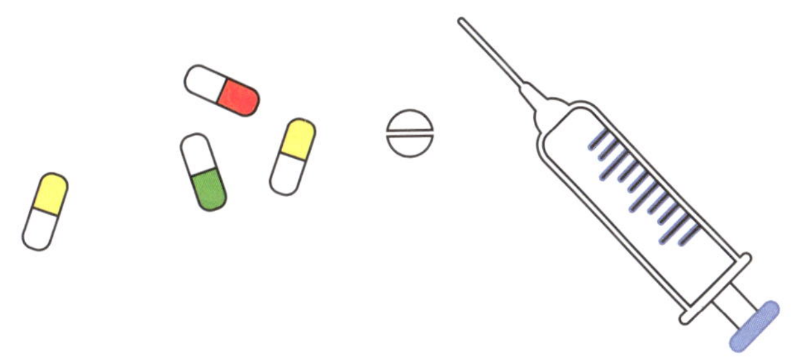

아이가 초등학교 2학년인데
앞니 사이가 보기 싫게 벌어졌어요.

만 7살 무렵 어린이는 상악 중절치 2개만 나 있는 경우가 많습니다. 상악 전치부 치아는 맹출 방향이 중심에서 바깥으로 뻗어 나가는 형태라서 맹출 후에 치아 사이가 벌어져 보입니다.

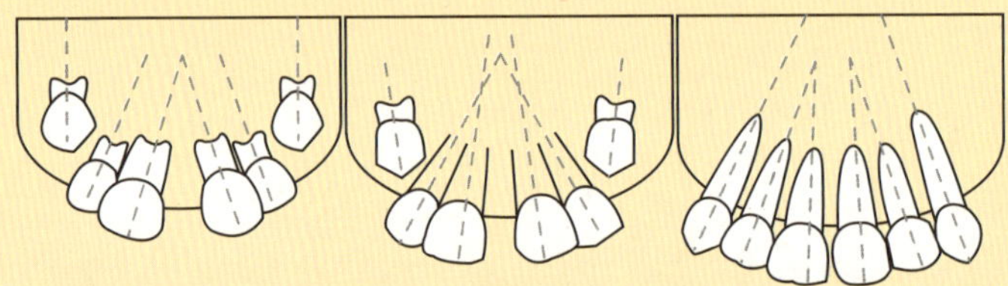

7세경 벌어져 있는 중절치 사이가 송곳니 맹출 후에는 가지런히 배열됩니다. 이는 견치가 옆의 치아들을 앞으로 밀어 주기 때문입니다. 견치가 완전히 난 후에도 빈 공간이 남아 있다면 이는 교정치료를 통해 간격을 좁혀 주어야 합니다.

이후 옆 치아인 측절치가 맹출하면 벌어진 정도가 줄어들며 견치가 나오는 만 13살경^{중학교 1학년 무렵} 빈 공간이 완전히 없어집니다. 따라서 벌어진 중절치를 크게 걱정할 필요는 없습니다. 이전 연구에서 Richardson 등은 보통 6살 무렵에는 남자아이에 비해 여자아이의 중절치 사이 간격이 더 크지만 성장할수록 그 차이가 줄어들며 14살 이후에는 간격이 남아 있는 정도가 남성이 더 크다고 보고하였습니다[14]. 보통 중절치 사이 공간은 절반 이상이 아이에게서 발생하는데 만약 13살 이후에도 공간이 사라지지 않는다면 처치가 필요합니다.

주로 입술과 치아 사이에 길게 붙어 있는 점막인 협소대가 원인인 경우가 많습니다. 아이의 치아 사이 간격이 4mm를 넘거나 단단한 소대가 입천장 부위까지 연결되어 있는 경우 그리고 혀 내밀기 습관이나 손가락 빨기 습관이 지속되는 경우 등은 자연적인 공간 폐쇄가 안 될 수 있으므로 전문의의 처치가 필요합니다. 또한 종종 상악 중절치 사이에 과잉치(정상 치아 외 부가적으로 생긴 치아)가 숨어 있는 경우가 있으니 이는 과잉치를 제거한 후 필요시 교정적인 처치 등을 시행해야 합니다.

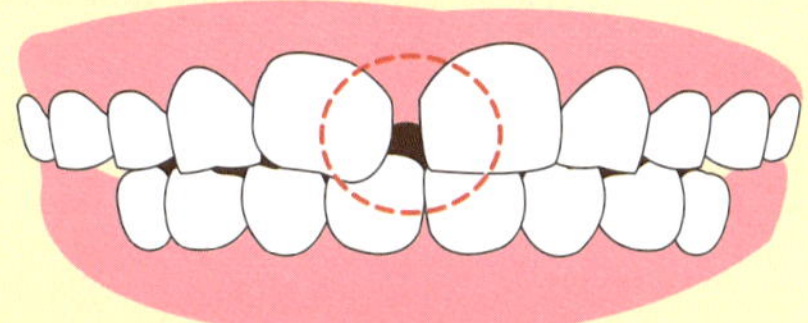

중절치 사이 공간이 남은 경우
송곳니가 났음에도 불구하고 빈 공간이 남아 있으므로 이제는 자연 폐쇄
를 기대하기 힘듭니다.

소대에 의한 앞니 사이, 정중이개의 원인

상악 중절치 사이 간격이 4mm가 넘으면 견치 맹출 후에도 치아 사이 공간이 남는 경우가 많습니다. 이유를 알려드리기 위해서 약간 다른 설명을 하겠습니다.

앞니를 기준으로 유치와 영구치 간에는 크기 차이가 5mm 정도로 매우 큽니다. 즉, 영구치가 날 때 추가적 공간이 창출되지 않으면 공간 부족에 의한 부정교합이 발생할 수밖에 없지만 신비로운 우리의 인체는 나름의 방법으로 공간을 창출해 냅니다. 그중 가장 두드러진 것이 영구치 맹출에 따른 치조골^{이가 박혀 있는 구멍이 뚫린 뼈}의 길이 성장입니다.

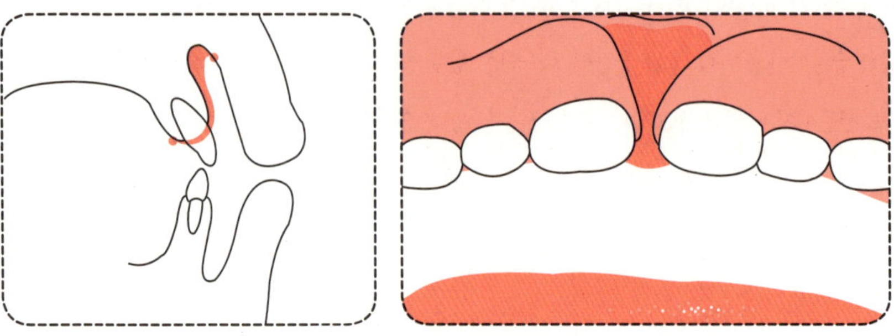

치조골 성장이 일어나기 전의 협소대 위치

유치열기입니다. 아직 치조골의 충분한 수직적 성장이 일어나지 않아 입천장에 치우쳐서 붙어 있는 상태입니다. 상악 뼈의 길이가 성장함에 따라 소대의 위치도 점차 변할 것입니다.

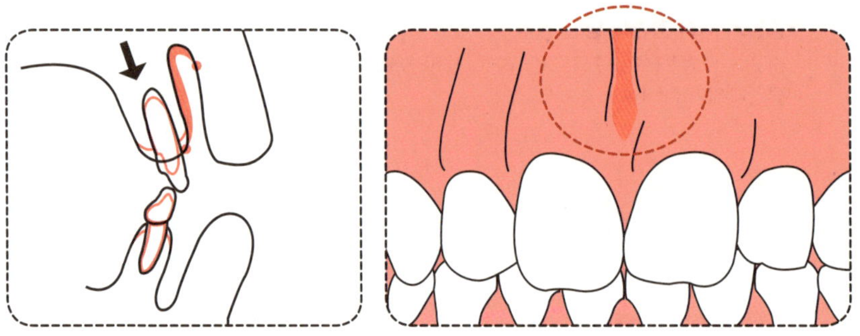

치조골 성장이 일어난 후의 협소대 위치

영구치열입니다. 소대가 바깥쪽으로 많이 돌아 나오게 됩니다.

두 그림을 각각 비교해 보면 영구치 맹출에 따라 뼈의 길이도 수직적으로 성장하여 공간을 만들어 내는 것을 알 수 있습니다. 이러한 수직적 성장에 따라 입천장에 붙어 있던 협소대도 바깥으로 밀려나오게 됩니다. 결국 치아와 가까이 있는 뼈가 치아를 따라 성장하며 협소대를 바깥으로 밀어내는데, 안타깝게도 치아 사이 공간이 제법 넓을 경우 중간 부위 뼈가 충분히 자라지 못하므로 공간도 남게 되고 소대 또한 입천장부터 연결되어 치아 사이에 위치하게 됩니다. 아래의 그림과 사진을 참고해 보세요.

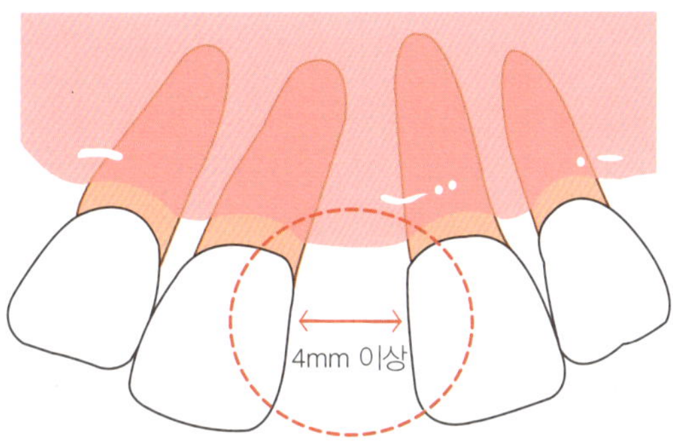

앞니 사이 공간이 넓을 때
앞니 사이 간격이 4mm 이상 되는 넓은 공간은 뼈의 충분한 성장이 이루어지지 않아 이 부위에 위치한 협소대는 그대로 남아 있습니다.

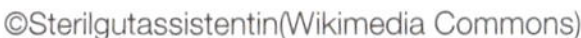

©Sterilgutassistentin(Wikimedia Commons)

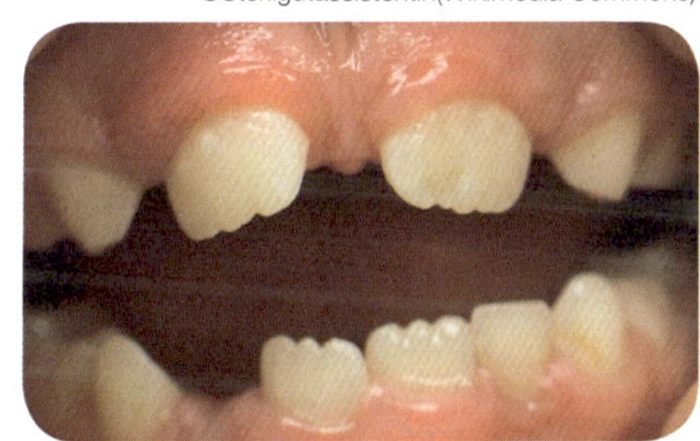

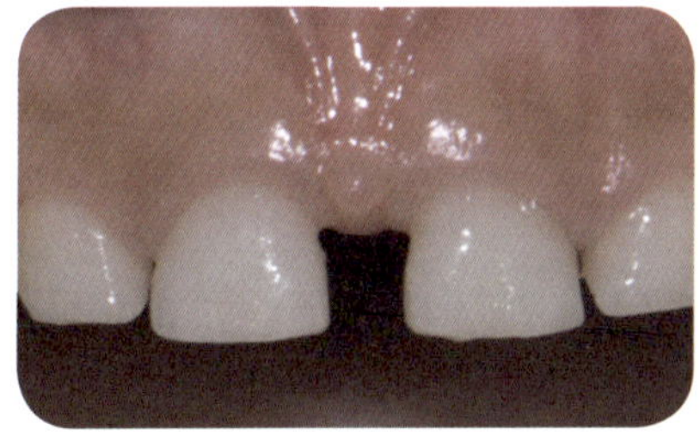

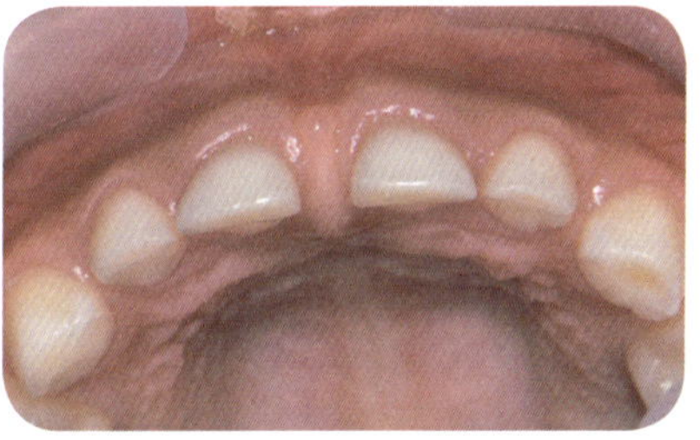

협소대가 안쪽까지 단단하게 연결되어서 치아 사이가 벌어져 있습니다. 치조골이 충분히 성장해서 소대가 위로 올라가고 공간도 사라졌으면 좋겠습니다만, 그렇지 않을 가능성이 높아 보입니다.

14살 이후에도 중절치 사이 공간이 있다면, 이는 교정으로 해결할 수 있습니다. 교정 장치를 장착하고 당겨서 공간을 없애 준 다음, 재발을 방지하기 위해 협소대를 수술로 제거하는 것이 가장 보편적인 방법입니다. 어려운 치료는 아니나 치료 후 중절치 사이 잇몸이 다 차오르지 않을 가능성이 높습니다. 보통 'dark triangle'이라 불리는 잇몸 퇴축이 발생합니다.

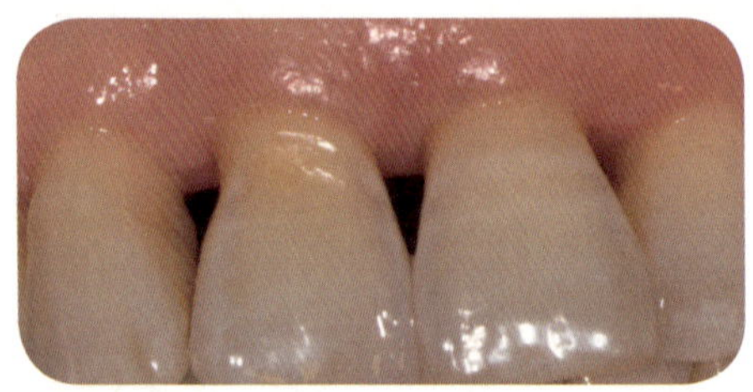

잇몸 퇴축 dark triangle
다른 원인에 의해 잇몸이 내려간 환자입니다. 상악 전치부에 잇몸이 퇴축되면
사진과 같은 심미적 문제가 생깁니다.

집에서 진단하기

부모님께서는 아이의 상악 전치가 완전히 맹출된 이후에도 치아가 4mm 이상 벌어져 있다면 치과에 방문하시기 바랍니다. 4mm까지는 아니어도 많이 벌어져 보이면, 입술을 당겨보고 평가할 수도 있습니다. 중절치가 완전히 맹출한 후, 윗입술을 위로 들어 올려 보았을 때 입천장 쪽까지 색이 하얗게 변한다면 협소대가 충분히 바깥쪽으로 돌아 나오지 못했음을 의심해 볼 수 있습니다.

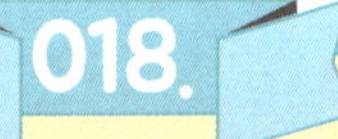

앞니보다 그 옆 치아가 먼저 났어요.

흔한 경우는 아니지만 중절치보다 측절치가 먼저 맹출하는 경우도 있습니다. 치아의 맹출은 통상 6개월까지는 정상으로 간주하는데, 전치끼리의 맹출 시기는 대략 한두 달 정도 차이가 나므로 순서가 바뀌는 것은 큰 문제로 보지 않습니다.

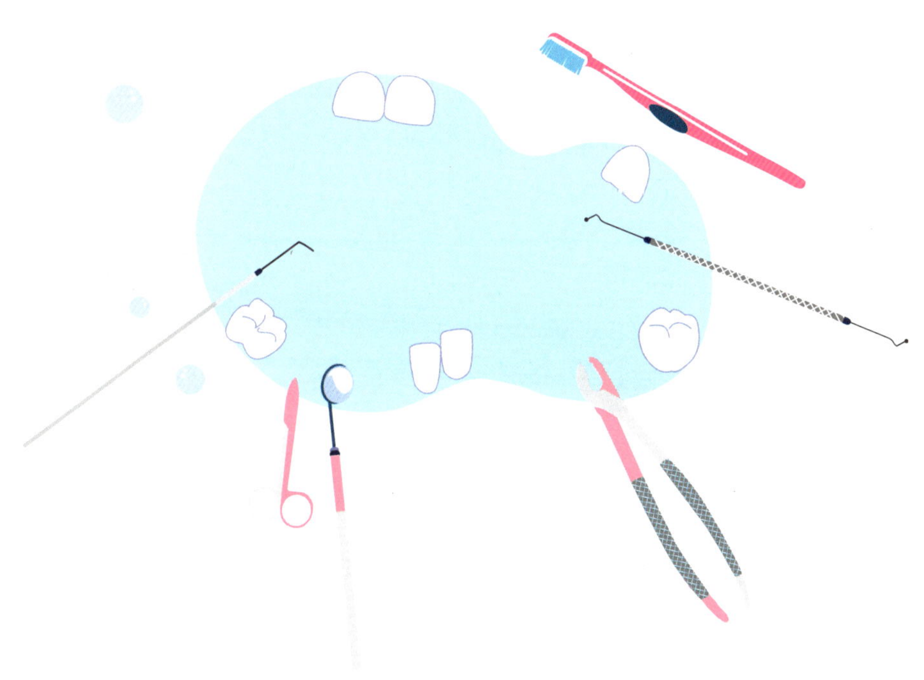

신생아인데 이가 났어요.

간혹 신생아가 치아를 갖고 태어나는 경우나 생후 1개월 정도 밖에 안 된 아이의 치아가 맹출한 경우가 있습니다. 전자를 '선천치', 후자를 '신생치'라고 합니다. 주로 하악 앞니 부위에 발생하는데 이는 두 가지 가능성이 있습니다.

대부분의 경우 유치가 일찍 나온 것이기 때문에 특별한 처치를 하지는 않습니다. 드물게 기형치과잉치가 맹출한 경우도 있는데, 이 경우는 발치가 필요합니다. 왜냐하면 기형치는 형태학적으로 정상 치아와 다를 가능성이 큰데, 이는 수유 시 불편하고 아기의 혀에 상처를 줄 수도 있으며, 뿌리가 짧을 경우 치아 탈락 후 이를 아이가 삼키게 될 수 있기 때문입니다.

정상 유치가 일찍 나온 것인지, 기형치가 존재하는 것인지의 여부는 치아의 모양과 방사선 검사를 통해 알 수 있습니다. 따라서 치과에 방문해서 방사선 평가를 받아 보세요.

집에서 진단을 원하시는 부모님들을 위해 - 유치 vs 과잉치

정상 유치가 빨리 맹출한 경우라면 치아를 움직여 보았을 때 움직임이 거의 없어야 하며, 칫솔 등으로 치아와 잇몸 사이를 문질러 보았을 때 치아와 잇몸이 단단히 붙어 있는 것이 확인되어야 합니다. 또한 치아도 보편적으로 알고 있는 네모난 모양입니다.

반면, 과잉치는 맹출이 매우 빠르게 일어나기 때문에 처음에는 안 보이다가 며칠 만에 치아가 많이 성장하는 경우가 있습니다. 또한 치아를 움직여 보았을 때 움직임이 굉장히 크고 모양이 원추형입니다. 칫솔로 치아와 잇몸 부위를 문지르면 긴밀하게 접합해 있기보다 약간 떠 있는 느낌이 듭니다. 물론 예외도 있기 때문에 자세한 것은 치과에서 상담하시기 바랍니다.

아이의 치아가 정상 유치로 판정된다면 부모님께서는 힘드시겠지만 자녀의 구강 위생 등에 대해 충분히 관심을 가지고 관리해 주셔야 합니다. 혹시나 부모님이 집에서 직접 신생아의 선천치 또는 신생치를 뽑는 것은 주의해야 합니다. 신생아는 아직 어려 지혈이 잘 안 될 수도 있기 때문에 반드시 치과에서 평가 받은 후 뽑으시기 바랍니다.

선천치에 대한 미신들

영국에서는 아이가 선천치를 갖고 태어나면 위대한 군인이 된다는 미신이 있다고 합니다. 프랑스와 이탈리아에서는 세상을 정복하는 사람이 된다는 미신이 있다고 하네요. 실제로 나폴레옹, 루이 14세 등은 선천치가 있었다고 합니다.

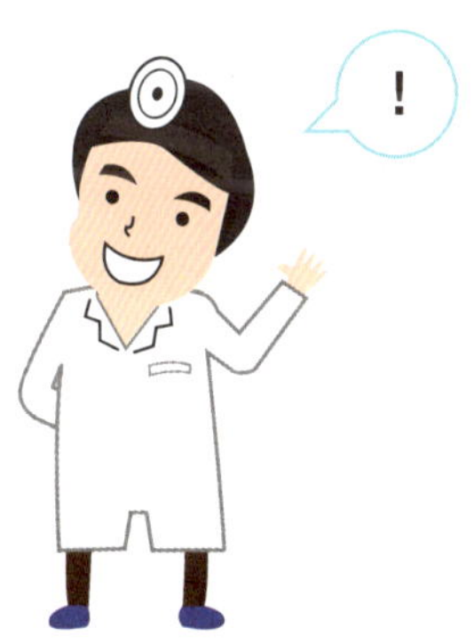

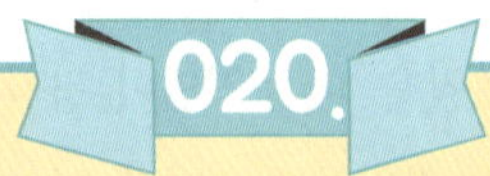

유치인데 뻐드렁니처럼 가지런하지 않아요.

보통 유치는 치아끼리 촘촘하게 붙어 있지 않고, 치아 사이에 약간의 공간이 있습니다. 그리고 흔치 않게 유치도 뻐드렁니가 나는 경우가 있습니다. 이유는 치아 크기에 비해 치아가 날 공간이 부족하기 때문입니다. 유치에서 보이는 이러한 부정교합은 구강 관리를 힘들게 하고 음식물이 치아 사이에 자주 끼는 등 충치가 발생할 확률을 높입니다.

더 큰 문제는 유치에서 공간이 부족하다면, 영구치도 공간 부족 문제가 생길 가능성이 높다는 것입니다. 안타깝지만 거의 100%입니다. 아직 아이가 어리다면 교정치료를 받기는 힘들겠지만 6살 이후가 되면 반드시 치과에 방문해서 적극적으로 치료 받으시기 바랍니다.

※ 부정교합과 관련된 연구

Leighton은 유치열에서 영구치열의 부정교합을 미리 예측할 수 있는 요인이 있는지에 대해 연구하고 연구 결과를 유럽 교정학회지에 발표하였습니다[15]. 그 결과를 요약하자면 아래와 같습니다.

◆ 유치열기에 보이는 상악 전치부의 수평피개 정도는 영구치열의 수평피개 정도와 높은 상관성을 보였다.

↪ 수평피개 정도는 비록 손가락 빨기 등의 습관에 의해 쉽게 변할 수 있지만 상악 뼈와 하악 뼈의 전. 후방 성장을 미리 예측할 수 있음을 의미합니다. 어디까지나 부분적인 지표입니다.

 치과의사 아빠가 알려 주는 우리 아이 치아 건강

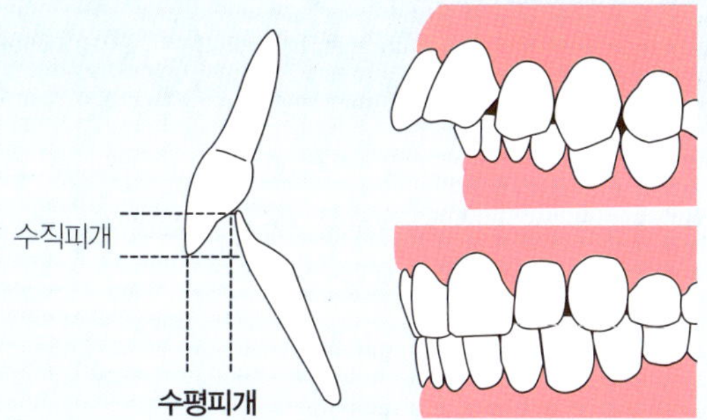

수평피개

수평피개는 상·하악 전치가 맞물렸을 때 그림과 같이 전후로 형성되는 간격을 말합니다. 오른쪽 그림에서 위의 그림은 수평피개가 큰 치열이고, 아래 그림은 수평피개가 작은 치열입니다.

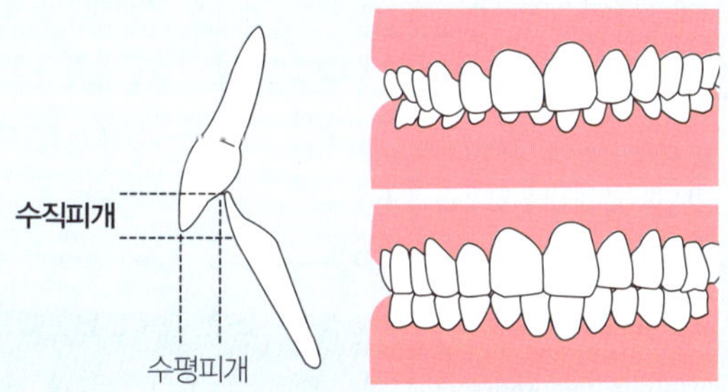

수직피개

수직피개는 상·하악 전치가 맞물렸을 때 그림과 같이 상하로 형성되는 간격을 말합니다. 오른쪽 그림에서 위의 그림은 수직피개가 큰 치열이고, 아래 그림은 수직피개가 작은 치열입니다.

◆ 유치열기에 큰 수직피개 교합을 가진 어린이는 성인이 되어서 더 심화되는 경향이 강하다.

↪ 수직피개 교합이 어렸을 때부터 큰 것은 상악 뼈의 성장이 상대적으로 컸기 때문에 발생하는 경우가 많은데 이는 성인이 되어서 더 심해지는 경향이 있음을 의미합니다. 물론 서양인에 대한 연구이기 때문에 우리나라 사람에게 완전히 적용하기는 힘듭니다. 왜냐하면 우리나라는 상악보다 하악이 더 큰 3급 부정교합이 상대적으로 많기 때문입니다.

◆ 유치 크기의 합은 영구치 크기의 합과 상당한 연관성을 보였다.

↪ 치아 크기도 사람마다 다소 다른데, 크기 합이 크다면 부정교합의 위험이 높습니다.

◆ 유치열의 악궁의 크기와 영구치열의 악궁의 크기 간에 상당한 연관성을 보였다.

↪ 유치열의 악궁 크기가 작다면 마찬가지로 성인이 되어서도 악궁이 작을 가능성이 높습니다. 그렇다면 부정교합의 위험이 높아집니다.

◆ 하지만 유치열의 치아 크기나 악궁 크기 단독으로는 영구치열의 부정교합을 예측할 수 있는 확실한 인자는 되지 못한다. 하지만 악궁의 크기가 상대적으로 좋은 예측 인자가 될 수 있다(여기서부터 지칭하는 부정교합은 골격적인 문제를 배제한, 공간 부족에 의해 발생하는 뻐드렁니, 즉 총생 만을 의미합니다).

↪ 다양한 요인들이 부정교합에 영향을 미치기 때문에 확실한 예측 인자는 없습니다. 하지만 치아가 맹출하는 공간인 악궁의 크기는 그나마 영구치열의 부정교합을 예측함에 있어 중요한 자료가 될 수 있습니다. 보통 악궁이 큰 사람이 머리가 크고, 머리가 큰 사람이 부정교합이 적은 것(골격적인 문제를 제외하고)을 보면 이해되는 부분입니다.

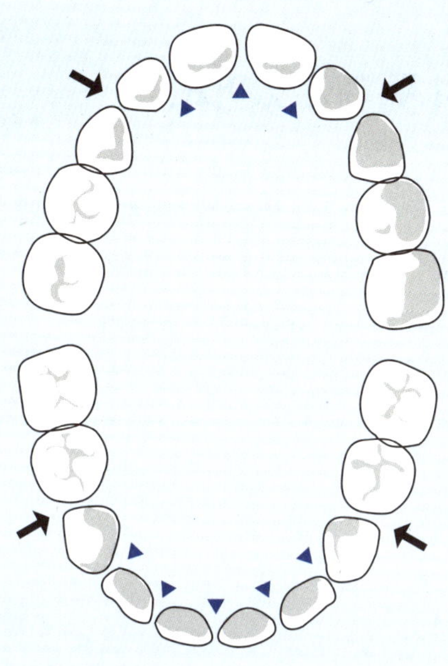

유치 사이 공간들

유치열기에는 유치 사이에 공간이 존재하는데 이 공간들은 나중에 유치보다 크기가 큰
영구치의 맹출 시 이용됩니다. 즉, 공간이 없거나 작은 경우 영구치 맹출에 공간이 부족
할 수 있습니다.

♦ 유치에서 관찰되는 치아 사이 공간이 6mm 이상 있는 경우 영구치열의 부정교합이 발견되
지 않았다. 치아 사이에 3~6mm 공간이 있는 경우 20% 정도에게서 부정교합이 발생했으
며 3mm 이하일 경우 50%, 공간이 없는 경우 60% 이상에게서 부정교합이 발생했다.

⇨ 위에서 나타나는 공간들은 영장류에서만 관찰된다는 영장류 공간과 발육 공간이라고 불리는 유치 사이
의 공간입니다. 목적은 영구치의 맹출을 위한 공간으로 여겨지며 원숭이나 유인원에게서 발견된다고 합
니다. 서양인을 대상으로 한 연구이므로 정확하게 수치를 적용할 수는 없습니다. 하지만 상당히 관련이
있으므로 아이의 치아를 한번 확인해 보시기 바랍니다.

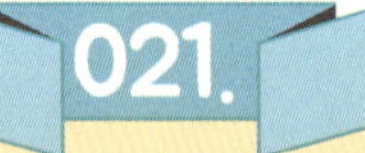

돌이 지났는데 아직 아랫니 두 개만 났어요.

보통 치아 맹출이 정상 시기 전후로 6개월 정도 빠르거나 느린 것은 이상으로 보지 않습니다.

돌이 조금 지난 시기라면 이제 곧 다른 치아들이 날 것임을 예상해 볼 수 있습니다. 조금 더

기다려 보고, 정 불안하다면 치과에 방문해서 방사선 검사를 해 보는 것도 좋습니다.

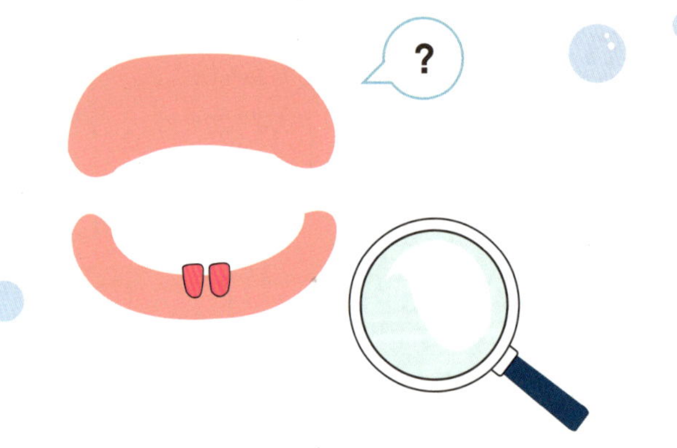

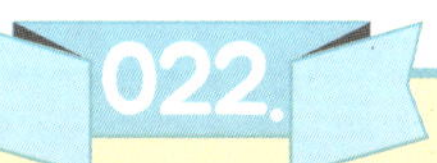

아이의 치아가 나는데
옆의 치아보다 크기가 훨씬 큽니다.

첫 번째 원인으로는 유치열에서 발생하는 가장 흔한 치아 형성 이상 중 하나로, 치아끼리 붙어 버린 채 맹출되는 '융합치'일 가능성이 큽니다. 주로 하악의 유측절치와 유견치가 붙는 경우가 가장 많으며 유측절치와 유중절치의 융합도 더러 관찰됩니다. 두 개의 치아 싹이 성장 도중 붙어 버리기 때문에 발생하는데, 3살의 일본 아이들을 대상으로 한 연구에서 약 4.1%의 아이들이 융합치 발병률을 보였습니다. 융합치를 보이는 아이는 영구치가 선천적으로 없는 경우가 많습니다. 즉, 영구치의 개수가 부족할 수 있다는 뜻입니다. 또한 치아끼리 붙은 부위는 충치가 발생하기 쉬워, 실런트 등의 처치를 받는 것이 좋습니다.

두 번째도 비슷한 경우인데 어떤 원인에 의해 한 개의 치아 싹에서 이가 둘로 나뉘어 붙어서 나오는 경우가 있습니다. 이를 '쌍생치'라고 합니다.

융합치와 쌍생치를 구분하는 간단한 방법은 바로 치아 수를 세어 보는 것입니다. 치아를 하나씩 세고 전체 치아 수가 정상이라면 이는 쌍생치이며, 만약 수가 부족하다면 융합치일 가능성이 높습니다. 어찌 됐든 치과를 방문하고 영구치가 있는지에 대한 평가와 실런트, 다른 구강 문제를 야기할 가능성 등에 대해 진료와 적절한 처치를 받아야 합니다.

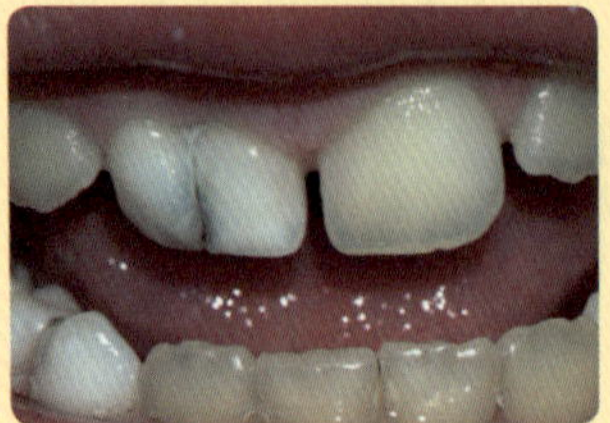

©Sarefo (Wikimedia Commons)

융합치와 쌍생치(사진은 융합치)
두 개의 치아가 성장 과정에서 하나로 합쳐지는 융합치와 하나의 치아가 둘로 나뉘는 쌍생치는 치아의 개수를 세어 봄으로써 구분할 수 있습니다. 뒤따르는 영구치는 선천적으로 없는 경우가 많습니다.

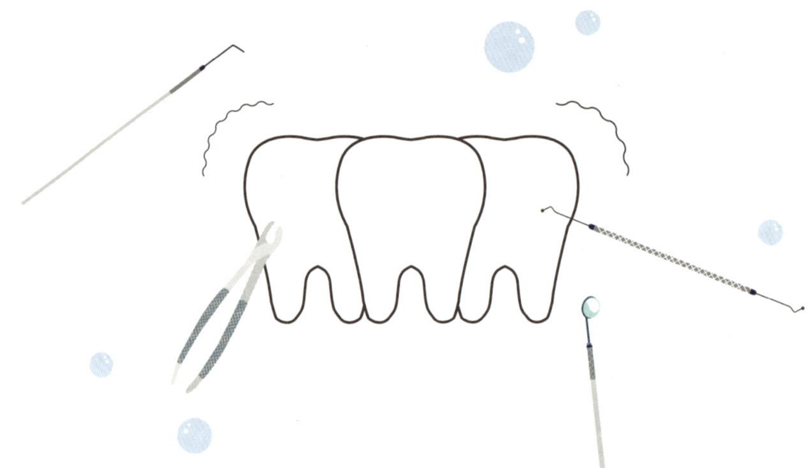

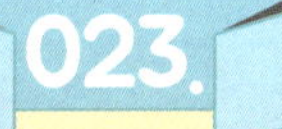

생후 6개월 된 아이의 엄마입니다. 아이가 칭얼대고 손가락을 자꾸 입안에 집어넣습니다. 괜찮은 건가요?

아이가 갑자기 입안에 손가락을 자주 넣고 잘근잘근 씹는 등의 행동을 하는 경우가 있습니다. 보통 이가 나기 며칠 전부터 시작되는데, 아마도 이가 날 자리에 알지 못하는 이상하고 어색한 느낌이 들어 그러는 것 같습니다. 열이 나거나 다른 특이점이 없다면 우선 두고 보셔도 큰 문제는 없을 듯합니다. 대부분 며칠 내 치아가 맹출할 것으로 보이나 그렇지 않을 경우 다른 가능성을 의심해 볼 수 있습니다.

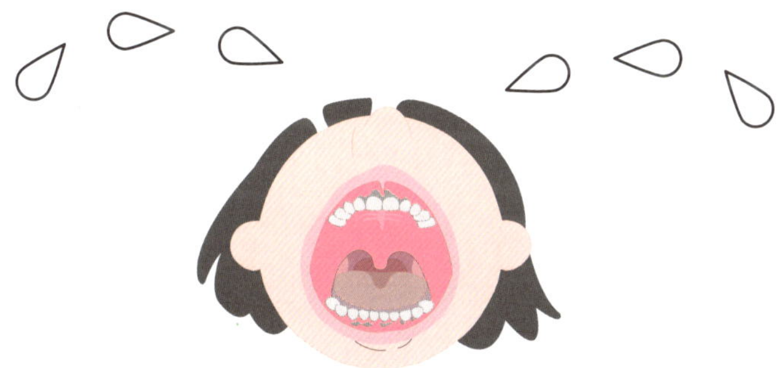

유치가 선천적으로 부족할 수도 있나요?

네. 유치의 개수가 드물게 부족한 아이들이 있습니다. 하악 유측절치의 선천적 결손이 가장 흔한데, 문제는 유치의 결손을 가지는 대부분의 경우, 영구치에서도 결손이 나타난다는 것입니다.

유치의 개수가 부족하면 계승 영구치의 맹출 공간도 부족하므로 차라리 계승 영구치가 없는 것이 공간 부족에 의한 부정교합의 위험성을 줄일 수 있다는 점에서 어느 정도 위안이 되는 부분입니다.

영구치 맹출 시점에 상악 전치와의 관계, 맞물리는 관계 등에 대한 평가가 필요할 수 있으므로 상·하악 영구 전치부가 맹출되는 시기인 7~8살 즈음 치과에 방문해서 평가를 받아 보는 것이 좋습니다.

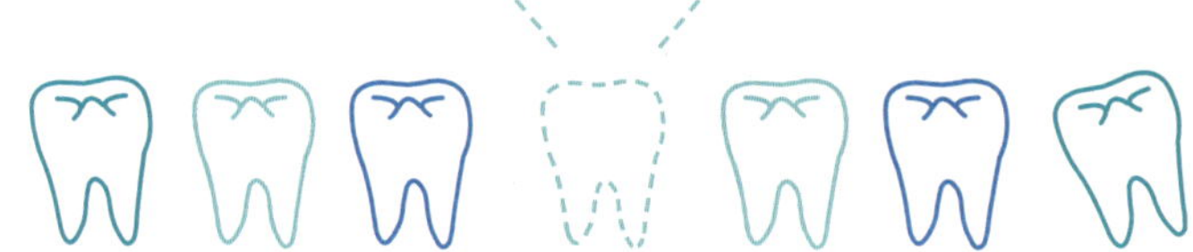

상악 앞니 사이에 과잉치가 있다고 합니다.
반드시 빼야 하나요?

원칙적으로 과잉치는 빼야 합니다. 전체의 1~2% 정도의 아이에게서 과잉치가 나타나며 주로 상악 전치부에서 나타납니다. 대부분 뼈 안에 묻혀 있어 그 존재를 잘 모르다 치아가 나지 않거나 벌어져 나는 경우로 인해 치과에 방문하였다가 우연히 과잉치를 발견하는 경우가 많습니다. 드물게 구강 밖으로 나와 있는 과잉치를 보고 부모님들이 깜짝 놀라서 치과에 오시곤 하시지요.

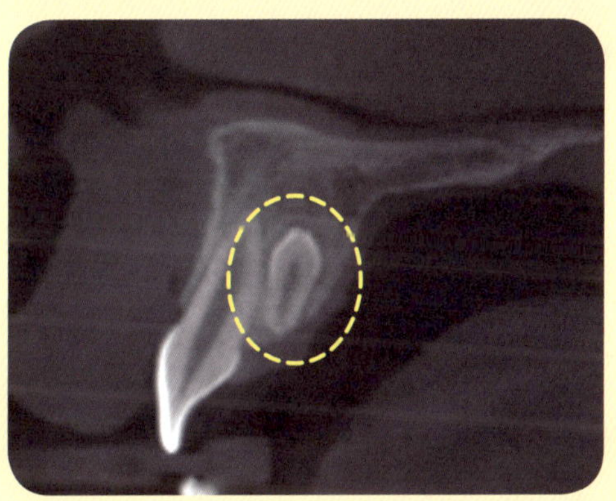

과잉치
상악 전치부에 거꾸로 묻혀 있는 과잉치입니다. 다행히 치아 맹출에 영향을 미치지 않았습니다.

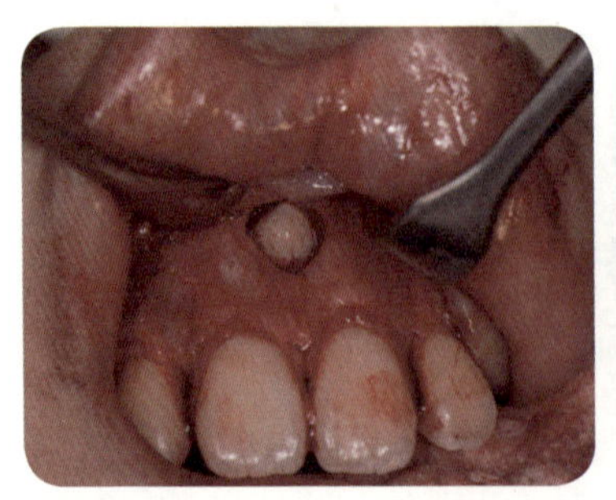 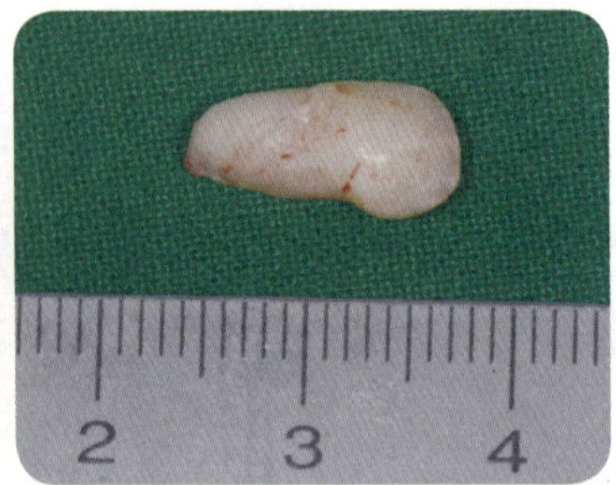

과잉치가 있으면 무슨 문제가 있을 수 있나요?

과잉치의 위치에 따라 문제는 달라집니다. 상악 중절치 사이에 있는 경우 치아가 벌어져서 나올 수 있습니다. 상악 중절치가 4~5mm 이상 벌어져 나오는 경우 과잉치를 의심해 볼 수 있습니다[16]. 과잉치로 인해 영구치가 늦게 나오거나 나오지 못할 수 있습니다. 이럴 경우 과잉치를 빼고 나오지 못한 영구치를 교정 장치로 당겨서 제 위치로 날 수 있도록 유도해 주기도 합니다.

뼛속에 묻혀 있는 과잉치가 영구치를 녹이거나 치아 낭종물혹이 생기는 경우도 있습니다. 이런 위험성 때문에 보통 과잉치는 발치를 해야 합니다. 하지만 인접 치아에 손상의 위험이 있거나 아이가 아직 수술을 받을 만한 수준의 정신적, 신체적 성장을 못 했을 경우 제거를 미루고 경과 관찰을 통해 합병증의 발생 여부를 확인해 볼 수 있습니다. 의사선생님과의 충분한 상담이 필요합니다.

026

6세 아이의 엄마입니다. 하악 앞니의 안쪽에서 이가 나오고 있습니다.
영구치인거 같은데, 이렇게 나도 괜찮은가요?

네, 크게 걱정하지 않으셔도 됩니다. 유치 맹출 시기에 이르면 후속 영구치는 이미 뼈 안에서 어느 정도 형태를 형성하고 있습니다.

이후 시간이 흘러 뼈와 치아 뿌리의 성장에 의해 영구치는 위로 나오게 되는데 이때 유치를 녹이며 나옵니다. 처음 아이의 뼈 안에서 아직 맹출하지 않은 영구치의 위치는 유치에 비해 약간 안쪽, 혀쪽에 위치하며 점점 바깥쪽인 입술쪽으로 돌아 나오게 됩니다.

특히 하악 앞니의 경우 비교적 흔하게 영구치가 혀쪽으로 나는 경우가 있습니다. 부모님께서 깜짝 놀라서 치과에 오시는 경우가 많은데, 치아는 나중에 혀의 힘에 의해 대부분 정상 위치에 자리하게 됩니다.

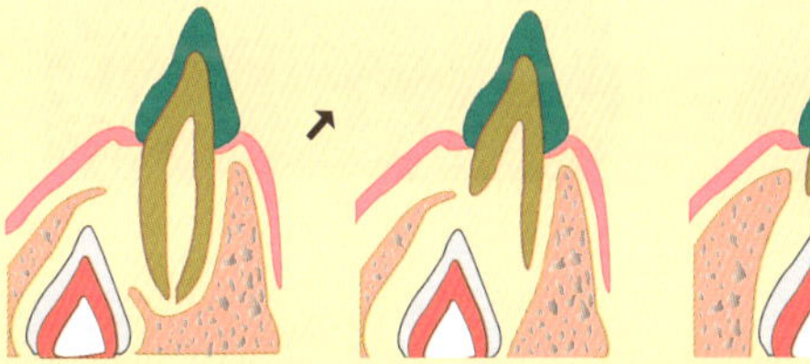
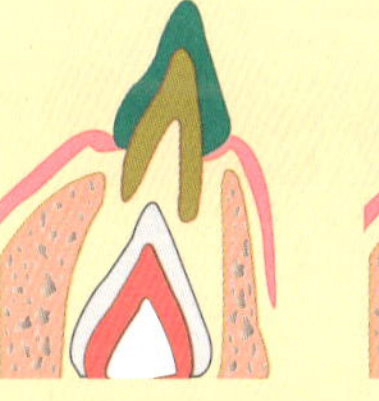
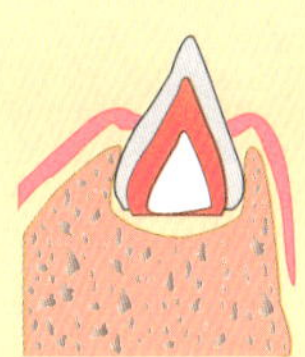

정상적인 치아 맹출 방향
하악 절치는 유치에 비해 안쪽에 위치하다가 화살표 방향처럼 서서히 위치를 변경하며 맹출합니다. 하지만 하악 중절치의 경우 안쪽 뼈가 얇아 안쪽으로 나오는 경우가 많습니다.

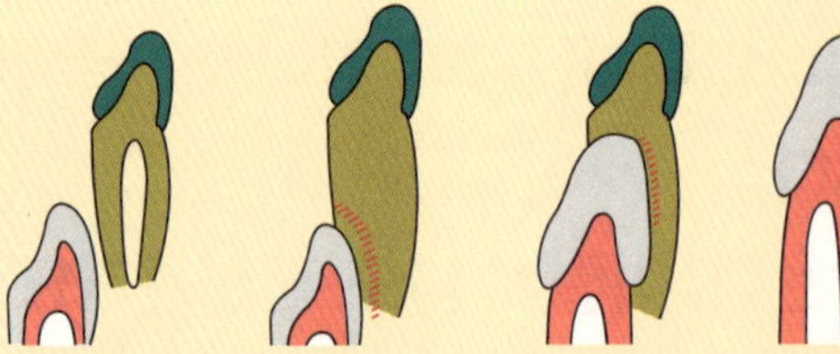

안쪽으로 나는 하악 중절치

안쪽 뼈가 얇은 하악 중절치는 치아를 녹이는 것보다 뼈를 녹이는 게 더 쉬운가 봅니다. 돌아 나오지 못하고 안쪽에서 그대로 맹출하는 경우가 있는데 다음과 같은 형태를 보입니다. 뽑은 유치는 아직 다 녹지 못한 뿌리가 남아 있습니다.

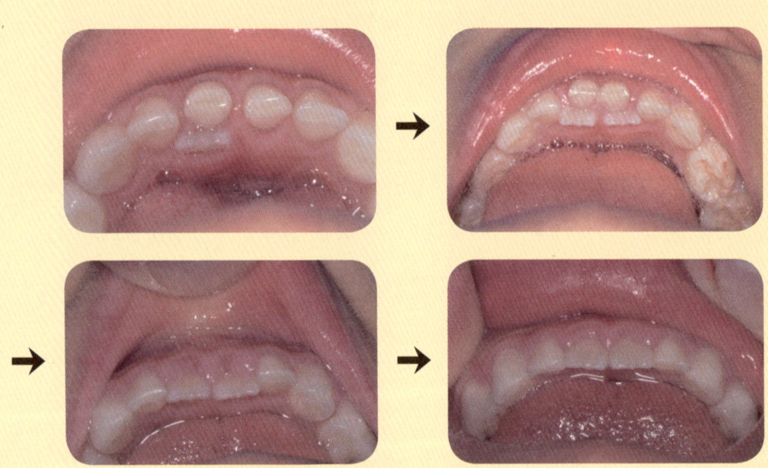

제 자리를 찾아가는 영구치

유치 발치 후 혀의 힘에 의해 영구치는 점차 자리를 찾아가게 됩니다.

부모님께서는 영구치가 나는 부위의 유치가 흔들리는지 확인해 주세요. 영구치가 혀쪽으로 많이 치우쳐서 나게 되면, 유치가 거의 흔들리지 않는 경우도 있습니다. 영구치가 유치 뿌리를 충분히 녹여 주지 못하기 때문이지요. 그렇다면 영구치가 충분히 맹출한 이후에도 아직 유치가 남아 있을 수 있습니다. 영구치가 다른 치아와 비슷한 높이까지 맹출해도 유치가 남아 있다면 치과에 가서 유치를 뽑아 주어야 합니다.

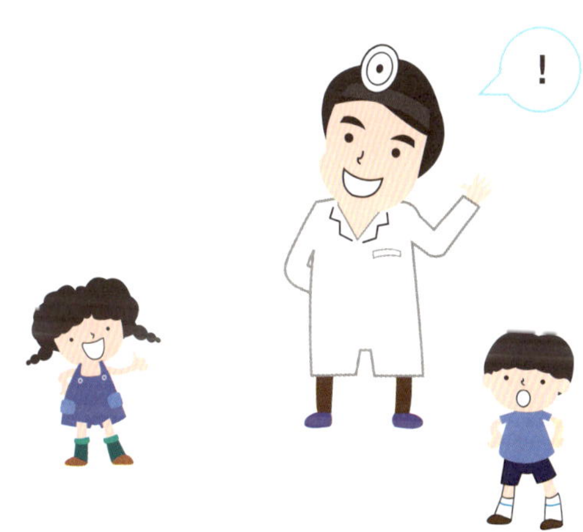

6살 아이의 엄마입니다. 저도 어렸을 때부터 뻐드렁니가 심해서 교정치료를 했는데요. 이것도 유전이 되는 건가요? 뻐드렁니는 왜 생기는 건가요?

뻐드렁니의 원인을 한 마디로 말하자면, '치아가 날 공간에 비해 치아의 크기가 큰 경우' 라고 할 수 있습니다. 상대적인 개념이기 때문에 치아 크기가 정상이더라도 악궁의 크기가 작은, 특히 여성의 경우에 흔히 발생하며 혹은 반대로 악궁의 크기는 정상적이더라도 치아의 크기가 큰 경우 치아의 정상적 맹출이 방해 받아 부정교합이 발생할 수 있습니다.

부정교합의 유전적 영향에 대해서는 아직까지 명확하게 밝혀지지는 않았습니다만, 아래턱이 과도하게 자라는 경향은 유전적 영향이 어느 정도 있는 것으로 알려져 있습니다[17], [18].

악궁의 크기와 치아의 크기 등은 태생적으로 정해져 있기 때문에 인위적으로 바꾸는 것이 어렵거나 거의 불가능합니다. 인위적으로 뻐드렁니를 예방하기 위해서는 성장 과정에서 발생하는 공간 상실 등의 원인 자체를 없애 주는 것이 가장 현실적인 방법입니다. 부모님께서 유념하셔야 할 사항을 알려 드리겠습니다.

❶ **유치의 조기 상실** : 영구치 맹출 시 공간 문제를 크게 일으킬 수 있는 원인입니다. 유치가 빠지면 인접 치아들이 이동하여 빈 공간이 좁아집니다. 이때 공간 유지 장치를 통해 적절한 공간을 유지해 주어야 합니다. 특히 유견치가 맹출하기 전 전치부 치아의 상실은 유견치 맹출에 큰 영향을 미쳐 공간 유지가 매우 중요합니다.

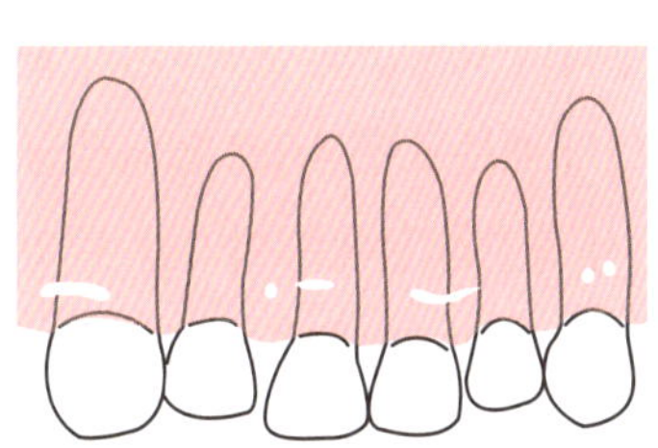
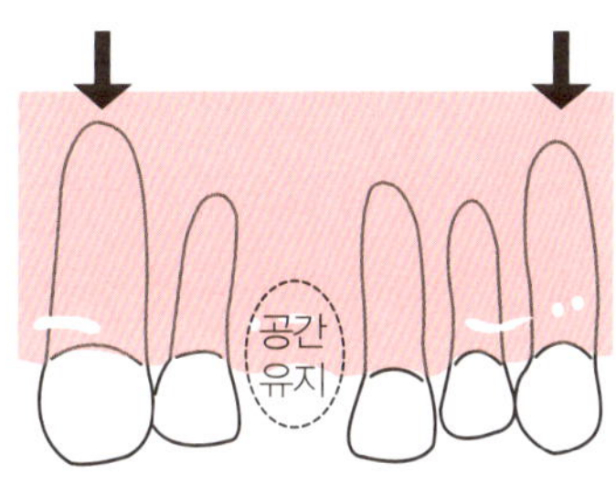

유견치 맹출 후 공간 상실
유견치 맹출이 끝난 상태면 그 전방 치아가 상실되어도 공간이 어느 정도 유지됩니다. 뿌리가 긴 유견치가 견고하게 지지하기 때문입니다.

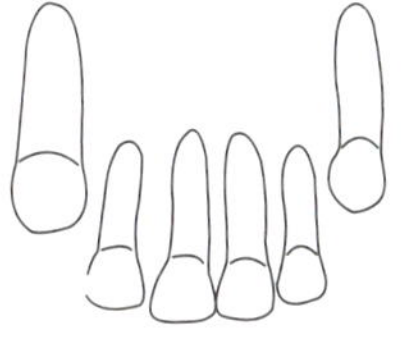
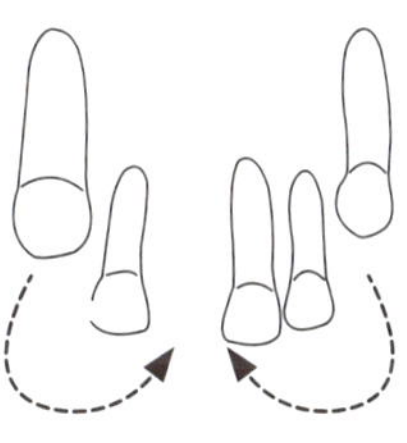
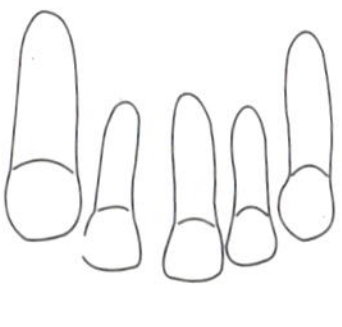

유견치 맹출 전 공간 상실
유견치 맹출 전 치아가 상실된다면 빈 공간으로 치아들이 밀리면서 공간이 상실될 가능성이 높습니다. 즉시 공간 유지 장치를 해 주어야 합니다.

제1유구치와 제2유구치의 조기 상실도 후방에 위치한 제1대구치가 전방으로 이동하면서 공간이 상실됩니다. 공간 상실은 치아가 빠지고 6개월 이내에 가장 크게 나타나므로 치아 상실 후, 즉시적인 공간 유지를 위한 노력이 필요합니다.

❷ **손가락 빨기 등의 구강 악습관** : 구강 악습관의 대부분은 지속 시간이 길고, 성장 과정에서 오래 잔존할 경우 치아 배열 및 골격 성장에 문제를 일으킬 수 있습니다. 심한 손가락 빨기, 구호흡, 아랫입술 물기 등의 습관은 상악골을 좁게 협착시켜 공간을 줄어들게 만들고 아래 치아를 혀쪽으로 기울어지게 하여 이 또한 영구치의 맹출 공간을 줄어들게 합니다.

❸ **치아의 옆면 우식** : 치아와 치아 사이에 우식이 생기면 우식의 크기만큼 치아 크기가 줄어들게 됩니다. 치아들은 원래 앞으로 모이려는 경향이 있기 때문에 우식으로 없어진 공간만큼 치아 크기도 줄어들며 이는 후에 영구치의 맹출 시 공간적 문제를 야기할 수 있습니다. 충치가 작다고 무시하면 안 됩니다. 보통 치아 사이 충치는 양쪽으로 생기기 때문에 생각보다 큰 공간적 변화가 나타날 수 있습니다.

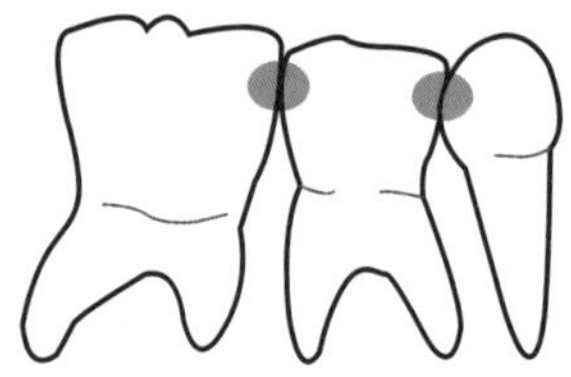

공간 상실의 원인
옆면 충치(인접한 면 충치)는 양쪽 치아 모두 생기는 경우가 많은데 즉시 치료하지 않으면 공간 상실의 원인이 될 수 있습니다.

❹ **제1대구치의 비정상적 맹출** : 흔하지는 않지만 제1대구치가 과도하게 앞으로 맹출하여 공간을 줄어들게 만드는 경우가 있습니다. 제1대구치가 제2유구치의 뒤 부위에 걸려 맹출이 다소 지연되는 형태로 나타나는데 보통의 경우 기다리면 정상 위치로 나오기도 하지만 3~4개월이 지나도록 위치의 변화가 없고 아이가 불편을 호소한다면 치과에 방문하여 치아를 뒤쪽으로 맹출할 수 있도록 적절한 처치를 받아야 합니다.

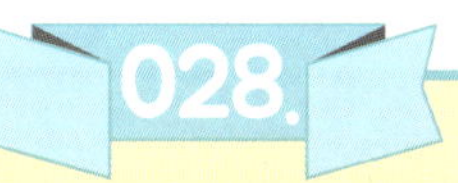

생후 11개월 된 아기의 앞니가 완전 삐뚤게 자랍니다.

치아의 맹출 방향은 사람마다 조금씩 다를 수 있습니다.

특히 치아가 갓 맹출한 직후라면 아직 혀와 입술의 상호작용을 받지 못해 부모님이 느끼시기에 삐뚤게 자라는 것처럼 보일 수 있습니다.

삐뚤게 나던 치아는 혀와 입술의 힘에 의해 거의 대부분 다시 정상적인 방향으로 위치를 잡습니다. 아직 생후 11개월이라면 치아의 완전 맹출이 일어나지 않은 상태일 가능성이 크기 때문에 더 지켜보셔도 됩니다. 치아 사이가 벌어지는 것처럼, 마치 ㅅ모양이나 V모양으로 치아가 난다 해도 아직은 크게 걱정 안 하셔도 됩니다. 옆 치아가 나면서 자연스럽게 위치를 잡는 경우가 대부분이기 때문입니다.

만약 삐뚤게 난 치아의 옆 치아가 정상보다 6개월보다 늦게 맹출을 하지 않고 있다면 치과에 방문해서 검사를 받아 보아야 합니다.

유치가 빽빽하게 났는데, 영구치가 나기 전에 어떻게 조치할 방법이 있을까요?

어린아이에게서 장기간의 치료 협조를 기대하기는 힘들기 때문에 교정치료를 받을 수 없는 경우가 대부분입니다. 그래서 현실적으로 빽빽한 치아를 개선할 수 있는 방법은 없습니다. 유치 사이에 적절한 공간이 없다면, 이 시기에 부모님께서 특별히 신경 쓰실 부분은 철저한 구강 관리입니다.

빽빽한 치아 사이에 음식이 끼면 잘 빠지지 않는데, 아이가 그냥 양치질을 하면 음식물을 빼기가 힘들다는 것입니다. 이때 부모님의 도움이 필요합니다. 아이의 치아 사이에 칫솔질을 꼼꼼히 해 주어서 음식물을 빼고, 치실도 하루 한 번씩 꼭 해 주셔야 합니다. 이유는 치아 사이에 충치가 생길 가능성이 높기 때문입니다. 혹 신경 쓰지 않을 경우, 충치뿐만 아니라 충치 때문에 공간이 줄어드는 악순환도 생길 수 있습니다.

아이가 치과치료에 어느 정도 협조를 할 수 있는 나이가 된다면 치과에서 엑스레이 등의 검사를 주기적으로 받는 것도 좋습니다. 실제로 치아 사이 충치는 육안으로 확인하기 힘들며 특히 치아가 빽빽하게 나 있는 경우엔 더욱 어렵습니다. 엑스레이 검사를 통해 충치가 작을 때 미리미리 치료하는 것이 좋습니다.

부모가 치아 개수가 선천적으로 부족하면,
이것이 아이에게도 영향을 미칠 수 있나요?

치아 개수의 이상은 유전적 요인에 영향을 받는다고 알려져 있습니다. 사랑니를 제외하고 가장 흔히 부족한 치아는 영구치인 제2소구치와 상악 측절치인데, 이에 관해 우리나라 사람을 대상으로 한 좋은 연구가 있습니다.

정광호 등은 360명의 일란성 쌍둥이를 포함한 우리나라 사람 1200명을 대상으로 치아 개수도 유전적 영향을 받는지에 대해서 조사하였습니다[19]. 연구 결과 일란성 쌍둥이 중 한 명이 치아가 선천적으로 결손된 경우, 다른 한 명도 같은 형태로 치아가 결손될 가능성이 높았으며 이러한 가능성은 일반인에 비해 13배 정도 높게 나타난다고 하였습니다. 연구자는 치아의 수는 유전적 영향을 받으며 그 외에도 환경적인 영향이 작용하는데 이를테면 태아가 어머니의 배 속에 있을 때의 환경, 신생아 시기의 영양 공급 등의 영향도 받을 수 있다고 하였습니다.

이 논문을 통해 판단해 보면 유전적 요인, 태아 시기와 신생아 시기의 영양 공급 등의 환경은 치아 개수에 영향을 줄 수 있으며 따라서 부모님의 치아가 선천적으로 부족하다면, 아이도 부족할 가능성이 높음을 의미합니다.

언제쯤 치과를 가봐야 할까요?

제2소구치와 상악 측절치를 방사선으로 확인하는 일은 초등학교 저학년이면 가능합니다. 이때쯤이면 정상적인 상악 측절치는 맹출이 임박해 있을 것이고 제2소구치는 뼈 안에서 만들어지고 있을 것입니다. 치과에 방문해서 방사선 사진을 찍어 보세요.

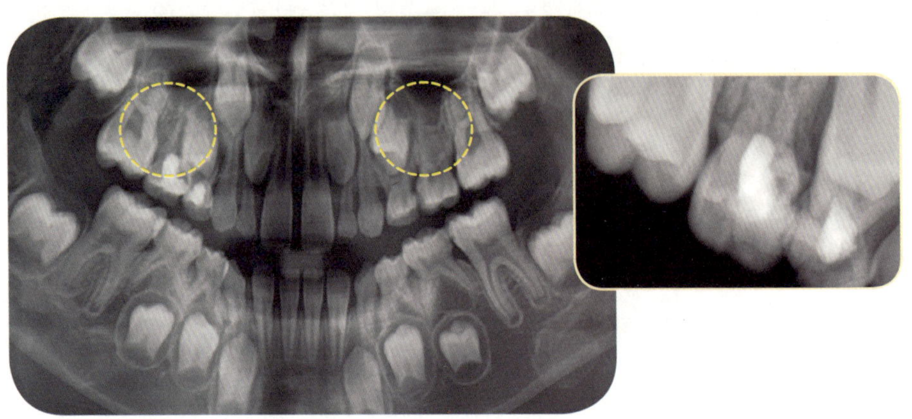

유치 발치를 위해 치과를 방문한 환자에게서 우연히 발견된 선천적 치아 결손입니다. 하악 치아 개수는 정상이지만, 사진에 표시한 상악 제2소구치 부위에는 영구치가 보이지 않습니다. 이 경우 가급적 제2유구치를 오랫동안 유지해서 사용하는 것이 좋습니다.

치아가 부족하면 어떤 문제가 있을 수 있을까요?

상악 측절치가 부족한 경우 보통 견치가 측절치 부위로 이동하여 위치할 수 있습니다. 측절치의 모양에 비해 견치는 뾰족하고 크기가 크기 때문에 외관상의 문제가 발생할 수 있습니다. 제2소구치가 부족할 경우 원래 빠져야 할 제2유구치가 구강 내에 오래 남아 있을 수도 있습니다. 뿌리가 짧고 영구치와 모양도 다소 다르지만 유치의 상태가 충치 없이 건강하다면 상당히 오랫동안 영구치의 역할을 대신할 수 있습니다. 실제로 중년의 나이에도 유치를 그대로 쓰고 계시는 환자분을 가끔씩 보곤 합니다. 유치여도 문제가 없으면 오래, 잘 쓸 수 있습니다. 이렇게 되려면 관리를 더 잘 해야 하겠지요?

이미 제1대구치가 맹출한 이후에 제2유구치를 뽑게 되면 뒤에 있는 제1대구치가 평행으로 이동해서 공간을 메워 주는 것이 아니라 앞으로 쓰러지면서 공간을 메울 수 있습니다. 앞으로 쓰러진 치아는 관리도 어렵고 씹는 효율도 떨어지기 때문에 바람직한 상태가 아닙니다.

만약 아이의 치아 공간이 부족해 발치를 통한 교정이 필요하다면 유치를 발치하고 이 공간을 이용할 수도 있습니다. 하지만 아직 공간이 부족하지 않고 유치에도 문제가 없다면 일단 남겨두고 지켜보는 것이 낫습니다.

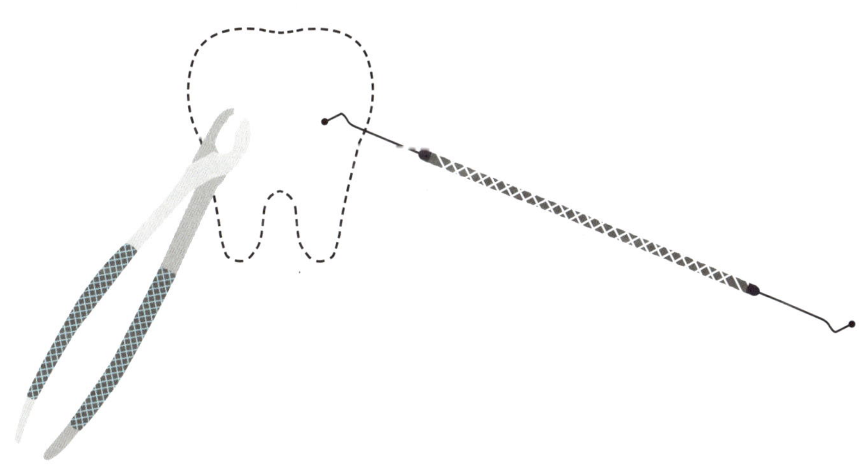

6살 딸이 아직 아랫니가 빠지지도 않았는데 윗니 하나가 꽤 많이 흔들려요.
이렇게 아랫니보다 윗니가 먼저 빠지는 경우도 있나요?

보통은 아랫니가 먼저 빠지지만 윗니가 먼저 빠지는 경우도 있습니다. 조금 이른 감은 있지만 여자아이의 경우 남자아이보다 성장이 빠른 편이라 마찬가지로 치아 발육도 빠를 수 있기 때문에 크게 걱정하지 않으셔도 됩니다. 하지만 과거나 최근에 앞니 부분을 다친 전적이 있다면 혹 뿌리에 이상이 있는 것은 아닌지 검사를 해 보아야 합니다.

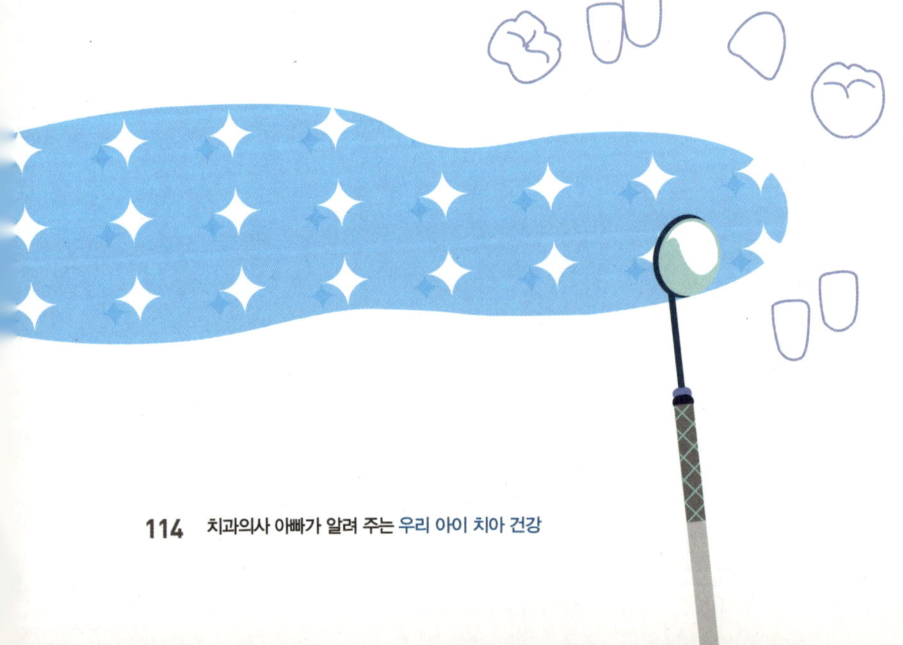

생후 8개월 아이의 상·하악 치아 중앙선이 맞지 않습니다. 괜찮은가요?

생후 8개월이면 상·하악 유중절치 정도가 맹출했을 듯합니다. 맹출하는 모든 치아는 제 위치가 정해져서 나지는 않습니다. 좌우, 전후로 위치가 약간 변할 수 있는데, 전후 방향 위치는 혀와 입술의 힘의 균형에 의해, 좌우 방향 위치는 인접 치아와의 관계에 의해 정해집니다.

아직 다른 치아들이 다 맹출하지 않은 상황에서 몇 개의 치아가 약간의 위치 차이를 보인다고 해서 크게 걱정할 필요는 전혀 없습니다. 인접 치아가 맹출한 후 치아는 위치가 얼마든지 바뀔 수 높습니다.

만약 치아가 더 많이 맹출한 후에도 중앙선이 맞지 않다고 한들, 한 개 이상의 치아가 틀어진 것이 아니라면 크게 걱정할 필요는 없습니다. 대신 영구치가 날 때에도 중앙선이 틀어지지는 않는지, 그 정두만 확인만 해 주세요.

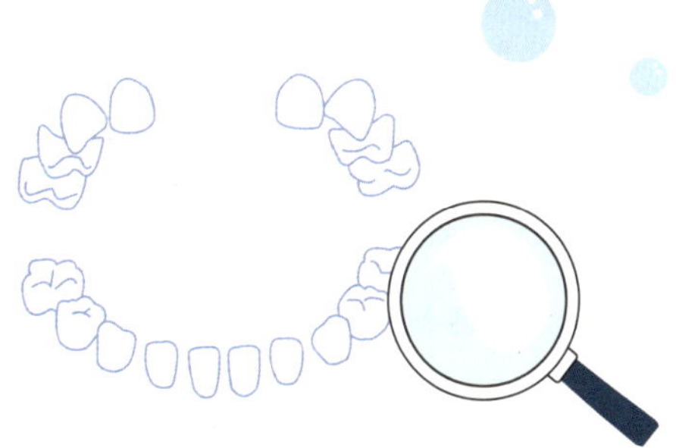

033

영구치가 나는 시기도 알고 싶어요.

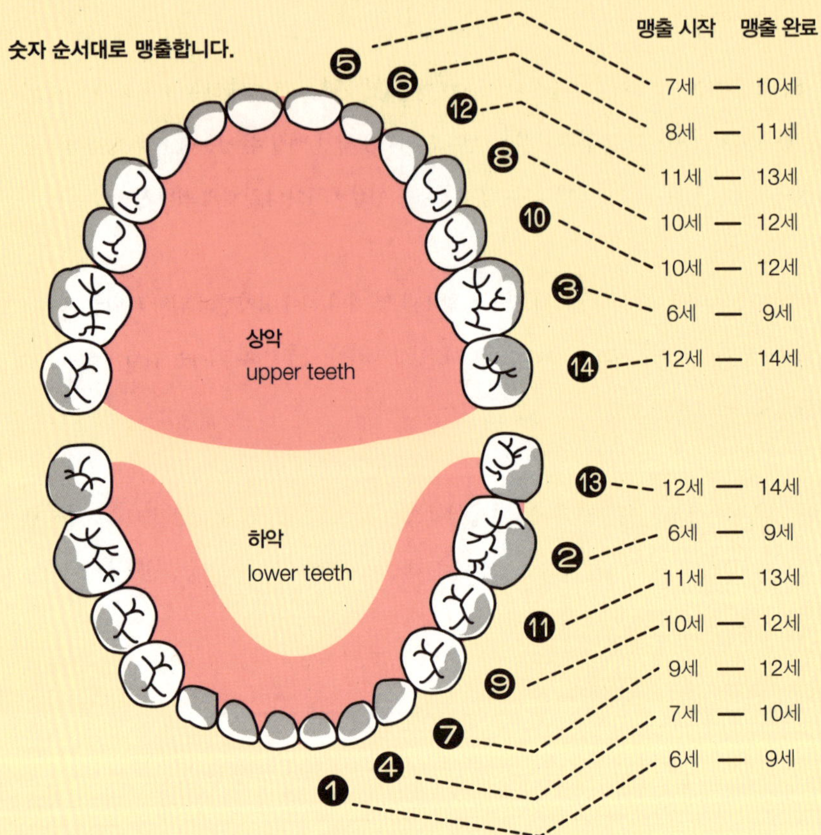

영구치는 보통 하악 중절치가 가장 먼저 나며 비슷한 시기에 상·하악 제1대구치가 맹출하기 시작합니다. 상악 치아에 비해 하악 치아가 약간 빨리 맹출하는 경향이 있으며 치아별 맹출 순서는 상·하악이 다소 다릅니다. 상악은 제1대구치 맹출 후 중절치, 측절치, 제1소구치, 제2

소구치, 견치, 제2대구치의 순서를 보통 따르는데 견치가 늦게 나는 편이기 때문에 공간이 부족할 경우 견치가 뻐드렁니가 될 가능성이 높습니다.

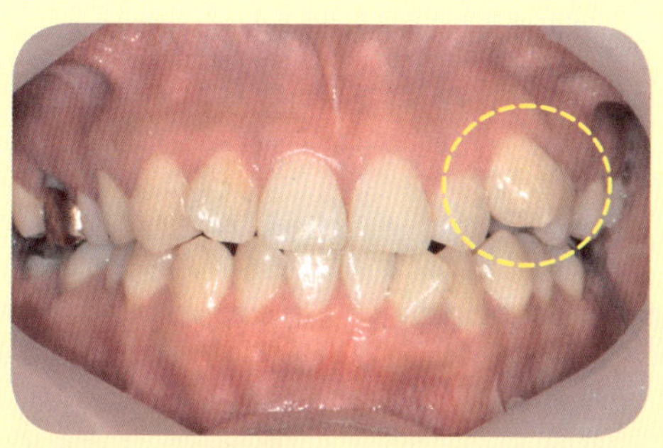

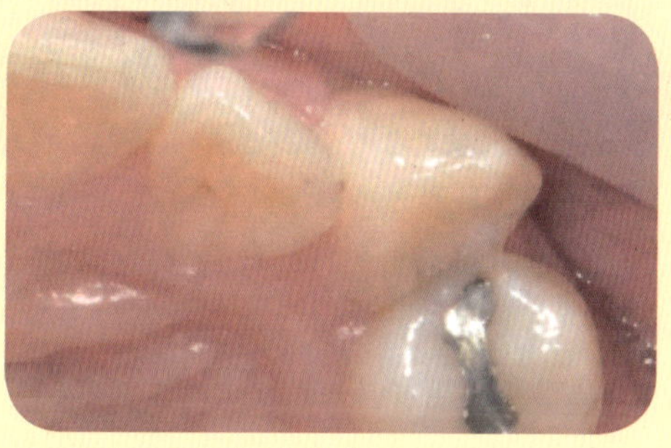

상악 견치는 상악에서 늦게 맹출하기 때문에 공간이 부족하여 부정교합이 많이 발생하는 치아입니다.

같은 이유로 하악은 제2소구치의 공간 부족 시 뻐드렁니가 될 가능성이 높습니다. 보통 1년 전후로 맹출 시기가 다를 수 있으며 이보다 늦을 경우 치과에 방문하셔서 문제가 없는지 확인해 보시기 바랍니다.

034

유치 어금니 부위 잇몸에서 치아가 나와요. 영구치인거 같은데 어떻게 해야 하나요?

충치치료를 받았거나 외상을 입었던 유치의 경우 하방 영구치가 이상한 방향으로 날 수 있습니다.

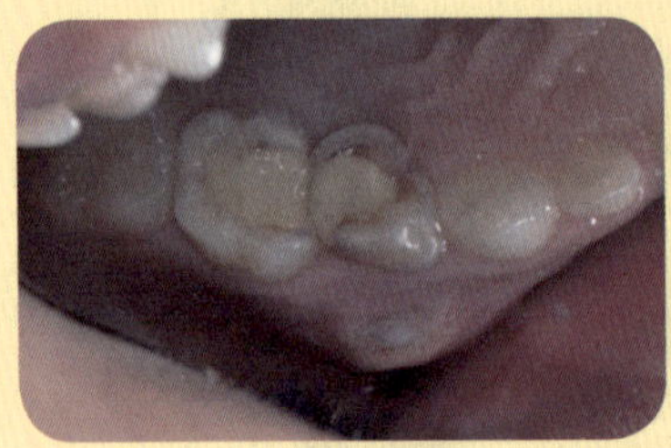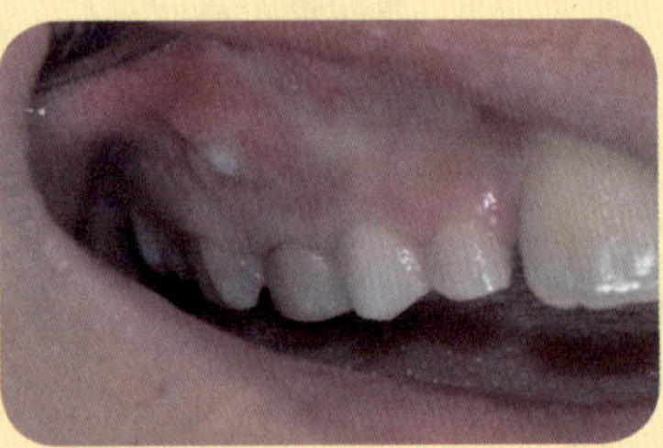

유치에 심한 충치가 있었거나 외상을 입은 적이 있다면, 영구치가 나는 방향에 이상이 생길 수 있습니다. 검사 후 필요시 유치를 빼야 할 수도 있습니다.

이런 상황이 발견되었을 때, 특별히 다른 문제가 원인이 아니라면 유치를 빨리 빼 주어야 하는 경우가 많습니다. 유치를 빼면 치아는 빠진 부위로 쉽게 나올 가능성이 높고, 치과를 방문해서 주기적으로 확인해야 합니다. 만약 치아가 적절히 나오지 못한다면 장치 등을 사용하여 교정적으로 치아를 당겨 줄 수도 있습니다.

몇 개월 정도 기다려 본 후, 추가 처치의 필요성을 결정할 수 있습니다. 방사선으로 확인해 보았을 때 영구치의 뿌리가 아직 미완성인 경우 정상적으로 맹출이 이루어질 가능성이 높으며 만약 뿌리가 완성됐다 하더라도 맹출은 가능합니다.

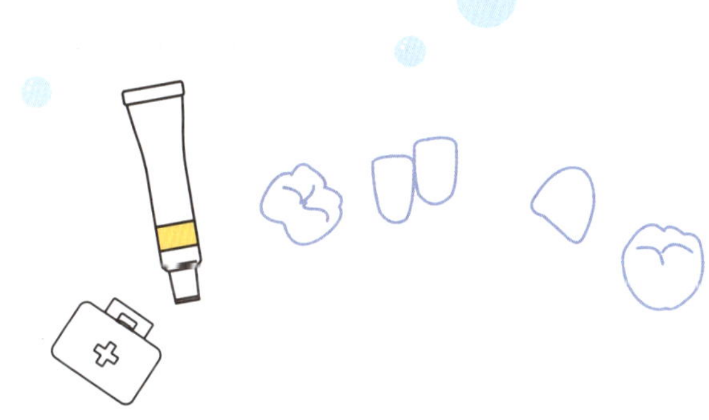

유아기 구강 질병

035.

충치 ^{치아 우식증} 란?

치아 우식증이란 세균이 만드는 산성 물질에 의해 치아가 파괴되는 대표적인 치과 질환 중 하나로 치아 상실, 통증, 저작 장애 등 여러 합병증의 원인입니다.

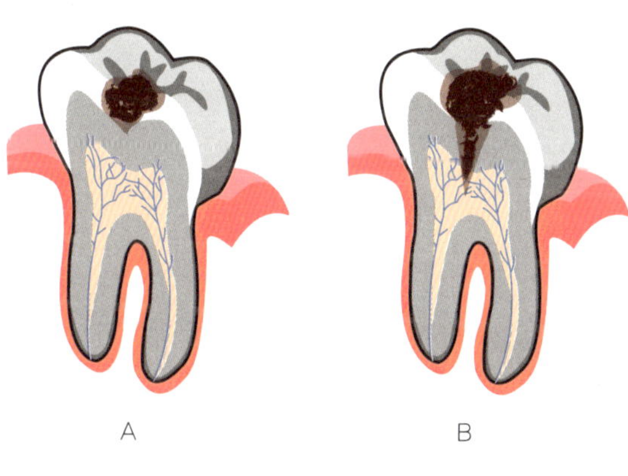

A   B

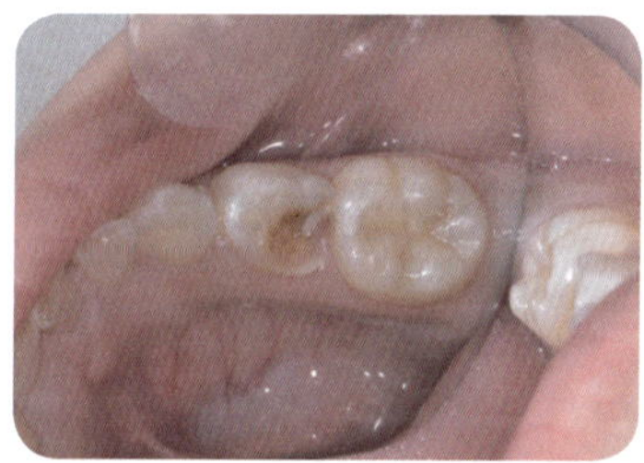

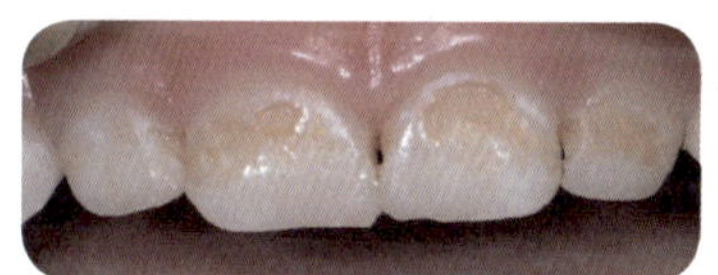

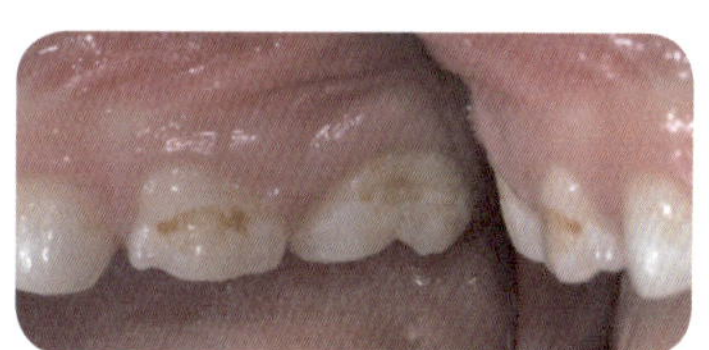

교합면 충치의 형태

법랑질을 통과한 세균들은 상아질에서 급속히 퍼지며(A) 방치할 경우 신경까지 침범하게 됩니다(B).

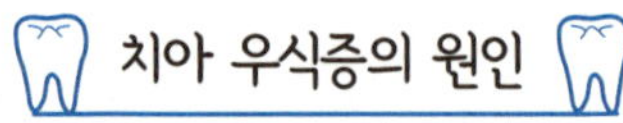

스트렙토코쿠스 뮤탄스streptococcus mutans(S. mutans)라고 불리는 세균이 주요 충치 원인균인데 최근에는 스트렙토코쿠스 소브리누스streptococcus sobrinus(S. sobrinus)균이 충치의 진행에 중요한 역할을 하는 것으로 알려져 있습니다[20]. 특히 주목할 점은 둘 중 어느 한 균주만 가진 어린이에 비해 두 균주 모두 가진 어린이들이 충치가 더 많이 발생하였다는 것입니다.

Okada 등은 일본의 3~5살 어린이 77명을 대상으로 치아에 붙어 있는 치태 내 세균을 분석하고 아이들의 충치 개수를 검사한 후 둘의 관계에 대해 평가하였습니다. 평가 결과 균주 하나만 가지고 있는 아이에 비해 두 균주 모두 발견된 아이들이 유의하게 높은 수준의 충치가 있었습니다[21].

그렇다면 이 충치 원인균은 어디에서 오는 것일까요?

아이 출생 후 며칠에서 몇 주 내에 소수의 균들이 구강 내에서 발견되기 시작합니다. 시간이 흐르고 치아가 맹출되면서 넓어진 치아 표면적과 식습관의 변화, 외부 환경 노출 등으로 구강 내 상주하는 균의 수가 많아지고 또 복잡해집니다. 다양한 원인에 의해 세균이 전염되겠지만 가장 큰 공급원은 바로 부모님, 특히 어머니라고 알려져 있습니다.

Tanzer 등은 어린 시기에 발생하는 치아 우식의 원인에 대해 DNA 분석 등 다양한 방법으로 연구한 다른 연구들의 결과를 정리해서 보고하였는데 아이의 구강 내 우식 유발 세균의 원인은 모계 전염이라고 결론지었습니다[22]. 또한 일부 논문에서 아버지로부터의 전염 또한 가능하다고 하였으나 연령이 증가함에 따라 이러한 관련성이 희미해진다고 하였습니다.

전염의 정도 또한 Berkowitz 등에 의해 연구되었는데, 어머니의 타액 내 세균의 양이 1ml당 100만 마리 이상일 경우 생후 10~16개월경 아이의 충치 전염율이 50% 이상이었던 것에 반해, 1ml당 1000마리 수준일 경우에는 30% 정도만이 전염되었다고 밝혔습니다[23].

뮤탄스균에 감염되면 무조건 우식이 생기는 것일까요?

단순히 구강 내 세균이 발견되었다고 해서 그 세균의 병원성과 100% 일치하는 것은 아닙니다. 같은 뮤탄스균끼리도 충치 유발 능력에서는 차이를 보이는 많은 소그룹으로 나뉩니다. 세균의 충치 유발 능력은 크게 세균의 치면 부착 능력과 산성 물질 생성 능력에 따라 좌우되는데 말 그대로 치아 면에 잘 붙고, 산성 물질 생성을 잘 하면 우식도 잘 발생시킨다는 것입니다.

결국 부모님, 특히 어머니의 구강 내에 우식 유발 능력이 높은 뮤탄스균이 있다면 이것이 전염됨으로써 아이에게도 강한 병원성을 보일 가능성이 높다고 할 수 있습니다. 따라서 부모님이 충치가 많은 경우 아이도 충치가 많이 발생할 수 있으며 이 경우는 '유전적으로 부모가 충치가 잘 생기니 아이도 잘 생긴다'는 표현은 맞지 않습니다. '독한 세균이 전염됐다'가 더 맞는 표현이겠지요.

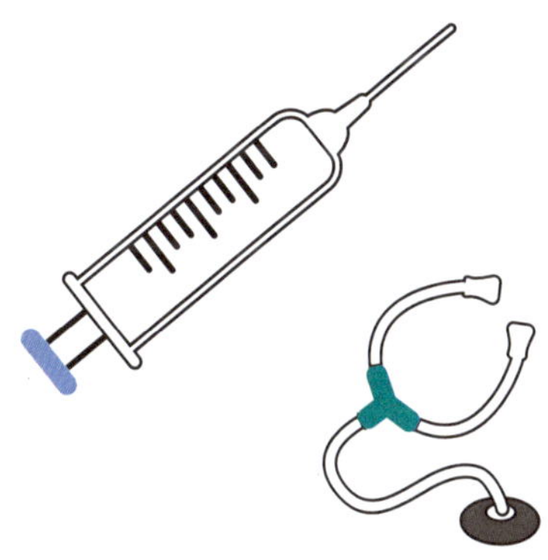

세균은 어떤 과정을 통해 충치를 발생시킬까요?

뮤탄스의 운명

대부분의 뮤탄스균은 살아남지 못하지만, 일부의 살아남은 균들이 충치를 일으킵니다.

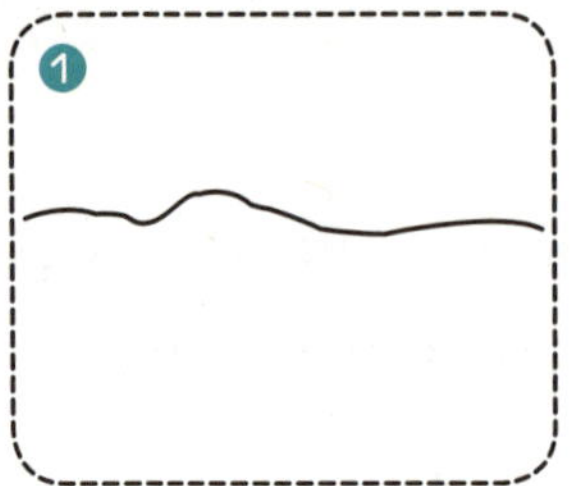

황량하고 척박한 사막

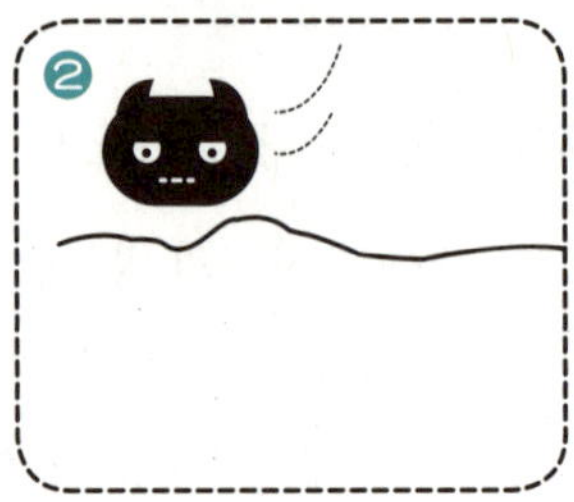

뮤탄스균이 날아 왔습니다.

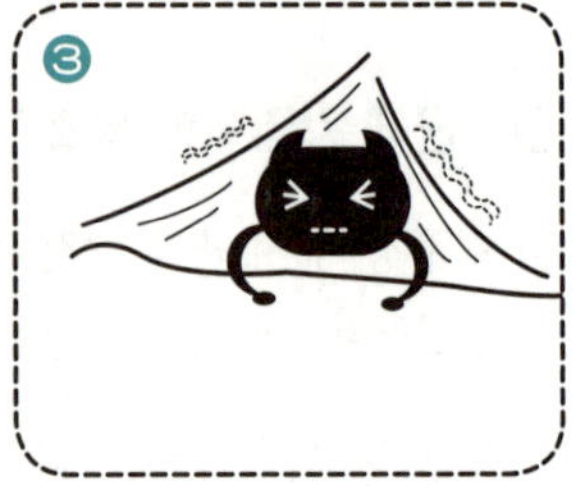

가까스로 획득피막에 달라붙었지만, 언제 비바람에 쓸려갈지 몰라 두려워하던 도중

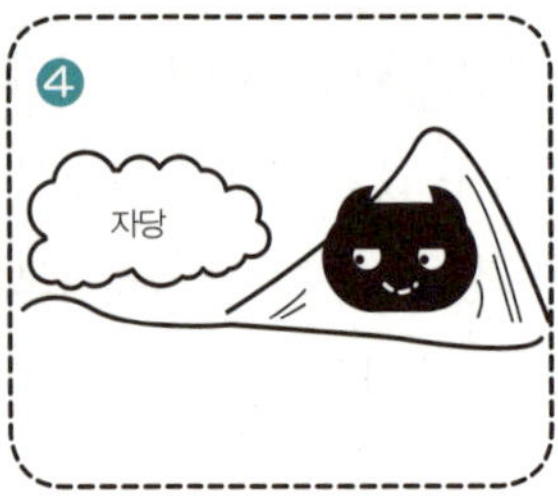

반가운 음식이 하늘에서 떨어졌습니다!

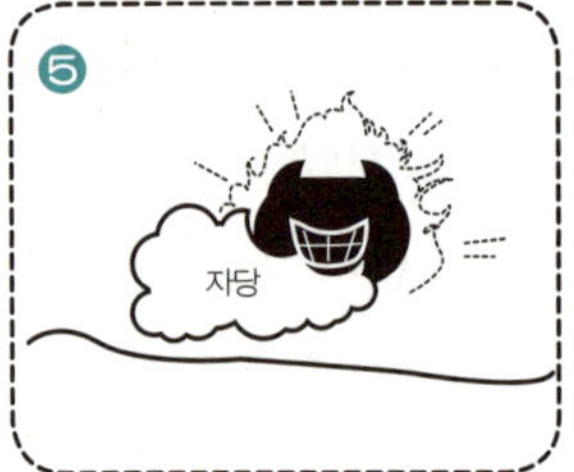

우선 음식을 배불리 먹고, 기운을 차린 후

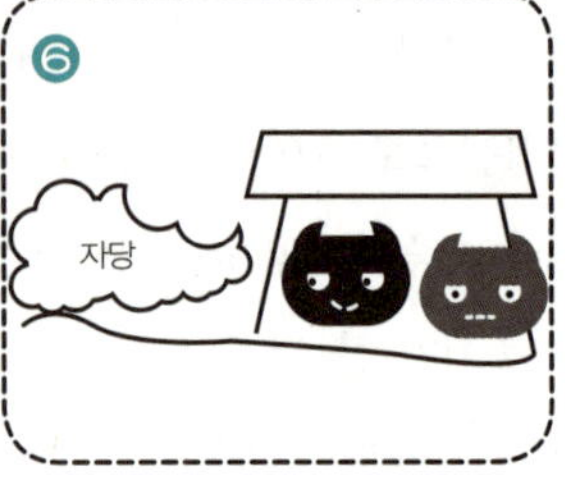

남은 음식을 친구에게도 먹이고, 튼튼한 보금자리도 짓습니다.

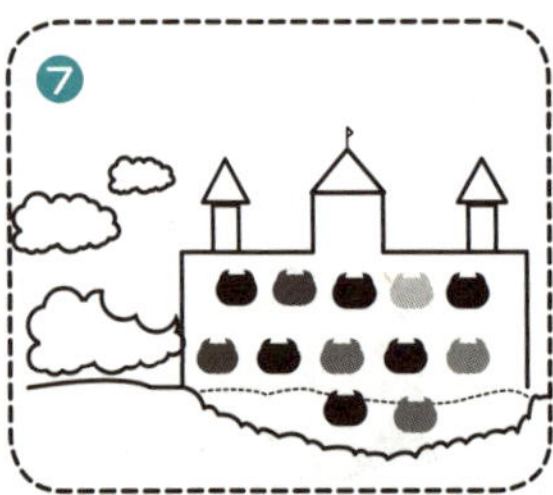

음식이 자꾸 더 많아져서 더 많은 친구들과 튼튼한 성을 지은 뮤탄스균은 지하로도 내려가기 시작합니다!

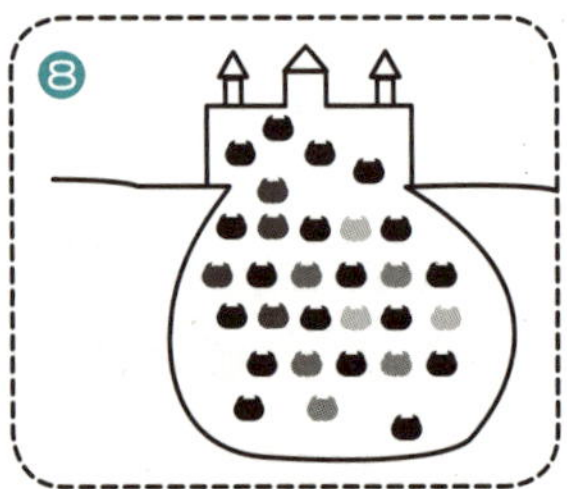

세균들은 땅속 깊은 곳에서 비바람 걱정 없이, 안전하게 살았답니다.

[등장인물]

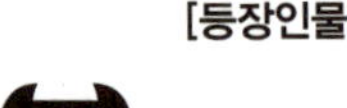
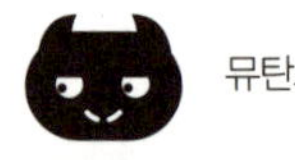 뮤탄스균

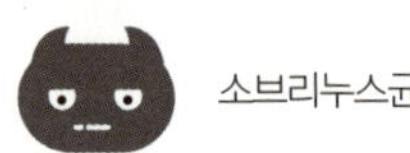 소브리누스균

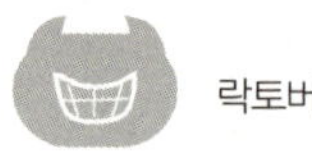 락토버실러스균

세균이 구강 내에 유입되면 가장 먼저 치은이나 치아 면에 붙어 있는 침에 달라붙습니다. 전문 용어로 '획득피막'이라고 합니다. 처음에 아슬아슬하게 붙어 있는 대부분의 세균은 사람이 물을 마시거나 음식물을 섭취하는 동안 씻겨 내려가게 되고 그중 일부만 남아 음식물을 먹으면서 살아갑니다. 이렇게 근근이 살아가는 세균 일부가 시간이 지나면 끈적끈적한 단백질_{대표적으로 글루칸이라 불리는 단백질}들을 만들면서 단단하게 치아 면에 붙게 되는데 이 상태를 '치태'라고 합니다. 글루칸_{glucan}이라는 단백질은 당류, 특히 자당_{sucrose}과 쉽게 합성되는데 이렇게 끈끈하게 붙어 버리면 침의 균 억제 작용이 효과를 발휘하기 힘들어집니다. 끈끈해져서 침의 항균 성분이 침투되지 않기 때문입니다. 치아에 단단하게 부착한 우식 유발 세균은 본격적으로 영양소를 섭취하고 산성 물질을 배출하기 시작합니다.

뮤탄스균에 의해 배출되는 산성 물질이 법랑질을 녹일 정도로 쌓이려면 최소 며칠의 시간이 필요하기 때문에 그 전에 양치질을 잘 해서 치태를 닦아 준다면 충치가 생기지 않을 수 있습니다. 하지만 시기를 놓치고 치아에 미세한 파괴가 생기기 시작한다면, 양치질만으로 해결하기가 어려워집니다. 이 경우를 우리는 치아 우식, '충치'라고 부릅니다.

우리에겐 뮤탄스가 충치를 일으기지 못하게 하기 위한 몇 번의 기회가 있습니다.

❶ 뮤탄스가 아이의 구강 내에 들어가지 못하게 하는 것입니다. 부모님이 이를 잘 닦으시고 충치도 치료하세요. 또 부모님이 음식을 미리 씹어서 아이에게 주는 행동은 하지 않는 것이 좋습니다. 아이 음식에 침이 닿지 않도록 하는 것이 중요합니다.

❷ 뮤탄스가 아이의 입에 들어왔더라도 처음에는 단단하게 붙어 있지 않은 상태이므로, 이를 잘 닦아주면 뮤탄스균을 예방할 수 있습니다. 자일리톨 거즈 등으로 매 수유 시마다 아이의 입안을 닦아 주면 도움이 됩니다.

❸ 뮤탄스가 자당을 통해 끈끈한 단백질을 생성하지 못하게 하거나 아니면 최소한으로 생성되게 하세요. 너무 잦은 수유나 음료, 과자 등을 자주 섭취하면 반복적으로 당 성분에 치아를 노출하게 됨으로써 충치 세균이 발생하기 쉬운 환경이 됩니다.

❹ 뮤탄스가 치태를 형성하여 산성 물질을 만들기 시작하였다면 양치질을 꼼꼼히 해 주세요. 세균이 산성 물질을 만들기 시작하더라도 며칠의 시간이 있어야 치아가 충분히 녹고 구멍이 생기기 때문에 그 전에 제거해 주면 충치를 막을 수 있습니다.

세균 이야기

세균이 구강 내에 침투했을 때, 그 세균의 운명은 원래 구강 내에 어떤 세균들이 분포되어 있느냐에 따라 정해집니다. 어린아이의 구강 내에는 아직 세균이 많이 없는 상태인데 이런 점이 뮤탄스가 더 쉽고 안정적으로 구강 내에 침투할 수 있는 요인이 됩니다. 그렇기에 어릴수록 세균이 더욱 침투하기 쉽다는 사실, 그리고 나아가 미생물들끼리 서로 억제하는 요인이 있다는 것까지 추측할 수 있습니다.

생태계와 마찬가지로 세균들끼리도 공생관계를 가지기도 하지만 대부분은 서로 관련이 없거나 혹은 죽이려고 하는 경쟁관계가 더 많기 때문에 결국은 **세심한 관리를 통해 세균의 노출과 감염을 최대한 늦추고자 노력하는 것**이 가장 중요합니다. 뮤탄스의 감염이 늦어질수록 뮤탄스가 들어올 즈음에는 뮤탄스를 잡아먹는 다양한 세균들이 있을 가능성이 높습니다. 그때는 뮤탄스가 힘을 쓰기가 힘들겠지요.

2. 치아

콜라나 사이다와 같은 탄산음료를 마시고 나면 이가 으드득 갈리는 듯한 느낌을 받은 적이 있을 겁니다. 이것은 낮은 pH의 음료에 의해 칼슘과 인으로 구성된 치아 법랑질이 녹아내리면서 발생하는데 수 분에서 수십 분 후에는 다시 괜찮아집니다. 이는 녹아내린 치아 성분이 마모되어 없어진 탓도 있겠지만 타액에 존재하는 칼슘과 인 성분이 다시 치아 법랑질에 침착됨으로써 치아 경조직 구조가 회복되는 것입니다.

이처럼 치아는 외부 자극에 반응하는 조직으로서 타액에 의한 회복 능력을 가집니다. 즉, 충치란 타액에 의한 치아의 회복 능력에 비해 과도한 파괴가 일어날 때 발생한다고 볼 수 있습니다. 이와 같은 사실을 통해 다음의 결론을 유추할 수 있습니다.

⇨ 만약 아이가 시중에 판매하는 설탕 성분이 많이 함유된 음료를 반복적으로 조금씩 오래 마신다면 치아에게 회복 시간을 주지 않게 되는 것으로써 우식 진행 위험이 높아집니다. 따라서 정 음료를 마셔야 한다면 짧은 시간 내에, 얼른 마시고 물이나 불소가 함유된 가글 용액으로 입을 한 번 헹궈 주는 것이 치아 회복에 도움이 됩니다.

3. 식이 습관

음식의 우식 위험성을 우식원성 cariogenicity 이라고 합니다. 우식의 위험이 없으려면 음식에 당 성분이 없어야 하는데, 당 성분이 전혀 포함되지 않은 식품은 사실 거의 없기 때문에 우식 위험성은 다른 측면을 통해 평가합니다. 대표적으로 **음식의 끈적임**입니다. 끈적이는 음식이 치아에 붙으면 타액에 의한 회복작용이 일어나지 않는 데다, 끈끈해서 칫솔질로 잘 닦이지도 않습니다. 더 치명적인 것은 끈적이는 음식의 대부분이 당 함량이 높다는 것입니다.

두 번째 중요한 요인은 음식 내 **자당을 포함한 당의 함유량**입니다. 자당은 뮤탄스가 가장 좋아하는 영양소로, 빠른 시간 내에 섭취되어 세균의 수를 늘리고 충치 진행을 가속화합니다. Minah 등은 다양한 세균들의 자당 대사 속도를 연구하였는데, 그 결과 뮤탄스의 자당 분해와 섭취가 최단 시간에 가장 활발하게 나타났다고 하였습니다[24].

당 함량에 대한 연구도 있는데 Goulet 등은 0.3%와 50% 농도의 포도당을 가글한 후, 구강 내에서 포도당 농도가 시간이 얼마나 지나야 줄어드는지 연구하였습니다. 연구 결과, 0.3%의 경우 3.2분 후 포도당이 구강 내에서 사라진 반면, 50%의 경우 28분 정도 후에 포도당이 구강 내에서 사라졌습니다[25]. 이 결과를 통해 음식물 섭취 후에도 당 함량에 따라서 구강 내에 당이 남아 있을 수 있으며, 가급적 당 함량이 낮은 음식을 섭취하는 것이 노출 시간 또한 낮춤으로써 우식 유발 위험도 줄일 수 있음을 알 수 있습니다.

- 당 이야기 - 왜 자당이 나쁠까요?

우선 당에 대해 간단히 설명하자면,

- **포도당**Glucose : 최소 단위의 당으로 인체에서 영양소로 사용됨.
- **과당**Fructose : 과일에 들어 있는 당이라는 뜻에서 유래했으며, 당도가 높은 편이나 혈당을 심하게 높이지 않는 장점이 있음.
- **자당** : 포도당과 과당이 결합된 이당류로서, 뮤탄스가 가장 손쉽게 소화시킬 수 있는 당.
- **유당**Lactose : 포도당을 포함한 이당류로서, 분해가 느려 즉시적인 우식 유발 위험이 낮은 반면 에너지 공급을 장시간 할 수 있는 장점이 있는 당.

Koulourides 등은 단맛을 내는 감미제로 쓰이는 9종류 물질의 우식 유발 능력을 일주일간 평가하고 발표하였습니다[26]. 자당과 비교할 때, 포도당과 과당은 비슷한 수준의 우식 유발을, 유당은 비교적 낮은 우식 유발 정도를 나타냈습니다. 하지만 기간이 짧아서 정확한 비교는 어려운 실험이라 생각합니다.

이후 Cury 등은 28일 동안 성인을 대상으로 치아에 '20% 자당' vs. '10% 과당 + 10% 포도당'을 적용하는 실험을 했습니다. 실험은 하루 8번 당을 치아에 닿게 하는 방식으로 진행했는데, 결과는 28일 후 자당에서 유의하게 심한 치아 우식이 나타났다고 보고하였습니다[27].

그 외의 다양한 연구에서도 자당은 다른 당에 비해 유의하게 높은 우식 유발 능력을 보이고 있습니다. 이는 자당이 뮤탄스에 의해 급속히 대사되어 산성 물질을 단시간에 많이 생성할

뿐만 아니라, 치태 형성에 중요한 단백 물질을 형성하는 데 이용됨으로써 우식의 심화에 결정적인 역할을 하기 때문입니다. 모든 당은 우식을 유발할 수 있지만 특히 자당은 더 나쁘다고 할 수 있습니다.

식품의 우식 유발 능력

Bowen 등은 콜라, 꿀, 우유, 모유 그리고 자당의 우식 유발 능력에 대해 평가하였습니다 [28]. 강아지를 6개 군으로 나눈 후, 각 군별로 콜라, 꿀, 우유, 모유, 자당, 물을 각각 구강으로 섭취하게 하였습니다. 다른 요인을 배제하기 위해 필수 영양소는 혈관으로 주사하였지요. 14일 후 각 동물의 치아를 평가하였는데, 자당과 콜라, 꿀을 섭취한 군이 우식에 가장 심하게 이환되어 있었습니다.

특히 주목할 점은 콜라와 꿀은 전반적으로 치아들이 심하게 부식되어 있었으며 저자는 이를 음식물 자체의 낮은 산도 때문이라고 하였습니다. 우유, 모유는 상대적으로 낮은 우식 유발 능력을 보였으나 둘 중에서는 모유가 우식 유발에 더 우세한 것으로 나타났습니다. 우유는 칼슘, 인 등 높은 미네랄을 함유하고 있고 이 성분들이 우식 유발을 줄여 주며 모유의 낭과 우유의 딩 그 자체적 치이는 없어 보인다고 하였습니다.

물론 동물 실험이기에 환경이 우리의 식습관과 같지 않으므로 완전히 맹신할 수는 없지만, 저자는 자당을 기준으로 다음과 같이 우식 유발 능력을 수치화했습니다.

↪ **자당** : 1 / **콜라** : 1.16 / **꿀** : 0.88 / **모유** : 0.29 / **우유** : 0.01

결론 : 아이들에게 콜라 같은 **탄산음료는 절대 안 됩니다!**

036

충치가 잘 발생하는 치아나 부위가 있나요?

특정 치아에 충치가 잘 발생한다면 그것은 다음의 이유와 관련이 있습니다.

❶ 치아에 세균이 잘 유지될 만한 틈새나 깊이 파인 부위

– 대표적으로 소와 열구 음식물을 씹는 부위의 홈이 파인 부분입니다.

❷ 타액의 접근이 어려워서 치아 회복 능력이 떨어지는 부위

– 상악 전치 바깥쪽 부위와 하악 구치 바깥쪽 부위는 침이 닿기 힘들어 상대적으로 충치에 취약할 수 있습니다. 또한 소와 열구 부위도 틈새 사이로 침이 닿기 힘들기 때문에 충치가 발생하기 쉽습니다.

침의 분비

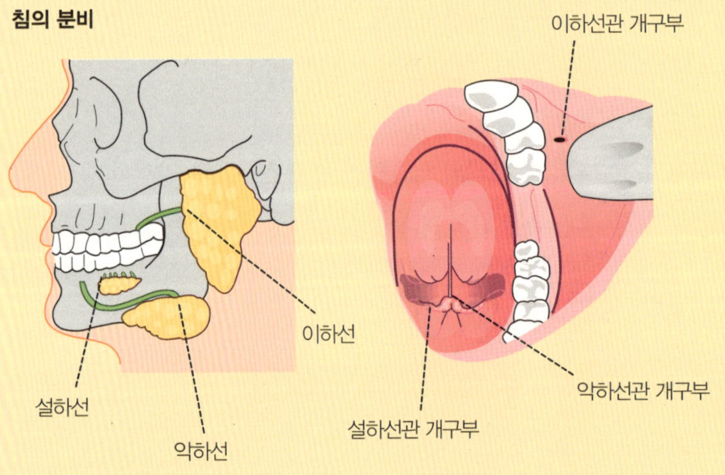

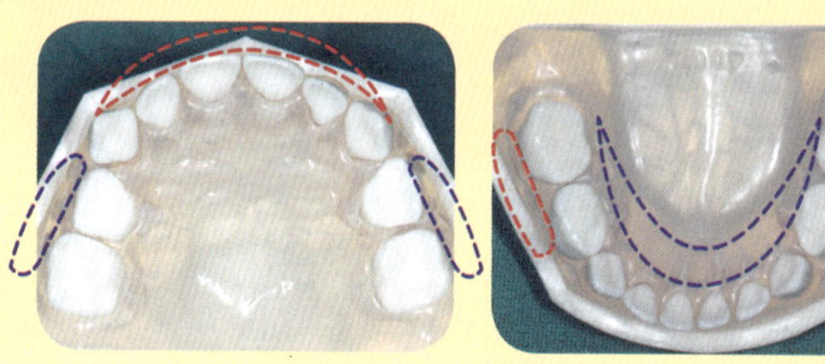

침에 의한 자정 작용은 침샘 근처에서 활발하게 나타납니다. 귀밑샘^{이하선}은
상악 제1대구치 부위에서 분비되며 턱밑샘^{악하선}과 혀밑샘^{설하선}은 아래턱 혀
하방에서 분비됩니다. 침의 작용에 의해 침샘 근처는 상대적으로 충치가 덜
발생합니다. 반대로 상악 전치의 바깥면과 하악 구치의 바깥면은 침이 닿기
힘들어 충치에 취약할 수 있습니다.

❸ 부정교합, 맹출이 덜 된 상태 등 칫솔질이 쉽게 접근할 수 없는 부위

❹ 치아 자체의 결함으로 충분히 성장하지 못하여 작은 산성 물질에도 심하게 파괴되는 경우

⇨ 갓 맹출한 치아의 법랑질은 유약하고 산에 민감한 상태입니다[29]. 맹출 후 수주 이상의 충
  분한 시간이 흐르면 법랑질의 결정 구조가 커지면서 단단해지고 산에 대한 저항성도 생기는
  데 이는 흡사 부드럽고 손상되기 쉬운 어린아이의 살결이 성인이 되면서 군은살로 바뀌는 것
  에 비유할 수 있습니다.

⇨ 정리하자면 어린아이의 치아가 막 나기 시작했을 무렵의 교합면은 양치질도 힘들고 충치에
  도 매우 취약합니다. 칫솔로 빡빡 닦아 주세요.

037

충치를 줄이기 위해 부모가 할 수 있는 것에 대해 알려 주세요.

❶ 무엇보다 가장 중요한 것은 먼저 **부모님의 치아 우식을 치료하는 것**입니다. 치아 우식은 단순히 세균 몇 마리에 의해 생기는 질환이 아닌, 임계 수준을 넘어서는 세균에 의해서 발생하는데 현재 부모님의 구강 내에 치료되지 않고 진행되는 세균이 있다면 엄청난 수준의 활성 세균들이 존재할 것이라고 예상할 수 있습니다. 이는 아이에게도 전염될 정도로 충분해 병적 상황을 야기할 수 있는 원인이 됩니다.

❷ 아이가 이가 나지 않은 시기인 생후 3개월 무렵부터 수유 후 자일리톨이 함유된 구강 거즈로 입안을 가볍게 닦아 주는 것이 도움이 됩니다. 이 시기부터 뮤탄스균에 감염이 될 수 있기 때문에 입안을 닦아 줌으로써 감염을 늦추고 세균의 수 또한 감소시킬 수 있습니다.

❸ 수유, 음식 섭취는 짧고 굵게 함으로써 치아가 음식물에 노출되는 시간을 줄여 주는 것이 중요합니다. 음식 섭취 후 구강 내 세균은 음식 속 당을 분해하여 우식을 유발하는 산을 생성하는 데 10분이 채 걸리지 않습니다. 타액에 의한 자정 작용이 일어나기 전 음식물의 반복적인 섭취는 우식을 가속화합니다. 같은 개념으로 간식 섭취를 해야 한다면 식사 직후 하는 것이 좋습니다.

❹ 탄산음료의 섭취를 금지합니다. 탄산음료는 치아를 부식시키기 때문에 섭취 후 바로 양치질하는 것 또한 치아가 마모될 수 있으므로 좋지 않습니다. 탄산음료는 우식 유발과 더불어 치아를 부식시키는 성질 때문에 반드시 피해야 할 식품입니다.

❺ 아이가 가글을 할 수 있는 시기가 되면 불소용액으로 가글할 수 있도록 교육합니다. 불소 가글은 구강 내 불소 농도를 12배가량 증가시킴으로써 세균의 산 생산에 저항하고 우식을 줄일 수 있다고 알려져 있습니다.

❻ 아이가 껌을 씹을 수 있는 시기가 되면 자기 전, 자일리톨 껌을 씹게 하세요. 자일리톨은 세균이 소화할 수 없는 물질로 껌을 씹는 작용에 의해 치아 면의 치태가 제거되고 타액 분비가 증가됨으로써 우식을 예방하는 것으로 알려져 있습니다. 만 4살 이하 아이의 껌 섭취는 질식 위험성 때문에 권장하지 않습니다. 아이가 충분히 성숙한 후 이용하시기 바랍니다. 단, 너무 잦은 섭취는 설사를 유발할 수 있습니다.

❼ 치과를 자주 방문하세요. 자주 검진을 받고 불소 도포도 받으세요. 치태 관리가 안 되는 부위를 의사선생님께 직접 확인 받고 초기 우식도 그때그때 치료해야 더 큰 충치를 예방할 수 있습니다. 치과를 좋아해야, 치과에 한 번이라도 덜 갈 수 있습니다.

038

어릴 때 충치가 심하면
어른이 되어서도 충치가 심하나요?

유치에서의 우식 정도가 영구치까지 그대로 이어지는 경우가 많습니다. 이는 몇 가지 이유를 들 수 있습니다.

❶ **식습관** : 어렸을 때부터 단 음식을 자주 섭취하는 것은 잘 고쳐지지 않고 청소년기 이후에도 거의 지속됩니다. 탄산음료, 초콜릿, 사탕 등을 습관처럼 섭취한다면 충치를 피하기 힘듭니다.

❷ **구강 위생 습관** : 양치질을 하는 것은 일종의 버릇에 가깝습니다. 주위를 둘러보면 성인이 되어서도 식후 양치질을 잘 하지 않는 동료나 친구가 있는 것을 볼 수 있을 것입니다. 사회생활을 하기 때문에 구취나 구강 위생이 정말 중요한 성인도 이러한데, 특히나 동기 부여가 잘 되지 않는 아이들에게 적절한 양치질 습관이 잡혀 있지 않다면 큰일입니다. 이 상황이 고착화되면 아마 커서도 우식 위험이 계속될 것 입니다.

❸ **구강 위생 방식의 효율성** : 양치질을 하루 세 번씩 꼬박꼬박 하는 데도 충치가 심하다는 환자분들을 만날 때가 있습니다. 검진을 해 보면, 방금 양치질을 했음에도 치아와 잇몸 곳곳에 치태와 음식물이 끼어 있는 것을 보게 됩니다. 양치질은 횟수보다 꼼꼼하게 잘 닦는 것이 더 중요합니다. 이 습관 또한 어렸을 때 한 번 형성되면 잘 고쳐지지 않습니다. 올바른 양치질 방법을 어릴 때부터 익히지 못하면 성장하고 나서도 우식이 계속될 수 있습니다.

❹ **치료되지 않은 우식 치아로부터의 세균 전염** : 유치의 우식이 치료되지 않으면 비슷한 시기에 맹출하는 영구치에 그 세균이 그대로 전염됩니다. 유치 시기와 영구치 시기는 완전히 단절이 되지 않기 때문에, 곧 빠질 유치에 있는 우식이라도 꼭 치료를 하거나 뽑는 것이 중요합니다.

❺ **선천적으로 치아가 우식에 취약한 경우** : 가장 우식이 빈번하게 발생하는 곳은 치아의 교합면인데, 교합면 중에서도 형태적으로 복잡하고 칫솔이 닿기 힘든 부위가 있습니다. 또는 아이의 경우 치아가 적절히 단단하지 않아 우식에 쉽게 이환되곤 합니다.

이를 조금 더 잘 닦기 위한 조언

* 자세한 칫솔질 방법은 구강 위생을 참고하세요.

제가 생각하기에 양치질이 잘 안 되고, 안 닦이는 이유는 양치질을 싫어하고 귀찮아 하는 마음 때문이라고 봅니다. 단순히 구취를 없애기 위한 성의 없는 양치질은 습관화되어, 안 닦이는 부분은 계속 안 닦인 채로 유지될 수밖에 없습니다. 양치질은 최소 3분은 해야 하는데, 급하면 대충 문지르고 끝내시는 분들이 많습니다. 실제로 양치를 1분을 채 안 하는 경우가 많아 결국 구취만 줄여 주는 수준에서 그치는 것입니다. 하루 세 번 양치질이 별 의미가 없어지지요. 물론 안 하는 것보단 낫습니다.

반면 TV나 스마트폰을 보면서 양치질을 하면 5분을 훌쩍 넘기는 경우가 많습니다. 문제는 드라마 등의 영상에 집중한 나머지 한 부위만 5분 이상 계속 닦다가 드라마의 클라이맥스가 지나고 나면 그때야 양치질을 하고 있었다는 것을 자각하고 나머지 부분은 대충 문지르고 끝내는 분들도 많습니다. 닦는 부분만 수백 번 문지르기 때문에 치아가 파여 시리게 되고 반대로 칫솔이 닿지 않은 부위는 그대로 남기 때문에 양치질이 의미가 없지요.

아이에게 양치질을 가르치거나 부모님께서 양치질을 하실 때, 거울을 보며 구석구석, 정해진 횟수를 세면서 닦는 것이 좋습니다. **꼭, 양치질을 할 때는 다른 거 하지 마세요. 양치질에만 집중하세요.**

완벽한 양치질은 하루 한 번이면 충분합니다.

여기저기서 들리는 정보들은 '3분의 양치질' + '치실, 치간 칫솔의 사용' 등으로 완벽한 치태 제거를 권장하지만 현실적으로 하루 3번을, 특히 바쁜 아침과 점심시간에 하기는 힘듭니다. 저녁식사 후, 간식까지 먹은 상태라면 온가족이 둘러앉아 양치질을 시작합시다. 화장실 거울 앞에서 아이와 함께 하는 것도 좋고, 마주 보고 앉아 서로를 보며 하는 것도 좋습니다. 양치질을 마친 후 치실을 사용하여 아이의 치아 사이에 남은 치태를 제거하고 불소용액으로 입안을 헹궈 주는 것으로 마무리하면 좋습니다.

부모님을 위한 추가 정보 : 워터픽

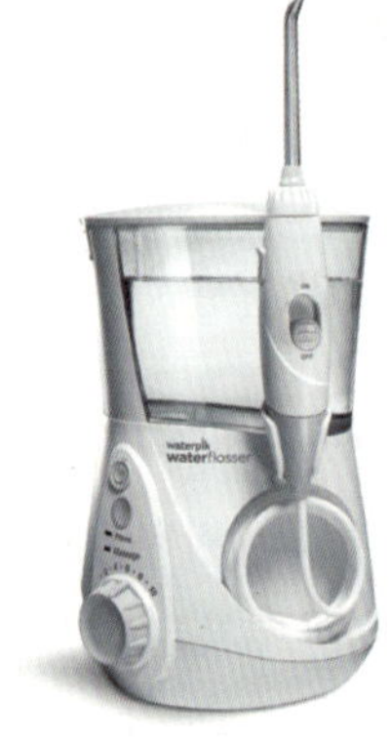

©SITS Girls(Flickr)

워터픽water pik을 사용해 보세요. 양치질을 하고 나서 치실, 치간 칫솔을 쓴 다음 워터픽을 사용하면 더욱 완벽한 치태 제거와 깔끔하고 개운한 느낌까지 받을 수 있을 겁니다. 이미 워터픽의 임상적 유용성은 많은 문헌들에서 확인이 됐는데 보철이나 임플란트, 교정치료 중인 환자에게서 특히 효과가 큽니다. 강한 수압으로 치태를 구석구석 제거해 줌으로써 구강 건강을 한 층 업그레이드할 수 있습니다.

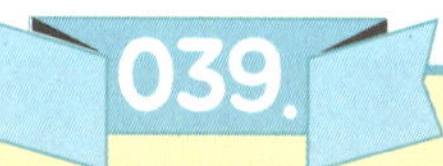

아이의 충치 위험성을
집에서도 평가할 수 있나요?

우리 아이의 충치 위험성을 간단히 알아봅시다. 아이를 생각하며 아래의 몇 가지 항목에 직접

체크하여 점검해 보세요.

test * 빈 칸에 √ 체크하며 확인하세요.	예	아니오
부모나 양육자가 최근 1년 내에 충치치료를 받았거나 충치가 있다는 말을 들었다.		
아이가 자다가 자주 깨고, 깰 때마다 다시 재우기 위해 수유를 했다.		
3시간 또는 그 이내의 빈도로 수유를 하고 치아를 제대로 닦지 못한 상태에서 아이가 잠든 경우가 있다.		
아이는 하루 3번 이상, 자당이 함유된 간식을 먹는다.		
아이 음식에 추가로 설탕이나 꿀 등의 식품을 넣는다.		
아이가 충치가 하나라도 있다. * 확실하게 위험성이 높은 아이입니다.		
아이의 양치질 시 잇몸에서 피가 난다.		
아이의 치아 면을 빛에 비춰 보면 밝게 반사되지 않고 흐릿하다.		

"예"에 해당되는 사항이 많을수록 충치 위험성이 높다고 생각하시면 됩니다.

치아의 교합면은 복잡한 형태에 좁고 깊은 틈이 많아 우식이 이환되기 쉽습니다. 특히 이 부위는 양치질을 아무리 열심히 해도 청결을 유지하기가 어렵기 때문에 치료 부분에서 설명할, 치면 열구 전색실란트또는 레진치료를 받아야 합니다.

반면 상대적으로 우식의 이환이 낮은 치아의 바깥쪽, 안쪽 면에 충치가 있다면 교합면 충치보다 더 걱정이 됩니다.

이런 위험이 보인다 싶으면 부모님은 아이의 충치 위험성이 높음을 인지하고 꼭 치과를 방문하세요. 충치가 편평한 면에 발생할 정도면 교합면처럼 복잡한 구조에는 얼마나 많을지 걱정입니다. 부모님이 신경을 많이 써야 합니다.

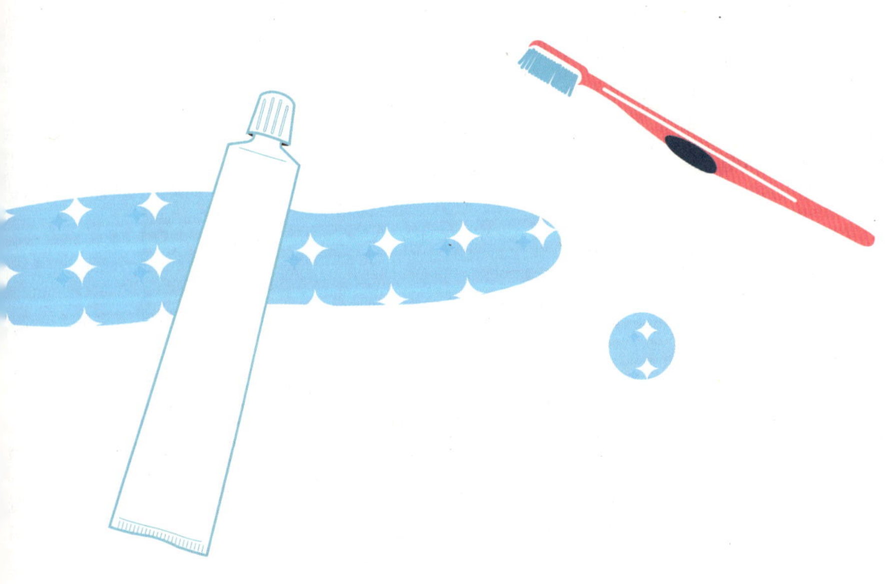

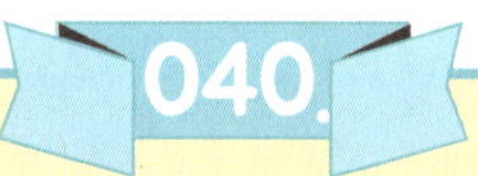

우유병 충치_{우유병 우식증}란 무엇이고
어떻게 하면 예방할 수 있을까요?

유아기 어린이의 잦은 우유병 사용 혹은 우유병을 그대로 물고 자는 습관 등에 의해 상악 전치부에 충치가 발생하는 것을 통상적으로 '우유병 충치'라고 합니다.

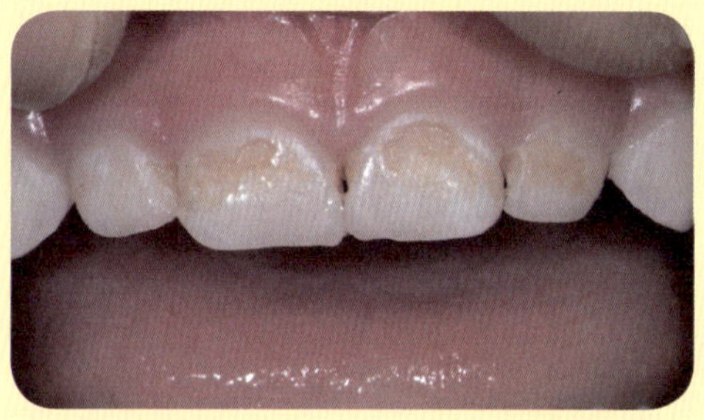

우유병 충치
상악 전치부의 바깥쪽에 특징적으로 충치가 진행되는 경우
가 많습니다.

우식의 양상은 사진과 같이 상악 전치부 바깥쪽 편평한 면에 특징적으로 발생하며, 심한 경우 이환된 치아가 광범위한 파괴를 보이는 경우도 있습니다.

우유병뿐만 아니라 모유 수유도 횟수와 방법에 따라 비슷한 양상의 우식을 발생시킬 수 있습니다. 그래서 요즘에는 우유병 우식증 대신 '유아기 우식증'이라고 통칭해서 부르고 있습니다. 용어야 어찌 됐든, 이 질병은 당분을 함유한 음식이 제거되지 않고 남아 있음으로써 발생하는데 특히 상악 전치부의 경우 치아와 입술 사이가 가까워 음식물이 오래 유지될 위험이 높고 침샘에서도 거리가 멀어 침의 효과도 기대하기 어렵습니다. 예방법으로 수유를 할 때마다 아이의 입을 자일리톨 성분 등이 있는 거즈, 물티슈 등으로 잘 닦아 주어서 질환의 발생을 막거나 줄이는 것을 들 수 있습니다.

하지만 그러다 아이가 깨기라도 하면 안 그래도 힘든 육아가 더 힘들어지겠지요. 우식 위험 부위에 남아 있는 우유만이라도 가볍게 제거해 준다면 최악의 상황은 피하는 데 도움이 될 것입니다.

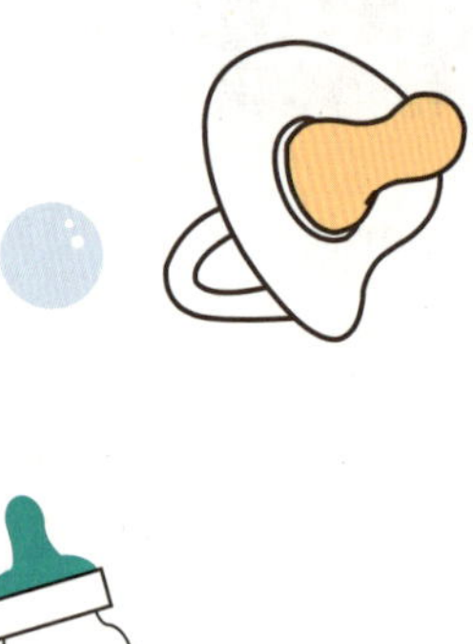

자일리톨은 어떻게 충치를 막아 주나요?

자일리톨은 설탕과 마찬가지로 단맛을 내는 감미제의 일종으로 우식을 예방한다고 알려져 있습니다. 이는 당과 다른 화학적 특성 때문인데 보통의 세균이 대사할 수 있는 당은 탄소가 6개 있는 6탄당 구조를 가지고 있으며 대사 이후 산성 물질이 생성됩니다.

반면 자일리톨은 탄소가 5개 있는 5탄당 구조이고 세균들이 먹어도 대사시키지 못해 영양소로 이용할 수가 없습니다. 따라서 자일리톨 껌이나 사탕 등을 섭취하면 세균들, 특히 뮤탄스가 설탕인 줄 알고 자일리톨을 먹지만 대사를 못해서 굶어 죽게 되기 때문에 뮤탄스의 수가 감소하고 우식 또한 줄어드는 것입니다.

흥미로운 점은 모든 뮤탄스가 자일리톨의 영향을 받는 게 아니라 가장 독성이 강한, 우식을 많이 일으키는 종족들이 자일리톨에 의한 피해(?)를 많이 받는다는 점입니다. 독성이 강한 종족이 죽고 남은 약한 종족들에 의한 우식 위험은 상대적으로 낮아집니다. 또한 자일리톨은 암모니아의 농도를 높이는 특성이 있다고 합니다. 이는 세균에 의해 생성된 산을 중화시켜 우식을 줄여 줍니다.

자일리톨에 대하여

자일리톨은 나무에서 추출된 당분의 일종으로 단맛을 내기 때문에 감미제로 사용되던 물질입니다. 설탕처럼 같은 단맛을 내는 데 반해 혈당을 높이는 작용이 적어 당뇨 환자에게 설탕 대용으로 이용됩니다. 치아 우식을 줄여 준다는 결과는 1970년 Muhlemann 등이 보고한 동물 연구에서 처음 밝혀졌는데[30], 핀란드 등의 북유럽 국가에서는 자일리톨을 '껌' 형태로 이용하기 시작했습니다. 이후 Scheinin 등은 성인 100여 명을 대상으로 자당 껌과 자일리톨 껌의 영향을 1년 동안 조사하였고 하루 4개 정도의 껌을 씹은 결과 자일리톨 껌을 씹은 집단이 자당 껌을 씹은 집단에 비해 약 1/5 정도 낮은 우식 활동이 나타나 사람을 대상으로 한 우식 예방 효과가 처음으로 입증되었습니다[31].

※ 자일리톨에 관련된 연구들

◆ Trahan 등은 이전 연구에서 자일리톨이 구강 내 장시간 존재할 경우 자일리톨 내성을 가진 뮤탄스 돌연변이종이 나타난다고 보고하였다. 이 돌연변이의 특징은 원래의 뮤탄스에 비해 치아 부착 능력이 떨어지고 치태 내에 잘 붙지 못해 쉽게 타액이나 구강 외로 빠져나옴으로써 우식 유발 및 전염 능력 또한 감소된다고 하였다[32].

⇨ 즉, 자일리톨은 뮤탄스의 감소와 우식 위험성을 감소시킴으로써 우식 예방에 도움이 된다고 볼 수 있습니다.

◆ Trahan은 자신의 종설 연구에서 자일리톨은 우식 유발 위험 세균 종에 한정하여 세균 억제 작용을 함으로써 다른 유익한 세균에는 영향을 미치지 않는다고 하였다[33].

◆ Isokangas 등은 타액 내 뮤탄스의 수치가 높은 여성을 대상으로 자일리톨과 불소, 클로로헥시딘 항균제의 우식 전염 예방 효과를 연구하였다. 출산 후 3개월째부터 한 집단은 자일리톨 껌을 씹었고 다른 집단은 6, 12, 18개월 즈음에 각각 불소와 항균제 처치를 받았다. 2년 후, 자녀가 2살이 되었을 때, 아이의 뮤탄스 전염 결과를 확인하니 자일리톨 껌을 씹은 집단의 아이들이 유의하게 낮은 우식 전염율을 보였다[34].

⇨ 자일리톨 껌을 씹는 것은 우식의 모태 감염을 줄여 줄 수 있고 그 효과는 다른 우식 예방법보다 높다는 것을 알 수 있습니다.

◆ Soderling 등은 Isokangas의 연구를 계속 진행하여 자일리톨 껌을 중단한 후에도 아이의 우식 위험이 계속 감소되는지 연구하였다. 그 결과 껌을 중단한 몇 년 후에도 불소나 항균제 처치를 받은 군에 비해 자일리톨 껌을 씹은 어머니군 아이들의 우식 위험성이 지속적으로 낮게 유지되었다[35].

◆ Honkala 등은 장애가 있는 어린이를 대상으로 한 연구에서 1년 이상 장기적으로 자일리톨 사탕을 섭취 시 우식 발생을 현저히 줄일 수 있다고 하였다[36].

⇨ 구강 위생 유지가 어려운 장애 아동에게도 자일리톨이 도움이 된다는 것을 알 수 있습니다.

◆ Milgrom 등은 우식을 예방할 수 있는 자일리톨 껌의 적정량에 대해 연구하였다. 연구에서 참가자들은 하루 0g, 3.5g, 7g, 10.5g의 자일리톨을 섭취하였는데 6개월 후 하루에 7, 10.5g 의 자일리톨을 섭취한 군에서 뮤탄스의 수가 현저히 감소된 상태로 유지되고 있었다. 3.5g 섭취군은 수의 감소는 있었으나, 통계적 유의성은 없었다. 단 10.5g 이상의 자일리톨 섭취에선 추가적인 이득이 없었다[37].

⇨ 자일리톨 껌을 많이, 자주 씹는 것이 도움이 됩니다. 비록 통계적 유의성이 없었다 할지라도 가끔씩이나마 껌을 씹어 주는 것 또한 우식 예방에 당연히 도움이 됩니다. 통계는 통계일 뿐.

042

자일리톨 껌, 이렇게 이용해 보세요.

시중에 판매하는 자일리톨 껌은 한 알당 대략 0.9~1.4g 정도의 자일리톨이 함유되어 있는 것으로 확인되었습니다. 앞에서 나온 Milgrom의 연구 결과를 고려해 보았을 때 7g 정도의 자일리톨을 섭취하기 위해서는 용량에 따라 평균 5~8개 정도의 자일리톨 껌을 씹으면 되겠습니다.

부모님, 특히 어머니들은 임신하셨을 때부터 자일리톨을 씹으면 좋습니다. 자일리톨의 진정한 효과는 6개월 정도 지나면 나오기 시작합니다. 6개월이 지나면 뮤탄스균의 충치 발생 능력이 현저히 떨어지기 때문입니다. 아이가 태어나도 껌을 계속 씹으세요. 단 자일리톨은 안정성이 입증된 물질이지만, 갑자기 다량을 섭취하게 되면 설사 등의 증상이 나타날 수 있습니다. 그러나 큰 걱정은 말고, 섭취량을 조금씩 늘려 주기만 하면 됩니다.

만 4살이 되기 전의 아이에게는 껌이 목에 걸려 위험할 수 있습니다. 제 경험상 만 4살은 갓 넘은 둘째 아이에게 자일리톨 껌을 먹여 보았는데 잘 씹지는 못하더군요. 만 6살인 첫째 아이는 껌이 처음이지만 잘 씹어 먹고 있습니다. 아이에게 처음 껌을 먹일 때는 옆에서 보호자가 지켜보고 있어야 합니다. 껌은 삼키는 것이 아니라 씹기만 하다 뱉어야 함을 것을 이해시키고자 노력하고, 매 식후 혹은 간식 후 등 하루 3~5회 정도 껌을 이용한다면 자녀의 충치 예방에 도움이 될 것입니다.

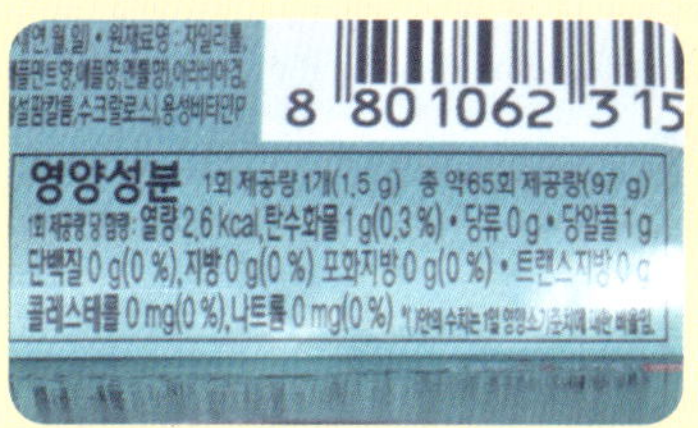
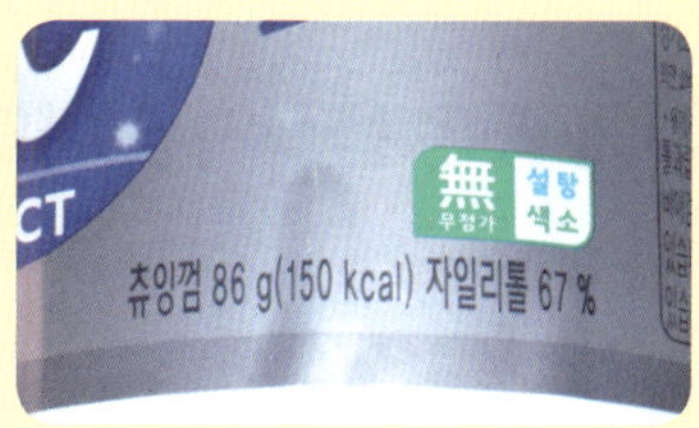

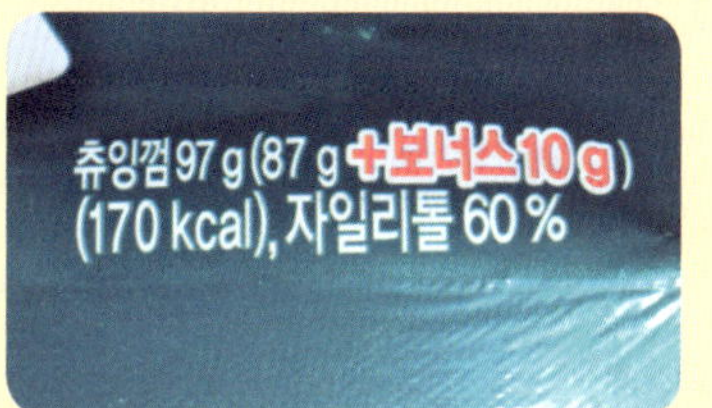

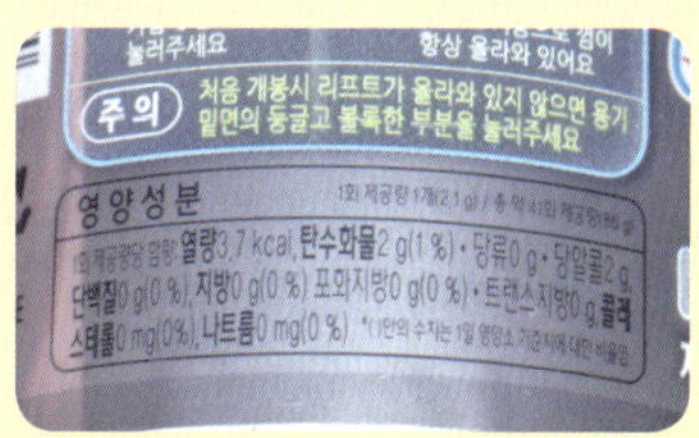

시중에 판매 중인 자일리톨 껌

판매 중인 자일리톨 껌의 자일리톨 함량이 모두 100%가 아니고 제품마다 각각 다르다는 것은, 찾아 보며 처음 알게 된 사실입니다. 좌측 제품은 껌 1개당 중량이 1.5g, 자일리톨 함유량은 60%이므로 낱개 1개에는 0.9g의 자일리톨이 들어 있으며, 우측 제품은 2.1g에 67%이므로 낱개 1개에 1.4g의 자일리톨이 들어 있는 것입니다. 지나치게 섭취할 시 설사를 일으킬 수 있는 성분인 당알콜의 양은 좌측이 1g, 우측이 2g이므로 초반에는 좌측 자일리톨을 씹다가, 적응되면 우측 자일리톨을 하루에 5알 정도 씹으면 적당할 것 같습니다. 자일리톨 껌으로 효과를 보고 싶다면, 이와 같이 성분 표를 보고 알맞게 섭취하면 되겠습니다.

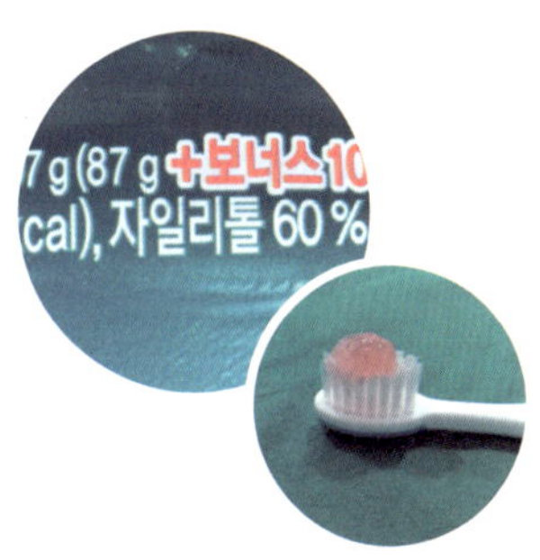

충치에 좋은 음식이 있나요?

원칙적으로 탄수화물이 들어간 모든 음식은 충치를 유발할 수 있습니다. 충치에 좋은 음식을 섭취하기보단 충치를 심하게 유발하는 음식을 피하는 것이 맞습니다. 신선한 야채와 채소도 소량의 당이 들어 있기 때문에 치아에 오래 남아 있으면 충치를 유발할 수 있습니다. 다만 정도의 차이가 있을 뿐, 식품 특성상 회복 능력에 도움을 주는 것이라면 충치 발생이 줄어들 수도 있습니다.

다음의 경우가 충치 위험이 낮은 음식의 특성입니다.

❶ 음식이 치아에 잘 달라붙지 않는다.

❷ 음식이 다소 딱딱하거나 질겨서 여러 번 씹어야 삼킬 수 있다.

⇨ 음식물을 씹는 행위 자체가 치아를 깨끗하게 청소할 수 있습니다. 또한 저작 활동이 길어지면 침 분비 또한 촉진됩니다.

❹ 철분, 칼슘, 인 등의 미네랄 성분이 많이 함유된 식품.

❺ 음식물에 함유된 영양소 중 탄수화물이 적거나 아예 없는 식품.

충치 때문에 잇몸까지 부어올랐다고 합니다.
많이 심한 건가요?

많이 심한 상태입니다. 충치가 뿌리 끝까지 진행해서 고름 주머니를 만든 상황으로 보입니다. 그대로 두면 아래에 있는 영구치에게도 영향을 미칠 수 있습니다.

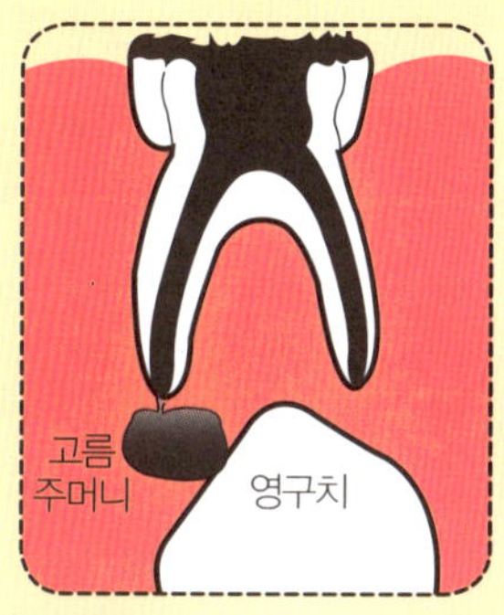

뿌리 끝까지 진행된 충치
세균이 우리 몸 안으로 들어오면 염증 반응에 의해 고름이 생기고 붓게 됩니다. 아래에 있는 영구치에도 악영향을 미칩니다. 즉시 신경치료를 하거나 치아를 뽑아내야 하며 시술 전 항생제 처치가 필요할 수 있습니다.

충치가 방치된 상태가 많이 진행될 경우 치아의 신경에까지 영향을 미칠 수 있습니다. 보통 그 전에 아이가 많이 아파하거나 아픈 부위를 손으로 만지는 등 알아챌 수 있으나, 잠시 지켜보는 사이에 충치가 신경까지 급속히 진행되는 경우도 있습니다. 신경에 심한 염증이 생기고 세균이 뿌리 끝을 넘어가면 우리 몸은 세균을 막기 위해 많은 면역 세포를 동원하여 이곳을 지키려 합니다.

이때 세균들과 싸우다 전사한 백혈구들이 모여 고름이 되는데 문제는 치아 뿌리 끝에 고름이 나갈 만한 공간이 없습니다. 쌓인 고름은 부어오르게 되고 더러는 잇몸 쪽으로 길을 만들어 고름 주머니가 생기기도 합니다. 이는 매우 심한 충치 상태이며 반드시 치료를 받아야 합니다. 처치가 안 될 경우 영구치의 형태와 맹출에 영향을 미칠 수 있음은 물론, 농양(고름)이 심해지면 드물지만 생명에 위협이 될 수도 있습니다.

반면 치아 사이 충치에 의해 음식이 끼어 잇몸이 부어오른 경우도 있습니다. 대부분 부어오른 부위의 음식물을 제거해 주고 충치치료를 하면 큰 문제없이 해결됩니다.

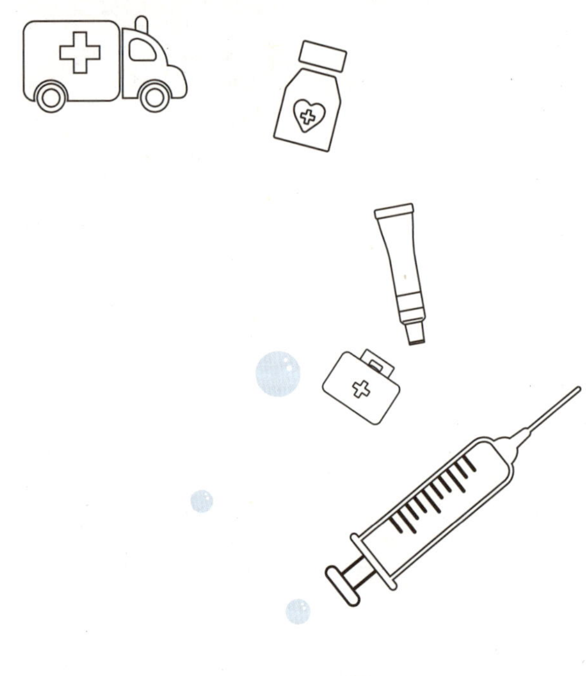

045

아이의 이가 너무 잘 썩는 거 같습니다. 양치질을 잘 시키는 데도요. 왜 이런가요?

다음의 사항을 확인해 보세요.

❶ 양육자에게 치료되지 않은 충치가 있지는 않은지요? 충치는 전염성 질환입니다.

❷ 설탕자당이 함유된 어린이 음료 등을 너무 자주 섭취하지는 않나요? 어린이 음료를 아이에게 주기 전, 반드시 내용물을 먼저 확인해 보시기 바랍니다. 대부분의 음료에는 우식을 유발할 수 있는 자당 성분이 들어가 있는데 반복적으로 자당에 노출되면 뮤탄스의 증식 및 활성을 매우 높아질 수 있습니다. 특히 이러한 노출은 음료의 양보다 횟수가 더 큰 영향을 미치며, 짧게 여러 번 섭취하는 것을 피해야 합니다.

❸ 실제로 아이가 양치질을 잘하고 있는지 확인이 필요합니다. 방 청소를 하는 데도 청소기를 돌린 후, 물수건이나 걸레로 바닥을 닦아 주어야 어느 정도 깨끗함이 유지되듯, 세균들이 끈적끈적하게 붙어 있고 치아 사이, 잇몸 틈새 등 세심한 관리를 요하는 복잡한 구조를 가진 치아를 닦는 과정은 적절한 힘, 요령과 정성이 필요합니다. 치과에 방문해서 아이가 이를 잘 닦고 있는지 확인해 보는 것이 좋겠습니다.

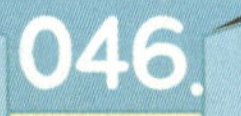

우리 아이는 저체중으로 태어난 미숙아입니다. 구강 관리에도 신경이 많이 쓰이는데 무엇을 주의해야 할까요?

저출산 문제와 더불어 미숙아도 증가한다고 합니다. 통계청에 따르면 2007년 전체 출산 중, 미숙아의 비율이 5%를 넘었으며 이후 꾸준히 증가하는 추세라고 합니다. 이는 고령출산, 다태아 출산 등이 원인으로 알려져 있습니다. 미숙아에게는 다양한 위험이 존재합니다. 태아가 모체에서부터 충분히 성장하고 태어난 경우 골조직과 치아를 이루는 영양분인 칼슘과 인이 축적되어 치아 발생 등의 큰 문제가 없으나 미숙아는 영양분의 축적이 부족해 치아 조직이 충분히 석회화되지 않았을 수 있습니다.

즉, 덜 단단한 치아의 구조적 결함이 발생할 수 있으며 충분히 석회화되지 않은 치아는 세균의 공격에 더 쉽게 파괴될 수 있습니다. 또한 침샘의 발달에도 영향이 미쳤다면, 침에 의한 자정 작용, 세균 억제 작용, 산성 물질의 중화 작용 등의 역할도 부족할 것입니다. 미숙아의 경우 미리 치과를 방문하여 구강 위생 및 예방 처치를 받는 것이 좋습니다.

장애가 있는 아이의 엄마입니다. 충치 관리가 힘든데 도움이 될 만한 정보를 알려 주세요.

장애 아동의 경우 보통의 아이들에 비해 구강 위생과 치료에 대한 협조를 얻기가 어렵습니다. 부모님이 적극적으로 노력을 하셔야 합니다.

❶ 아이의 치아가 맹출하기 전이라도 자일리톨 성분이 있는 거즈 등으로 입안을 철저히 닦아 주세요.

❷ 치아가 맹출하면 자일리톨 시럽을 하루 두 번, 3g 정도 먹이세요.

❸ 밥 외의 간식을 먹이지 마세요. 특히 과자나 자당 음료 등은 피해야 합니다. 정 먹어야 한 다면 식사 직후에 짧게 먹이세요.

❹ 조금 이른 나이부터4~5세경 양치질 시 소량의 불소가 포함된 치약을 사용하세요. 불소의 위험성 때문에 대부분의 시중 어린이 치약은 6세용부터 저농도의 불소를 포함하는데 우식 위험을 피하고자 하는 경우 조금 일찍 시작할 수도 있습니다.

위 사항은 우식을 줄이거나 막고자 하는 모든 부모님께 해당될 수 있는 예방법입니다.

048.

어금니 나올 자리가 부은 것 같아요.
아픈 것 같진 않아요.

치아가 맹출하기 몇 주 전부터 발생할 수 있는 증상으로, '맹출성 혈종'이 있습니다. 맹출성 혈종이 가장 흔하게 발생하는 부분은 제2유구치나 제1대구치 부위인데 치아가 아직 나지 않은 잇몸이 푸르스름하게 부어 있는 양상으로 나타납니다.

거의 대부분 치아가 맹출하면서 자연적으로 없어지는데 드물게 치아가 맹출한 이후에도 남아 있으면 제거해 주어야 할 수도 있습니다. 열이 나거나 크기가 계속 커지는 등의 문제가 없다면 일단 지켜보아도 됩니다.

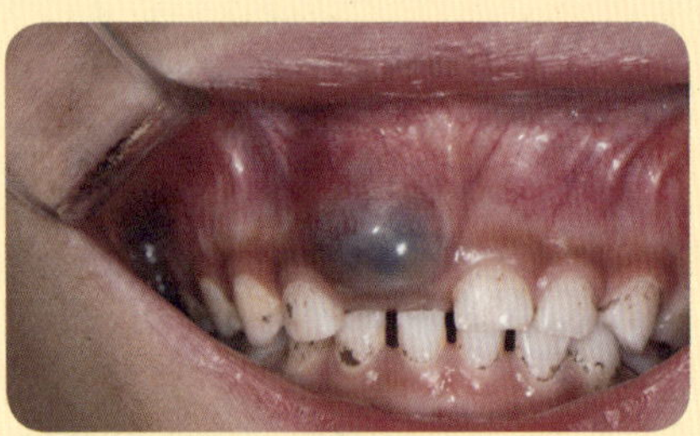

맹출성 혈종

아이 잇몸에서 피가 나요.

특별히 외상이 없어도 잇몸에서 피가 날 수 있습니다. 주로 치태나 음식물이 치아와 잇몸 사이에 끼어서 발생하는 '치은염증'의 경우가 많습니다. 연구에 따르면 보통 치은염증은 만 3살부터 시작된다고 알려져 있으며 전체의 약 1/3 정도 어린이가 염증 증상을 보인다고 합니다[39]. 다만 제 아이는 3살 전부터 양치질을 할 때 잇몸에서 피가 나곤 했습니다. 4~5살 이상의 어린이에게서는 50% 이상이 치은에 염증이 있다고 합니다.

치은염증의 주 증상이 출혈인데, 만약 양치질 도중 잇몸 사이에서 피가 난다면 치은염에 의한 출혈일 가능성이 높으며 이는 평소 양치질이 제대로 되지 않고 있음을 의미합니다. 피가 난다고 당황하거나 무서워 마시고 그럴수록 이를 더욱 잘 닦아야 합니다. 2~3일 정도 지나면 비슷한 세기로 양치질해도 피가 나지 않을 것입니다.

어금니 사이에 음식이 끼어 있고 그 부분이 부어 있으며 건드릴 때 피가 난다면, 이 사이에 음식이 끼어 염증이 생긴 것으로 양치질할 때 특히 신경 써서 닦아 주어야 합니다. 피가 나더라도 칫솔이나 치실 등으로 잇몸 안에 박혀 있는 음식을 빼내야 합니다. 치아 사이에 충치가 있어 상습적으로 음식이 끼는 경우도 많으므로 육안으로 보이는 치아 색깔이나 형태에 문제가 없는지 확인해 볼 필요가 있으며 잘 모르겠다면 치과에 방문해서 검사를 받아 보세요.

❶ 치태

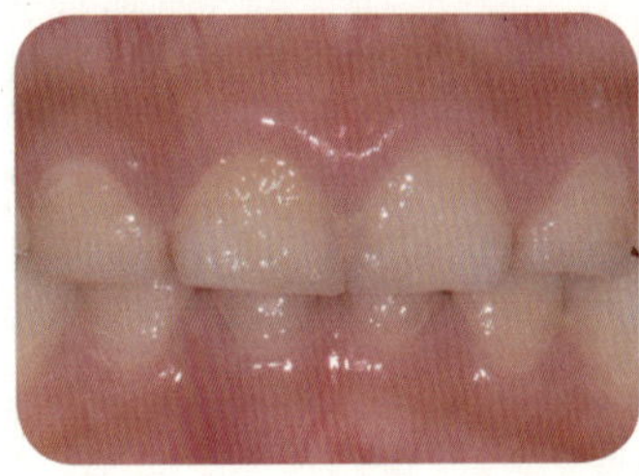
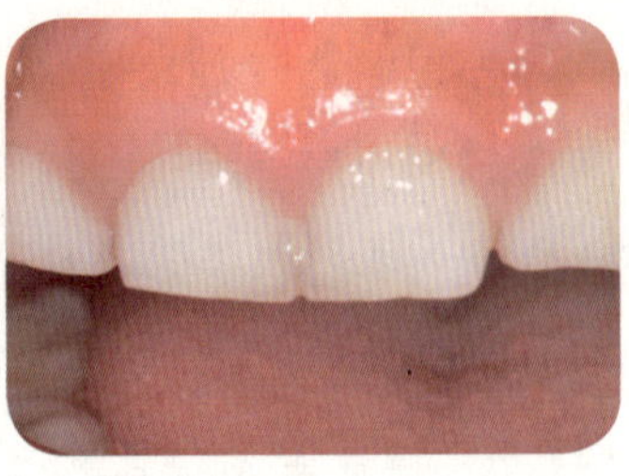

같은 어린이의 치아입니다. 치태가 끼어 있는 치아와, 치태를 깨끗이 닦아 낸 치아 비교 사진입니다. 치태가 끼면 치아 면이 누렇고 빛의 반사가 깔끔하지 않은 반면 깨끗한 치아 면은 색도 하얗고 빛의 반사도 깔끔하게 보입니다.

아이의 치아 면을 관찰합니다. 빛에 비춰 보기도 하구요. 만약 잇몸 경계 부위에 매끈하게 빛이 비치지 않고 얇게 무언가가 끼어 있다면, 그것은 치태일 가능성이 높습니다. 양치질을 열심히 해도 잇몸과 치아 사이는 잘 관리되지 않는 경우가 많습니다. 세심한 양치질이 필요합니다.

❷ 치아 맹출

치아가 구강 내로 모습을 보이려 할 때, 일시적으로 맹출할 치아의 경계 부위에 잇몸이 붓고 피가 나는 증상이 나타나기도 합니다. 새 이가 나오고 잇몸이 열리는 과정에서 약간의 출혈과 염증이 나타나기 때문입니다. 대부분 특이한 증상 없이 사라지기 때문에 걱정할 필요는 없습니다. 하지만 드물게 붓거나 열이 나는 경우가 있습니다. 이가 보이기 시작하면 양치질을 가볍게 해서 입안을 청결하게 유지해 주시고 열이 나거나 크게 부어오른다면 소아치과를 방문하세요.

❸ 구호흡

아이가 여러 가지 이유로 입을 벌리고 자는 습관이 있는 경우, 자는 동안 입안이 말라 버릴 수 있습니다. 특히 상악 전치부가 심하게 마르고 염증이 생길 수 있는데, 이때 잇몸이 눈에 띄게 부을 수 있습니다. 잇몸은 타액이 촉촉이 젖어 있어야^{획득 피막} 세균이 잇몸에 닿지 못해 세균 저항성을 증가시킬 수 있기 때문입니다. 세균뿐만 아니라 다양한 먼지와 이물질 등이 잇몸과 직접 맞닿는다면 그 자체로 원인이 되어 염증이 생길 수 있습니다. 따라서 아이가 입을 벌리고 자면, 상악 전치부 잇몸을 확인하고 이러한 습관을 없앨 수 있도록 원인과 해결 방법을 찾으셔야 합니다.

❹ 그 밖에도 **약물이나 전신 질환**에 의해 염증 발생이 빈번해지거나 심해질 수 있습니다. 면역 억제 약물이나 백혈병 등이 있을 경우 잇몸이 붓고 염증이 생길 수 있습니다.

어린이 잇몸 염증^{치은염}

치은염증은 대체로 아이가 3살 때 발견되며 붉게 부어오르거나 양치질 시 피가 나는 증상이 나타납니다. 치은염의 빈도는 아이의 나이가 많아질수록 높아지다 대략 10~12살이 되는 시점부터 다시 염증 수준과 빈도가 낮아집니다. 그러다 사춘기가 되면 호르몬의 영향으로 다시 잇몸이 붓고 피가 나곤 합니다. 발생은 남자아이에게서 더 높게 나타나는 경향이 있으며 Hugoson 등의 연구에 따르면 3살에는 64%, 5살에는 97%, 10살에는 74% 정도로 높은 유병률을 보인다고 합니다[40]. 발생 부위는 주로 잇몸 바깥쪽보다는 잇몸 안쪽^{혀 부위}, 특히 하악 잇몸 안쪽에 많이 발생하는데 10살이 되면 치아 사이 부위가 염증이 가장 빈번한 곳이 됩니다. 이는 결국 양치질이 잘 안 되기 때문입니다. 힘드시겠지만 자녀를 양치질시킬 때 혀쪽, 치아 면을 신경 써서 닦아 주시기 바랍니다.

아이에게서 입 냄새가 나는 것 같아요.

어린아이의 구취는 굉장히 빈번히 발생합니다.

원인은 다음의 몇 가지 정도를 들 수 있습니다.

❶ 음식물이나 치태가 잇몸이나 혀에 침착되어 발생

❷ 심한 충치에 의해 발생

❸ 코에서 분비되는 분비물이 혀 뒷부분에 남아 부패하는 경우

❹ 드물게 전신 질환 등이 있는 경우

제시된 원인은 모두 박테리아에 의해 단백질이 분해되면서 발생합니다. 박테리아 중, 일부 종들은 단백질을 분해해서 황이 함유된 화합물을 형성하는데 이 황 화합물이 구취의 가장 큰 원인으로 작용합니다.

Amir 등은 구취가 심한 5~12살 어린이를 대상으로 구취 원인에 대해 평가를 실시하였습니다 [41]. 연구 결과 구강 내 악취는 혀 후방 부위의 악취의 정도와 가장 큰 상관관계를 보였으며 치아에 부착된 치태의 양과도 밀접한 관련이 있었습니다.

Villa 등은 6~16살 어린이들을 대상으로 구취에 영양을 미치는 요인에 대해 검사하였습니다 [42]. 연구 결과, 전체 어린이 중 40% 정도가 구취를 보였으며 그 빈도는 여자아이의 경우, 치태 침착이 심할수록, 나이가 많아질수록 심해진다고 나타났습니다.

다른 연구에서 Paryavi-Gholami 등은 부모로부터 구취가 심하다고 의뢰된 아이들을 대상으로 타액 내 세균의 검사를 실시했습니다[4]. 연구 결과 부모로부터 구취가 심하다고 의뢰된 아이들은 그렇지 않은 아이들에 비해 실제로 황 화합물을 생성하는 세균의 수가 더 많았으며 전체 세균에서의 비율 또한 유의하게 높다고 하였습니다.

세균이 분해하는 단백질의 원천은 음식물 그리고 구강 후방의 비강코에서 분비되는 분비물, 쉽게 말하면 콧물입니다. 비염, 축농증이 있는 아이의 경우 분비물의 양이 증가하여 분비물 자체에 의한 구취와 분비물이 구강 내에 일부 유입되고 혀에서 발효되어 구취가 생길 수 있으므로 비염이 있는 아이는 이비인후과 치료를 받으면 구취가 줄어들 수도 있습니다.

그런데 실제로 아이의 구취가 심하지 않은 데도 구취의 정도를 심각하게 느끼고서 이 문제를 걱정하는 부모님이 흔하다는 게 흥미로운 점입니다. 5살 이상 12살 이하 어린이에서 이루어진 연구[4]에서 참여한 아이 중 실제 구취가 있는 아이는 23%였던 반면, 부모가 느끼기에 구취라고 생각한 경우는 61%로 나왔습니다. 구취는 객관적 지표도 중요하지만, 주관적 생각이나 느낌도 중요하게 작용하기 때문에 구취가 있다고 느껴진다면 치과에 방문하셔서 검사를 받아 보는 게 좋습니다.

치과를 당장 방문하기 어렵거나 매우 심하지 않은, 애매한 구취 수준이라면 손목을 혀로 핥고 그 냄새를 맡아 보세요. 객관적이지는 않아도 그나마 널리 쓰이는 자가 진단법 중 하나입니다. 이전 연구에서 치실을 이용해 냄새를 맡는 방법 등도 있었지만, 다른 방법에 비해 손목을 핥는 것이 실제 구취 수준과 가장 유사한 관련성을 보인다고 하였습니다[45].

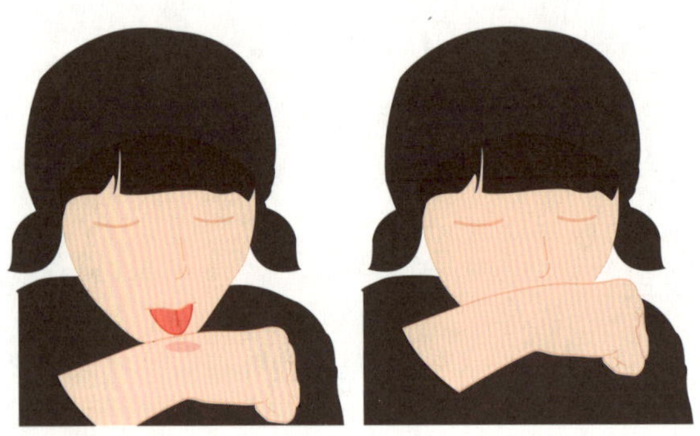

자가 구취 측정법
혀로 손목을 핥은 다음, 그 냄새를 맡음으로써 자가 구취 측정법 중 가장 신뢰성이 높은 방법입니다.

부모님을 위한 정보. 구취에 대한 상식

구취에 영향을 미치는 요인들

❶ **흡연** : 담배 연기 속에 들어 있는 화학 물질들은 직접적으로 구취를 유발할 수 있습니다. 흡연자에게서 볼 수 있는 치아의 착색 등은 세균이 달라붙어 살기 쉽기 때문에 이차적으로 구취를 유발합니다.

❷ **음식물** : 마늘, 고추, 파, 겨자 등은 구취를 유발하는데 특히 마늘은 우리 몸에서 대사된 후 마늘의 악취 성분이 혈액 내에 남아 폐를 통해 구취를 유발할 수 있다고 합니다. 그렇다면 양치질만으로는 부족하겠군요.

❸ **월경, 임신 등의 호르몬 변화** : 여성은 월경기가 되면 구취를 유발하는 구강 내, 황 화합물의 양이 3배가량 증가한다고 합니다. 임신 시에는 잇몸이 쉽게 붓고 약간의 치태에도 잇몸이 과잉 반응하는데 이때 잇몸에 출혈이 생기면 세균들이 혈액을 발효시켜 구취가 증가합니다.

❹ **장시간의 공복, 수면** : 음식 섭취를 못 하거나 장시간 수면을 취한 경우 자극성 침의 분비가 적고 입안이 건조해져서 구취가 일시적으로 증가합니다.

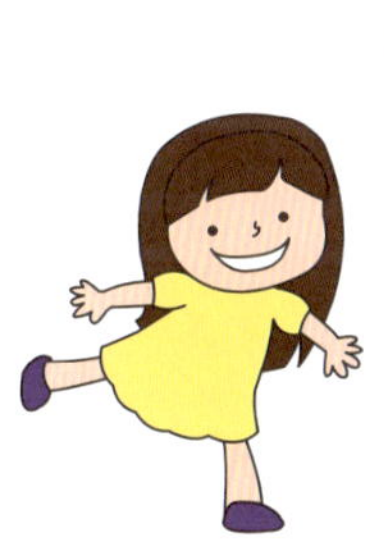
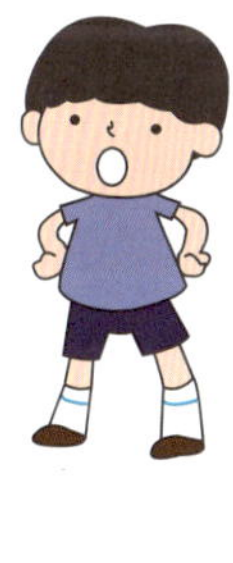

051

구취가 나는 거 같아요. 부끄러워서 물어 보기도 어렵습니다. 어떻게 해야 하나요?

구취가 나는 것 같다면, 다음의 4가지 증상이 있는지 한 번 확인해 보세요.

❶ 축농증
❷ 역류성 식도염
❸ 치은염증
❹ 충치

축농증, 비염에 의한 농이 코를 넘어 입으로 오면 구취가 심해질 수 있습니다. 만약 코가 자주 막히고 문제가 있나요? 이 경우에는 이비인후과에서 진료를 받아 보세요.

역류성 식도염 위로부터 신물이 목구멍으로 자주 넘어온다면 역류성 식도염을 의심해 볼 수 있는데 이는 구취의 원인 중 하나입니다. 저도 예전에 과음을 자주 하던 시절, 역류성 식도염으로 고생한 적이 있는데 신물이 넘어오면 입안 가득 신맛이 느껴지고 찝찝함이 남았습니다. 내과에서 내시경 검사를 받고 약을 먹어서 많이 나아졌습니다. 역류성 식도염이 심하다면 내과 치료를 받아 보세요.

치은염증 혹 양치질 할 때 피가 섞여 나오지는 않은가요? 만약 그렇다면 치은염증이 생각보다 심한 경우로 의심됩니다. 치과에서 스케일링을 받으세요. 스케일링은 치과치료 중 가장 저렴하면서도 효과가 높은 치료 중 하나입니다. 치료를 받고서 하루 이틀 정도만 지나면 구취가 줄어드는 것을 느낄 수 있을 것입니다.

충치 치료되지 않고 심하게 썩어 있는 치아가 남아 있나요? 충치를 제거하면 구취가 많이 줄어들 겁니다.

그래도 구취가 나는 것 같다면, 정말 나에게 구취가 있는지 가족에게 직접 한 번 물어 보세요. 의외로 구취에 대해 과하게 고민하는 분들이 많기도 합니다.

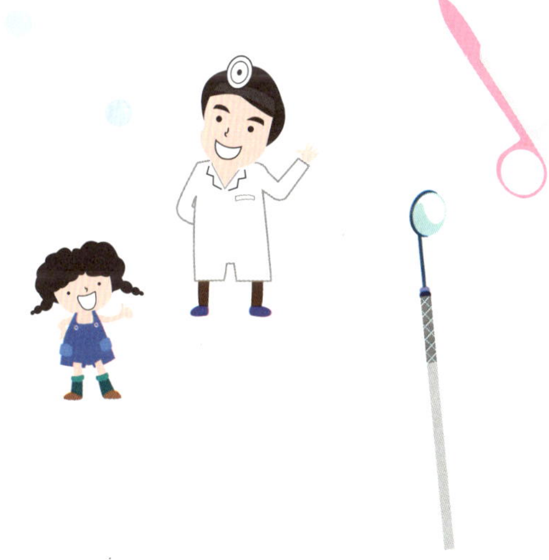

052

혀가 짧은 것 같아요. 혀의 인대가 혀끝에 붙어 있는 것 같은데 수술해야 하나요?

혀끝에 붙어 있는 조직을 '설소대'라고 합니다. 아이가 영어 공부 등을 하는 데 발음이 문제가 된다고 한동안 이 설소대를 절제하는 경우가 많이 있었습니다. 설소대가 혀끝까지 단단히 붙어서 혀의 움직임을 제한하는 경우가 있는데 이를 설소대 강직증 Tongue tie 이라고 합니다.

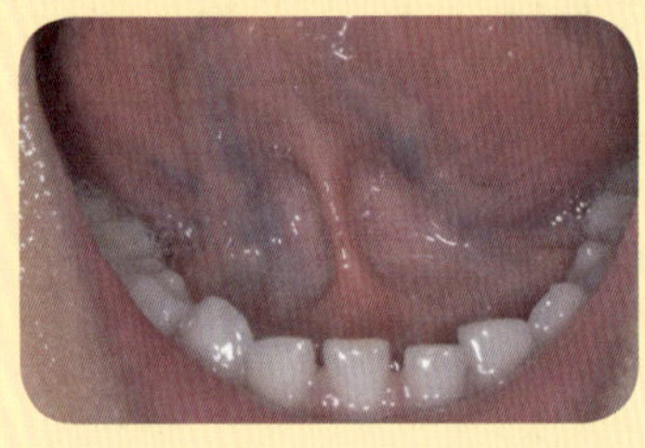

정상적인 설소대
설소대 소대 끝이 혀의 중간쯤에 붙어 있고 혀가 입천장에 충분히 닿을 수 있어야 합니다.

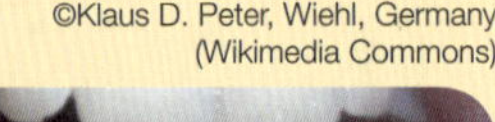
©Klaus D. Peter, Wiehl, Germany
(Wikimedia Commons)

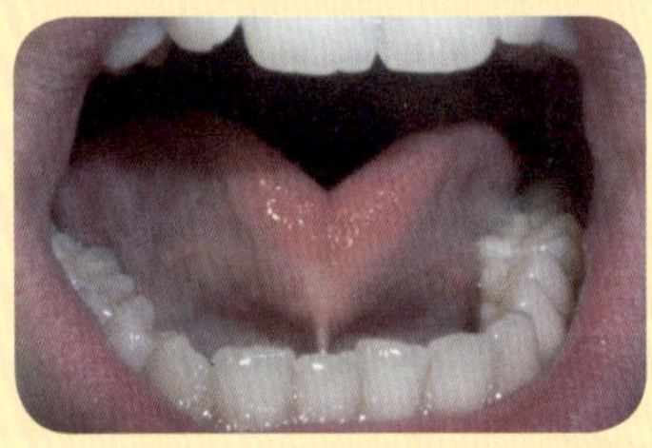

정상적 운동에 장애가 되는 설소대
아이의 설소대가 혀끝까지 연결되어 있어 혀의 움직임에 어느 정도 제한이 있을 수 있습니다. 혀를 들어 올렸을 때 알파벳 V 또는 W 형태로 모양이 변하는 것을 확인할 수 있습니다.

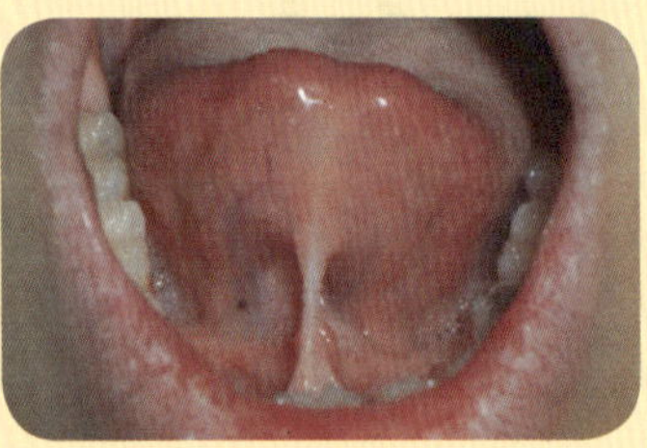

사진과 같이 소대가 과도하게 두꺼워 혀의 운동이 제한되는 경우에도 절제를 할 수 있습니다.

보통 5% 내외의 어린아이에게서 나타나며 여자아이에 비해 남자아이가 2배 정도 높게 나타납니다. 유전성은 확인되지 않았습니다.

설소대 강직증이 있으면 어떤 문제가 있을 수 있나요?

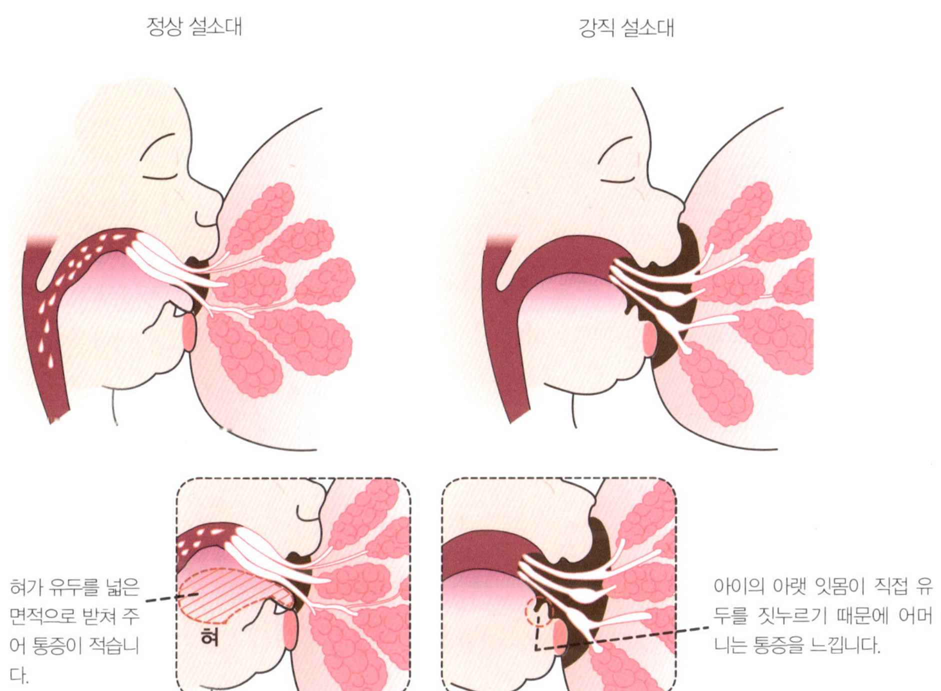

설소대 강직증이 수유 시 미치는 영향

정상적인 설소대를 가진 혀는 수유 시 유두의 하방을 받치며 넓은 면에 걸쳐 유선을 자극함으로써 모유가 잘 나올 수 있게 도와줍니다. 반면 설소대에 의해 혀가 강직된 아이는 혀가 앞으로 나올 수 없어 유두를 받쳐 줄 수가 없습니다. 대신 상·하악 잇몸의 좁은 면으로 유선을 자극해서 젖을 빨기 때문에 어머니는 통증을 느끼게 되고, 모유도 충분히 공급되지 않아 아이 역시 수유에 어려움을 겪게 됩니다.

설소대 강직증이 있으면 모유 수유에 어려움을 겪을 수 있습니다. 아이가 모유를 먹을 때, 혀가 이동해서 아직 치아가 나지 않은 하악 잇몸 상방에 위치해 유두 아래를 받치게 되는 반면, 설소대 강직증으로 혀가 이동하지 못해 유두가 상·하악 치은 사이에 위치하게 되면 아이의 무는 힘 때문에 어머니는 통증을 느끼게 됩니다. 아이도 혀가 마음대로 움직이지 않으면 젖을 빨기가 힘들어 한 번 수유 시 모유를 섭취하는 양이 줄어들고 이는 잦은 모유 섭취로 이어져 어머니와 아이 모두 힘든 상황이 됩니다. 모유 수유를 포기하는 원인이 되기도 합니다.

조금 더 성장하면 발음에 문제가 생기기도 합니다. ㄹ, ㅈ, ㅊ 등 혀의 운동이 필요한 경우 발음이 어려울 수도 있습니다.

진단은 어떻게 하나요?

혀를 위로 들어 올렸을 때, 혀 끝부분까지 설소대가 연결되어 있어 입천장에 혀가 닿지 않고 알파벳 W를 뒤집어 놓은 형태를 보이면 설소대 강직증을 의심해 볼 수 있습니다.

처치는 어떻게 하나요?

설소대를 절단하면 운동성은 어느 정도 회복됩니다. 절단 시술 자체는 복잡하지 않지만 혀 하방에 혈관과 신경 등이 분포하기 때문에 경험 있는 전문의에 의한 시술이 필요합니다.

설소대 강직증이 있으면 반드시 절제술을 받아야 하나요?

시술 필요 여부는 소아치과 전문의의 상담을 받는 것을 추천합니다만, 수유 시 장애나 발음에 영향을 미친다는 명백한 증거가 없는 한 굳이 절제 수술을 꼭 해야 하는가에 대해서는 저도 의문입니다. 출산 후, 모유 수유를 하는 어머니는 혹시 아이가 설소대 강직증을 보이거나 이로 인해 수유 시 통증이 생기더라도 급히 수술을 결정하지는 마시고 2~3일 정도 아이에게 시간을 줘 보시길 바랍니다. 3일 동안 아이는 강직된 혀로 수유하는 것에 적응할 수도 있습니다.

하지만 며칠 동안의 노력에도 수유를 계속할 수 없을 만큼 고통과 불편함이 수반된다면 이때는 절제술을 받아야 합니다. 심하게 불편하지 않다면 사실 성장 과정에서 대부분의 설소대는 뒤로 밀리게 되어 어느 정도 운동성이 회복되기 때문에 3~4살까지는 한 번 기다려 보세요. 3~4살이 되면 발음에 문제가 있는지 관심 있게 지켜보고, 문제가 있다면 그때는 수술을 고려해 보시기 바랍니다.

혹시 설소대 절제 수술을 받으셨다면 - 수술 후 주의사항

아이가 설소대 절제 수술을 받았다면, 수술 효과를 유지하고 설소대가 본래 위치로 다시 부착되지 않게 하기 위해 수술 후 부모님은 아이가 혀를 입천장에 닿게 하는 연습을 할 수 있도록 지도해 주어야 합니다. 방법은 입을 크게 벌린 채로 아이에게 혀를 상악 전치의 안쪽 벽에 닿게 하도록 유도해 보세요.

어느 정도 큰 아이라면 수술 후 시간이 지날수록 점점 더 뒤쪽 입천장에 혀를 닿게 하도록 지시하시고, 적응이 되면 입천장에 혀를 닿은 채로 입을 다물고 침을 삼키는 연습을 2~3개월간 하루 10분 정도 연습하게 하는 것이 좋습니다. 이 연습을 2~3개월 동안 하는 것이 힘들다면, 적어도 최소 2주 정도는 할 수 있도록 지도해 주시기 바랍니다.

053

윗입술을 들추면 잇몸까지 연결된 살이 있는데, 이 살이 치아로 내려온 거 같아요. 수술해야 하나요?

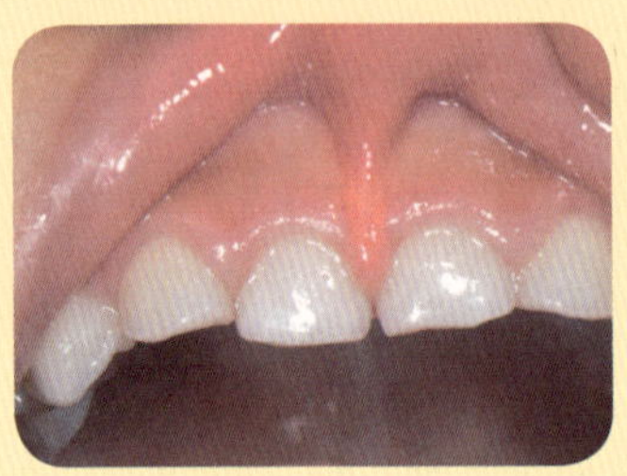

순소대

성장 중인 어린이의 순소대는 사진과 같이 상악 중절치 치아 사이에 연결되어 있습니다. 장차 상악 뼈가 하방으로 성장하면 순소대는 상대적으로 위쪽으로 위치할 것입니다.

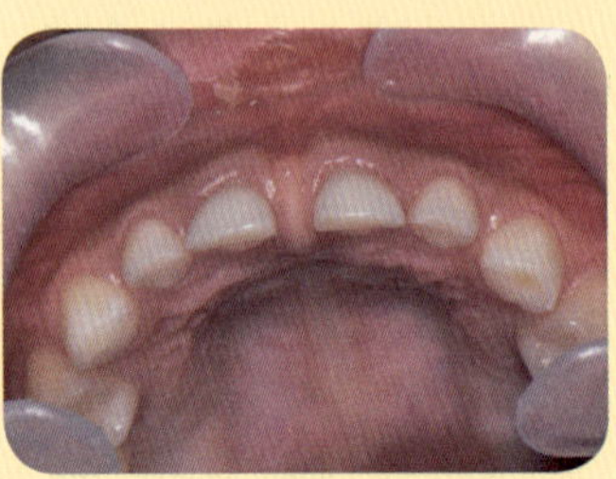

순소대가 안쪽까지 단단하게 연결되어서 치아 사이가 벌어져 있습니다. 치조골이 충분히 성장해서 소대가 위로 올라가고 공간도 사라졌으면 좋겠습니다만, 그렇지 않을 가능성이 높아 보입니다.

윗입술에 붙어 있는 조직을 '순소대'라고 합니다. 유아기에 순소대는 상악 치아 맹출 부위에 매우 가까이 붙어 있는데, 시간이 지나면서 치아 맹출과 치조골 성장에 의해 상대적으로 위로 올라가게 됩니다. 보통 순소대에 의한 문제는 유치가 빠지고 상악 중절치가 맹출한 7살 이후에 발생하기 때문에 평가 및 처치도 이 시기가 지나고 하는 것이 맞습니다.

순소대는 크게 두 가지 형태로 구강 내 문제를 일으킬 수 있는데 첫 번째는 강한 소대로 인해 윗입술이 잘 다물어지지 않는 경우, 두 번째는 상악 중절치 사이 공간이 생기는 경우입니다. 소대가 짧고 단단해서 윗입술의 운동이 제한되는 경우, 비교적 간단한 절제술로 해결할 수 있습니다. 만약 입천장 부위까지 연결된 순소대에 의해 견치 맹출 후에도 중절치 사이 공간이 있다면 교정 처치로 공간을 없애 준 다음 소대 제거술을 받아야 합니다.

견치 맹출 전까지는 공간이 어느 정도 줄어들거나 없어질 가능성이 있으나 견치 맹출 후에도 남아있는 공간은 자체적으로 해결되지 않습니다. 한국인의 정서상 전치 사이에 공간이 있으면 복이 나간다는 속설이 있어 예민하게 받아들이시는 분들이 있습니다.

집에서 간단하게 진단하기

아이의 영구치가 난 후에도 상악 중절치 사이 공간이 벌어진 경우가 있습니다. 아이를 눕힌 후, 윗입술을 당겨 보고 소대가 연장된 정도를 평가하는데 만약 윗입술을 위로 쭉 당겼을 때, 치아의 안쪽 면인 입천장까지 하얗게 변색되거나 비정상적으로 소대가 넓어 치아 사이 공간이 4mm 이상 있다면 제거 수술이 필요할 수 있습니다.

수술 시기 및 방법은 주로 견치 맹출 즈음해서 실시하는데 보통의 경우 교정 처치를 먼저 시행합니다. 교정으로 벌어진 공간을 닫은 다음 수술을 해야 수술 후 발생할 수 있는 반흔 조직을 막을 수 있기 때문이지요. 하지만 소대의 연장 부위가 입천장까지 가지 않고 넓이도 1mm 수준으로 좁다면 중절치에 공간이 메워질 가능성이 크므로 견치 맹출 시까지 기다려 볼 수도 있습니다.

054

아이 입술에 뭐가 나서 병원에 갔더니 점액종이래요. 제거해야 한다고 하는데 어떻게 해야 하나요?

입술, 입천장, 혀 하방 점막 조직 등에는 작은 침샘_{소타액선}이 많이 존재합니다. 피부 조직의 땀샘처럼 표면 하방에 침을 만드는 침샘이 있고, 작은 관을 통해 밖으로 조금씩 분비됩니다.

아랫입술은 일상생활에서 저작이나 외상 등에 의해 가장 손상이 빈번하게 일어날 수 있는 부위인데 만약 손상에 의해 침샘의 분비관이 막히게 되면, 침샘이 적절하게 분비되지 못하고 안에서 쌓이게 됩니다.

©Dozenist(Wikimedia Commons)

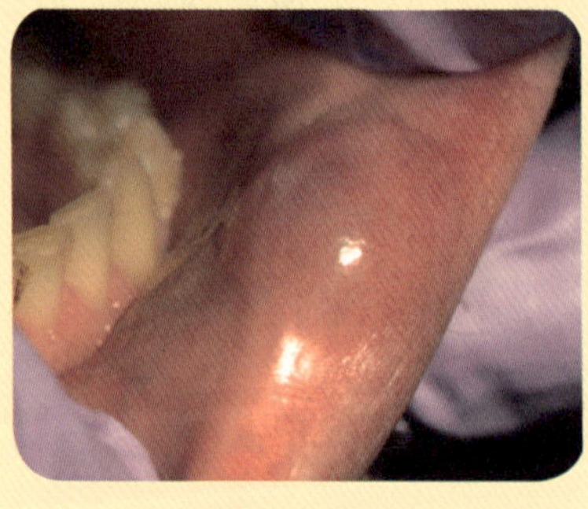
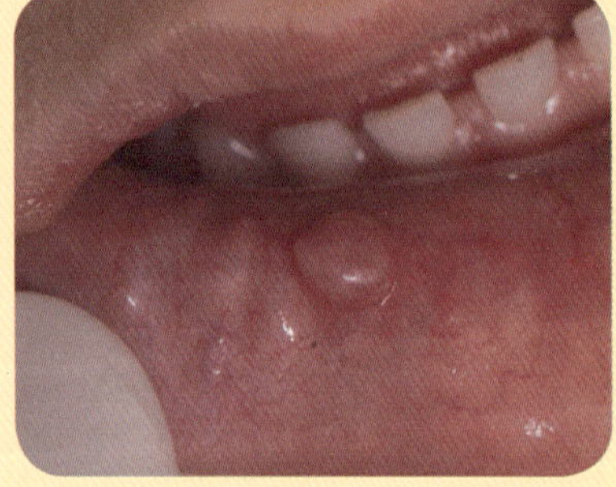

입술에 생긴 점액종
입술의 작은 침샘이 저작 등에 의해 다쳐서 막힌 경우 사진과 같이 점액종이 생길 수 있습니다.

아랫입술 외 혀 하방 점막, 치은 하방 점막 등도 외상에 의해 손상되기 쉬운 곳입니다.

집에서 진단하기

아이의 입술, 혀 밑 점막 등에 작고 둥근 것이 생겼는데 하루 이틀 시간이 지날수록 조금씩 커지는 것 같다면 점액종을 의심해 볼 수 있습니다. 염증 또는 감염 반응과는 관련이 없기 때문에 점액종 때문에 열이 나지는 않습니다. 분홍색 또는 하방 혈관이 비쳐 보이기 때문에 진한 파란색으로 보이기도 합니다. 아이가 일부러 터뜨리거나 저작 운동으로 터지기도 하는데, 이럴 경우 하방에 궤양이 생겨 약 일주일 정도 불편할 수 있으며 결국 나중에 다시 생기곤 합니다.

시간이 지날수록 크기가 커지나 대부분 직경 1cm 이하에서 발견되며 드물게 혀 하방 점막에서 이보다 큰 점액종이 생기기도 합니다. 이를 '하마종'이라 부르며 마찬가지로 수술로 제거해야 합니다.

©Ph0t0happy(Wikimedia Commons)

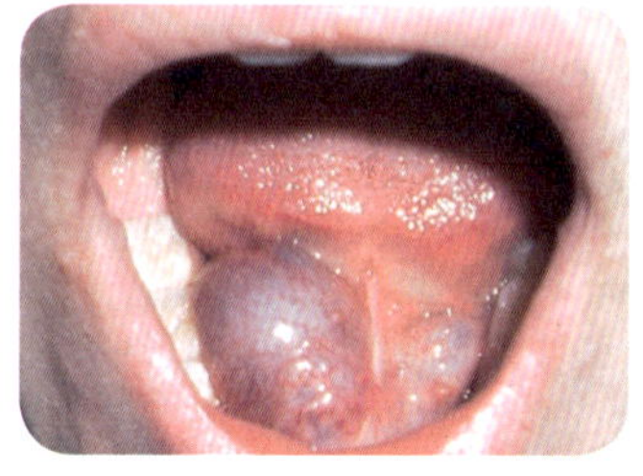

하마종
혀 하방에 생긴 점액종을 하마종이라고도 부릅니다. 점액종보다 크기가 더 크고, 수술로 제거해야 합니다.

055

입안이 헐어서 밥을 못 먹어요.

우선 구강 내 궤양성 병소의 진단과 처치는 소아치과나 소아청소년과를 방문해서 진료를 받는 게 좋습니다. 아이들의 구강 내에서 궤양을 만드는 원인에는 대표적으로 헤르페스 구내염, 수족구병 등이 있습니다.

헤르페스 구내염 또는 수족구병에 의해 발생하는 구내염은 구강 내 점막 조직에 노란색 궤양성의 둥근 병소가 생기며 쓰린 증상 때문에 아이가 밥을 못 먹거나 힘들어 하는 경우가 많습니다.

출처 : 베이비트리

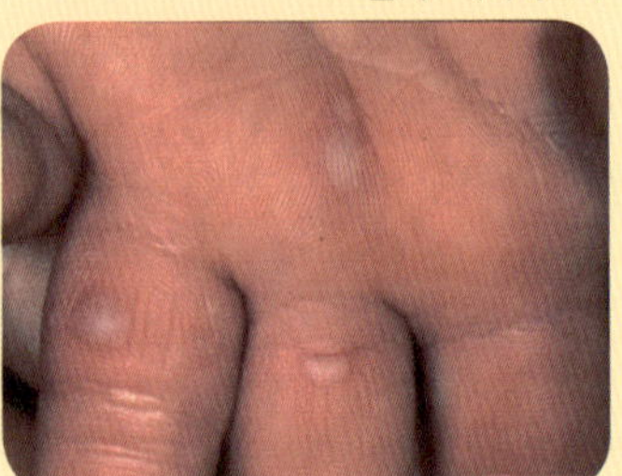

수족구병
구내염을 일으키는 대표적인 병으로 입천장, 혀, 입술에 발생한 구강 궤양 및 손, 발에 수포 형성의 특징을 보입니다.

대부분 10~14일 정도 경과 후 자연적으로 없어지곤 하나 감기나 다른 부위의 질환이 수반되는 경우도 있습니다. 아이는 약 7~10일 동안 음식물 섭취를 힘들어 할 것입니다. 너무 아파해서 밥을 못 먹을 경우에 아이를 데리고 치과에 가면 병원에서는 점막 조직에 도포마취제를 바르는 등의 조취를 취해 통증을 조절하여 음식 섭취를 가능하게 할 수 있습니다.

하지만 집에서 마취제를 잘못 사용하면 마취제가 목구멍으로 넘어가 목을 마취시킴으로써 음식을 잘못 삼켰을 때 기도를 보호하기 위한 기도 반사가 적절하게 일어나지 않을 위험성이 생길 수 있습니다.

산성을 띄는 오렌지주스나 탄산음료 등은 통증을 증가시키므로 피하는 게 좋으며 찬물이나 찬 음료 등은 통증을 다소 경감시킬 수 있습니다. 통증이 심한 경우라도 2차 감염을 예방하기 위해 구강 위생을 철저히 유지해야 하며 이때 힘들어도 가벼운 양치질 및 입안 헹굼을 하는 등의 청결 유지를 위한 노력을 해야 합니다.

전염성이 있으므로 아이를 격리하고 위생을 잘 유지하는 게 가장 중요합니다. 수족구병은 강한 전염성을 가지며 한 번 발생하면 어린이집과 소아청소년과가 난리가 납니다. 그만큼 강한 전염력을 보이는 질환입니다. 마찬가지로 청결한 구강 상태를 유지하며 버티는 방법 밖에 없습니다.

만약 2주 이상 궤양성 질환이 계속된다면, 다른 질병이 의심될 수 있으므로 반드시 소아청소년과를 방문하시기 바랍니다.

외상

056

어린이의 치아 외상?

아이의 치아 외상은 주로 넘어지거나 어딘가에 부딪쳐서 발생합니다. 아이는 약 생후 12개월부터 지지할 만한 것을 잡고 일어서기 때문에 이때부터 외상 위험이 증가하고, 안정적인 보행을 하는 시기인 36개월경까지 외상이 빈번하게 나타납니다. 주로 상악 유중절치 및 전치부 치아들과 입술, 턱 등에 손상을 입게 되는데 이는 상악 전치부의 방향이 약간 밖으로 뻗어 있고, 자연스레 아이는 위에서 아래로 넘어지기 때문입니다.

더 성장한 초등학교 1~3학년 저학년 아이들은 영구 전치 손상이 자주 일어납니다. 유치와 차이가 있다면 유치열기에는 뼈 조직이 말랑말랑해서 치아가 통째로 빠지거나 흔들리는 경우가 많은 반면 영구치열은 치아의 일부가 깨지거나 부러지는 '파절'이 많이 생긴다는 것입니다. 치아 외상은 다음 그림과 같이 몇 가지로 분류할 수 있습니다.

치아의 파절

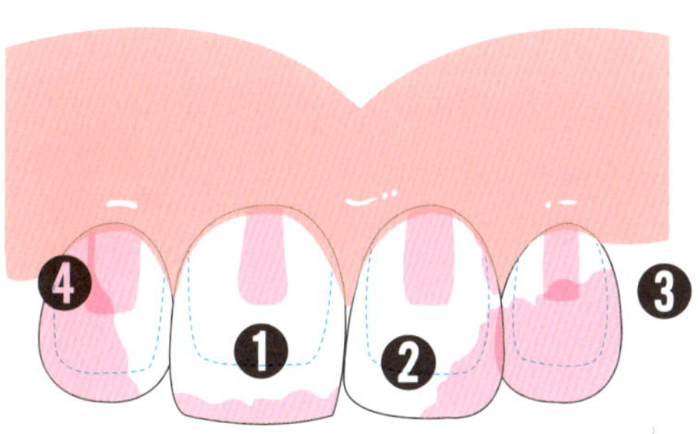

❶ **법랑질에 국한된 파절** : 상아질까지는 이행되지 않은 파절로 치아를 만지거나 때리면 약간의 통증이 느껴지기도 합니다. 증상이 거의 없으나 찬물을 마실 때 약간의 시린 증상이 느껴질 수 있고 시간이 지나면 대부분 괜찮아집니다.

↪ **치료** : 파절의 양에 따라 차이가 있을 수 있으나 날카로운 부위를 부드럽게 갈아 준다거나 레진 등의 재료로 본래 치아 형태와 비슷하게 회복할 수 있습니다. 흔하지는 않지만 치아의 내상으로 신경이 죽는 경우가 발생하기도 합니다. 그런 경우 치아의 색깔이 어둡게 변하며 치과에서 신경치료를 받아야 합니다.

❷ **치수 노출은 없는 상아질까지의 파절** : 파절이 상아질까지 영향을 미쳤다면, 치아의 시린 증상 및 통증이 심할 수 있습니다. 특히 찬 바람에 쏘이거나 찬물, 더운물을 마실 때 치아에 통증을 느끼며 파절된 치아 하방으로 붉은 치수가 비쳐 보이기도 합니다.

↪ **치료** : 치수가 노출되지 않더라도 파절편이 깊을 경우 신경치료를 해야 할 가능성이 높습니다. 우선 상아질이 노출된 부위의 시린 증상을 완화시키기 위해 약재를 도포하거나 레진치료 등을 받을 수 있습니다. 치아의 부러진 파절편치아가 부서진 조각이 있어만약 산산이 부서지지 않았다면, 그것을 가지고 치과를 방문하면 경우에 따라서 다시 붙일 수도 있습니다. 레진 등의 재료로 수복한 후에도 지속적 시린 증상이 나타난다면 신경치료를 해야 합니다.

❸ **치수가 노출된 치관 파절** : 심한 통증과 불편함이 수반됩니다. 손상 직후에는 일시적으로 통증을 느끼지 못할 수 있으나, 시간이 지날수록 고통은 심해질 것입니다. 파절된 치아 내부에서 출혈이 나타나며 자극에 매우 민감해집니다. 즉시 치과에 내원해야 합니다.

↪ **치료** : 치과에서는 파절의 정도와 치아의 위치 변화 등을 확인하기 위해 방사선 검사를 시행할 것입니다. 치료 가능성이 있는 경우 신경치료 후 경과 관찰을 하는데 신경치료는 경우에 따라 당일 처치 또는 충분한 시간을 두고 2~3회 이상 경과를 관찰할 수도 있습니다.

❹ **잇몸 하방까지 진행한 파절** : 파절선이 잇몸보다 하방에 있는 경우 대부분 파절 부위는 확인되지만 파절편이 잇몸에 달랑달랑 붙어 있는 채로 치과에 오는 경우가 많습니다. 얼

마나 깊게 파절됐는지에 따라 치아의 운명이 달라지는데 대개 처치가 어렵습니다.

⮑ **치료** : 대부분 치수가 노출되거나, 아니면 이미 거의 노출된 상태입니다. 잇몸 아래로 깊게 파절되지 않은 경우 신경치료 후 잇몸의 일부를 잘라내는 방식으로 파절선을 노출시키고 보철을 합니다. 파절선이 깊으면 치아를 뽑게 될 확률이 높은데 경우에 따라서 살려 두고 쓸 수 있는 데까지 쓰기도 합니다. 그래도 오래 쓰지 못할 가능성이 높습니다.

❺ **치근 파절** : 어린아이에게서 흔히 발견되지는 않습니다. 편의상 파절의 깊이에 따라 대략 3단계 정도로 분류할 수 있습니다.

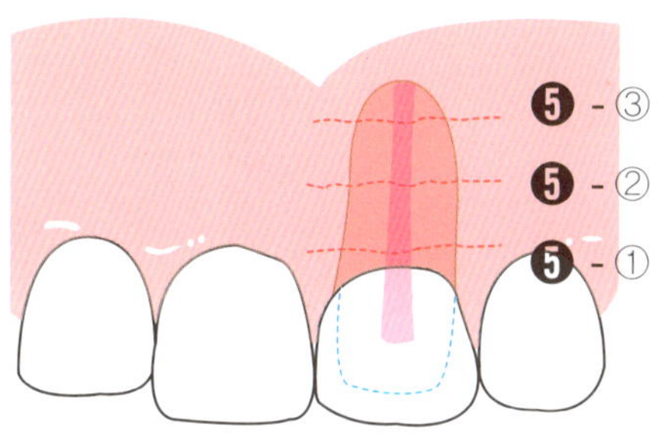

치근 파절의 분류
아이에게서는 드물게 나타나는 치근 파절은 대략 3단계 정도로 분류할 수 있습니다. 위치에 따라 치아의 예후가 달라집니다.

❺-①. **치관부에 가깝게 발생한 치근 파절** : 최악의 경우입니다. 파절 상방과 하방 모두 살릴 수 없는 경우가 대부분이며 파절 상방의 치관 부위는 손으로 흔들면 흔들거립니다. 흔들 때마다 잇몸에서는 피가 스며져 나오고 손상 이후 치아 동요에 의해 뿌리 부위와 상단부의 접촉이 심하게 틀어집니다.

⮑ **치료** : 거의 발치합니다.

❺-②. **치근 중심 부위의 치근 파절** : 파절이 치아 중심 부위에 발생하고 파절편 상방 치관의 위치 변위가 거의 없다면 당분간 지켜볼 수도 있습니다. 신경치료는 상방 파절 부위에 무리를 주지 않기 위해 기다리는 경우도 있으나, 합병증을 예방하기 위해 어느 정도 시간이 지나면 치료를 하기도 합니다. 철사나 레진 등의 재료로 고정해 놓기도 하는데 집에서는 파절 치아로 음식을 씹거나 만져 보는 등의 자극을 피해야 하며 최종 평가는 몇 주에서 몇 달 정도의 시간이 필요

합니다.

⇨ **치료** : 파절편의 확인을 위해서 방사선 사진을 여러 장 찍습니다. 치아의 동요가 심할 경우 철사나 레진 등의 재료로 고정합니다. 이후 경과를 관찰합니다.

❺-③. **치근 끝 부위의 치근 파절** : 약간 증가된 치아 동요도와 방사선상 확인되는 파절선을 통해 진단할 수 있는데 큰 동요 없이 잘 고정되어 있으면 다시 살릴 수 있습니다. 신경치료의 필요성은 시간이 지남에 따라 나타나는 치아의 변색, 증상, 뿌리 끝 병변 등에 따라 달라집니다. 해당 치아로 저작하지 말고 괜찮은지 건드려 볼 필요도 없습니다. 주기적으로 치과에 내원해서 방사선 검사를 받으면 됩니다.

⇨ **치료** : 파절편의 확인을 위해 방사선 사진을 여러 장 찍습니다. 동요의 정도에 따라 고정하는 경우도 있으며 경과를 관찰합니다.

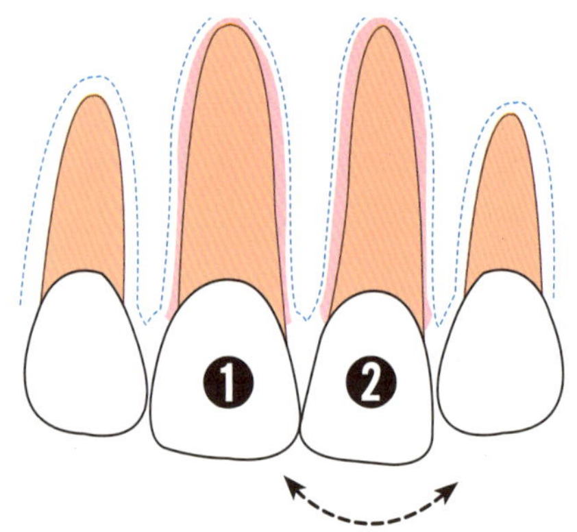

치아의 진탕과 아탈구

치아가 가볍게 다친 경우, 부러지거나 위치가 변하지 않은 채로 일부 치아 조직의 손상만 남을 수 있습니다. 진탕과 아탈구 모두 씹을 때나 가볍게 때려 보았을 때, 예민한 통증이 느껴질 수 있으며 치아의 움직임이 있느냐에 따라 둘을 구분합니다.

❶ **치아 진탕** : 뇌진탕 아시죠? 뇌는 뇌척수액에 둘러싸여 있는데, 머리를 어딘가에 세게 부딪칠 경우 뇌가 내상을 입음으로써 발생하는 것입니다. 치아도 외부 자극이 있을 때 치주인대라는 조직이 어느 정도 충격 흡수를 합니다. 뼈나 치아 조직에는 손상이 없어

도, 만약 치아를 둘러싸고 있는 치주인대가 손상을 입은 경우, 음식을 씹거나 가볍게 두드려 보았을 때 통증이 생깁니다. 이는 시간을 두고 기다리면 낫습니다.

❷ 치아 아탈구 치아의 위치 변화는 없으나 동요가 있는 손상 상태 : 치아 진탕보다 약간 더한 경우로 치주인대와 약간의 뼈 조직도 손상이 간 상태입니다. 치아의 위치 변화는 없으나 흔들어 보면 심하진 않아도 눈에 보일 정도의 흔들림이 있습니다. 두드리면 아픕니다. 이 정도가 되면 치과에 내원하는 것이 좋습니다. 치아가 본래 위치보다 다소 솟아 있는 경우가 많은데 약간 솟은 치아가 반대편 치아와 음식을 씹을 때마다 교합면이 부딪치면 통증도 심해지고 심한 경우 신경이 죽을 수도 있습니다.

⤷ **치료** : 방사선 검사 등을 시행한 후 치아가 반대편 치아와 부딪치지 않도록 교합면을 약간 다듬을 수 있습니다. 동요도가 심한 경우 치아를 고정할 수도 있으며 경과를 관찰합니다.

❸ 치아의 위치 변이 : 말랑말랑한 뼈 조직은 외력에 의해 쉽게 손상됩니다. 치아가 통째로 빠지기도 하고, 뼈 안으로 박히기도 하며 때때론 안팎으로 밀려나기도 합니다. 뿌리 끝의 혈액 공급은 기대하기 어려운 상황이 되지요. 보통 다음과 같이 구분합니다.

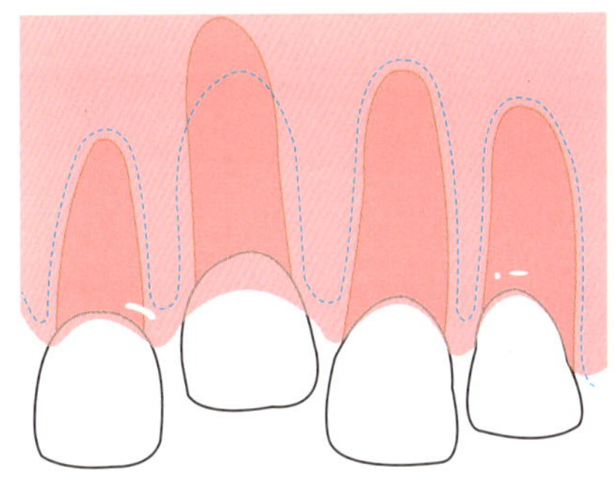

치아의 함입
치아가 뼈 안으로 박힌 경우입니다. 유치의 경우 하방 영구치가 손상됐을 가능성이 있습니다. 한 달 정도 지켜보면 제 위치로 나오기도 합니다.

❸-①. 치아의 함입 뼈 안으로 박히는 경우 : 아이가 다칠 때 힘의 방향이 치아에 수직으로 가해질 경우, 치아가 뼈 안으로 박힐 수 있습니다. 그것이 유치라면 후속 영구치의 치관 형태나 맹출 방향에 악

영향을 미칠 수 있습니다. 유치의 하방, 정확히는 후하방 부위에 영구치가 자라고 있는데 성장 중인 영구치에 손상을 입히게 되면 치아 성장이 멈추거나 기형적인 형태로 굽어지는 현상, 영구치 형태의 변화 등이 나타날 수 있습니다. 영구 전치가 뼈 안 깊숙이 함입된 경우 코에서 피가 나는 경우도 있습니다.

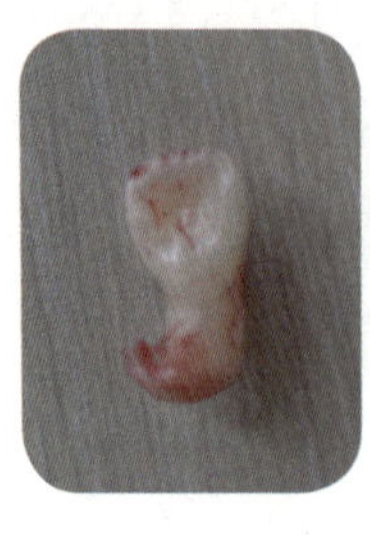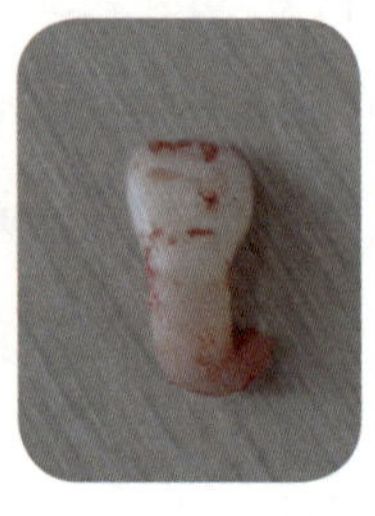

유치 외상에 의해 변형된 영구치
어렸을 때, 유전치가 뼈 안에 박히는 외상 경험이 있었던 환자의 치아입니다. 안에 있던 영구치의 뿌리가 휘고 맹출되지 않아 뽑아냈습니다.

⇨ **치료** : 치과에서는 방사선 검사로 치아가 박힌 위치나 방향에 대해 대략적인 평가를 하고 계획을 세웁니다. 유치의 경우 영구 치배치아를 만드는 싹의 위치가 후하방에 있기 때문에 뿌리가 후하방쪽으로 밀려들어가 치배에 영향을 줄 가능성이 크면 발치합니다. 전방으로 밀려들어가 영구치배에 영향을 줄 가능성이 낮은 경우에는 특별한 처치 없이 한 달 정도 관찰하는데 이 기간이 지나면 유치가 본래의 위치로 다시 나오기도 합니다. 한 달 후에도 치아가 여전히 그 자리에 있다면 뼈와 붙어 버렸을 가능성이 있기 때문에 인위적으로 뽑아서 다시 제 위치로 넣어 주기도 합니다.

거의 모든 케이스에 신경치료가 필요합니다. 영구치의 경우에도 함입의 정도가 너무 깊으면 뽑아서 제 위치시키기도 하며 깊지 않으면 제자리로 나올 때까지 기다릴 수도 있습니다. 교정으로 치아를 제 위치시키기도 합니다. 마찬가지로 거의 모든 케이스에 신경치료가 필요합니다.

❸-②. **외측으로의 치아 변위** : 치아가 바깥쪽으로 튀어나오는 경우도 있고 앞뒤로 밀려나는 경우도 있습니다. 앞뒤로 밀려나는 경우 종종 뼈의 일부가 부러지는데 이는 치료 기간도 길어지고 예후도 더 나빠집니다. 위치가 변했기 때문에 제 위치시켜 주는 것이 중요한데 당장 치과에 내원할 수 없는 상황이라면 조심스럽게, 손으로 직접 치아를 주위 치아와 같은 선상으로 밀어 줄 수도 있습니다. 유치열기의 치아 위치 변화는 대부분 치근 파절을 동반하지 않기 때문에 치과에 내원할 수 없는 매우 급한 상황에서만 제한적으로 적용하시기 바랍니다.

⇨ **치료** : 치아를 제 위치로 옮긴 후 경과를 관찰합니다. 고정은 철사나 레진을 이용하여 인접 치

아와 연결하는 방식을 이용하며 경과 관찰 시에는 치아의 색 변화를 중점적으로 살핍니다. 색 변화가 나타나는 대부분의 경우는 치수가 괴사되는 것을 의미하므로 색이 변하면 치과에서는 신경치료를 실시합니다. 치아의 위치 변위와 더불어 뼈까지 파절이 심한 경우 최대 두 달까지 치아를 고정하면서 경과를 관찰하며 그보다 덜한 경우에도 대략 4주 이내의 고정이 필요합니다.

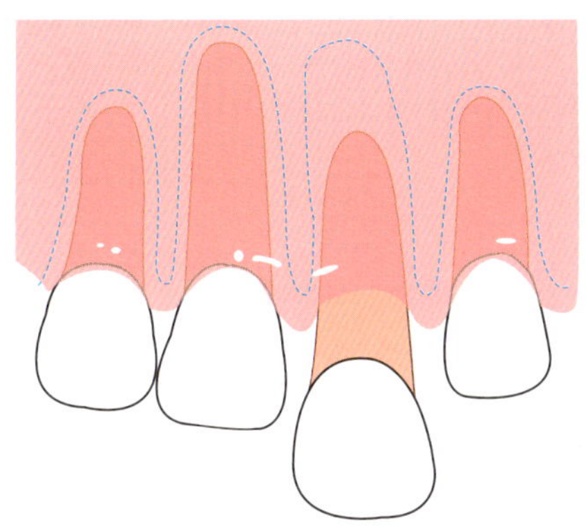

치아의 측방 탈구
치아가 원래 위치에서 전, 후, 외방으로 빠져나온 것입니다. 유치의 경우 조심스럽게 본래 위치로 돌려주기도 합니다. 자칫 영구치가 손상을 입을 수도 있기 때문에 주의해야 합니다. 영구치가 측방 탈구된 경우 즉시 제 위치를 찾아 줘야 합니다.

❸-③. **치아의 완전 탈구**탈락 : 치아가 구강 밖으로 통째로 빠진 경우, 치아에 붙어 있는 세포들은 당장 숨을 쉴 수도 없고 적절한 영양분을 공급 받을 수도 없는 상황에 놓입니다. 치아에게 바깥 세상은 구강 내에 있을 때보다 건조하고 여러 가지 유해 물질도 많습니다. 결국 시간이 지나면서 세포들은 하나둘 죽어가고 남아 있는 세포들도 탈진 상태에 이릅니다. Andreason은 구강 밖에서 치아 세포들이 버틸 수 있는 시간을 연구했는데 18분을 전후로 세포들의 생존에 차이가 났다고 보고했습니다[46].

치과 상식이 높아져서 아이의 치아가 완전히 탈구된 경우 우유나 식염수를 구강 내에 넣어 치과에 내원하는 분들이 많아졌습니다. 보통 30분 이내에 위와 같은 재료에 넣어서 치과를 온다면 치아의 생존 가능성이 높아집니다. 시간이 지날수록 생존율은 떨어지겠지요. 유치는 보존이 아주 잘 되고 깨끗한, 특별한 경우 외에는 재식을 하지 않습니다. 영구치는 재식을 하고, 와이어나 레진 등으로 고정하며 대부분 일주일을 전후해서 신경치료를 실시합니다. 재식립된 치아의 운명은 손상 정도나 구강 밖에 있었던 시간 등에 의해 좌우됩니다.

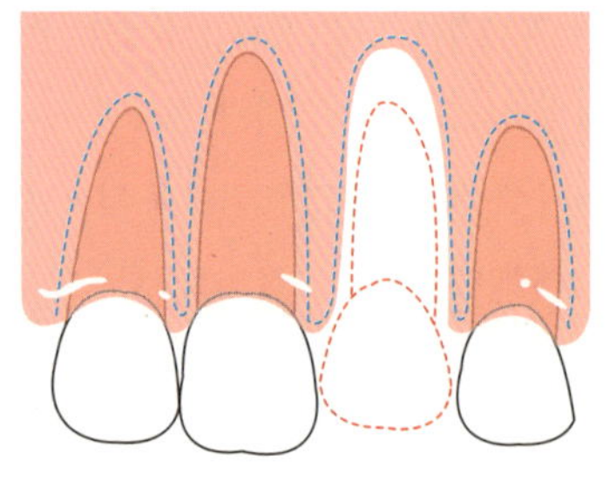

치아의 완전 탈구

유치가 빠지면 다시 넣는 일은 거의 없습니다. 영구치는 가능한 빠른 시간 내에 제 위치로 넣어 주는 것이 좋습니다. 빠르면 빠를수록 좋은데 그 이유는 치아와 뼈 주위 세포의 생존률이 높아지기 때문입니다.

영구치 탈락 시 보호자 행동 요령[47]

❶ 진정하세요.

❷ 치아의 머리 부분을 잡으세요. 머리가 어디인지 모르겠다면, 치아에서 더 하얀 쪽을 잡으면 됩니다. 뿌리 부분은 세포가 붙어 있어 빨갛습니다. 뿌리 부분을 손으로 잡으면 치아에 이물질이 묻고 세포 생존에 좋지 않습니다.

❸ 만약 치아가 더러워졌다면 흐르는 찬물, 적어도 미지근한 물에 10초 정도 씻어 줍니다. 체온보다 높은 온도의 물에 닿으면 세포가 죽게 됩니다. 이후 치아를 빠진 자리에 집어넣습니다. 손수건이나 휴지 등을 가볍게 물고 치아가 잘 붙어 있게 한 후 치과로 내원합니다.

❹ 만약 여의치 않을 경우에는 치아를 식염수나 우유 안에 또는 볼과 어금니 사이, 입안에 머금고 즉시 치과에 내원하세요. 물은 추천하지 않습니다.

❺ 치과 처치가 끝나면 치과의사에게 치아의 오염 여부, 특히 흙에 닿았는지에 대해 꼭 알려 주세요. 파상풍에 대한 예방 처치가 필요할 수 있습니다.

※ 치아 탈구와 관련된 연구

Flores 등은 치아 탈락 시 상황을 대략 3가지로 구분했는데[48]

❶ 치아가 빠진 자리에 치아를 끼워 내원한 경우

↪ 가장 예후가 좋고 치아 생존 가능성이 높다.

❷ 치아가 구강 내나 적절한 용액에 담겨서 60분 이내 내원한 경우

↪ 치아가 몇 년 정도 유지될 것을 기대할 수 있다.

❸ 60분이 지난 경우

↪ 치아의 세포가 괴사되어 정상적 치유를 기대할 수 없다. 치료의 목표는 치아를 제 위치시킴으로써 치조
골의 성장을 기대하는 것이다. 치아 뿌리가 녹거나 뼈와 붙는 경우가 많이 발생하며 치아를 발치하게 될
가능성이 높다.

탈구된 치아의 재식 후, 행동 요령에 대해서도 기술했습니다.

❶ 2주 동안 부드러운 음식을 먹을 것.

❷ 양치질은 부드럽게 해서 자극을 피하고 조심스럽게 잘 닦아 주어 청결을 유지해야 생존에
유리.

❸ 가능하다면 클로로헥시딘 등의 항균제로 하루 2회 정도 입을 헹궈 줄 것.

빠진 치아는 왜 우유에 넣어야 하는 걸까요?

치아의 뿌리는 겉에 치주인대라는, 세포들이 많은 조직에 둘러싸여 있습니다.

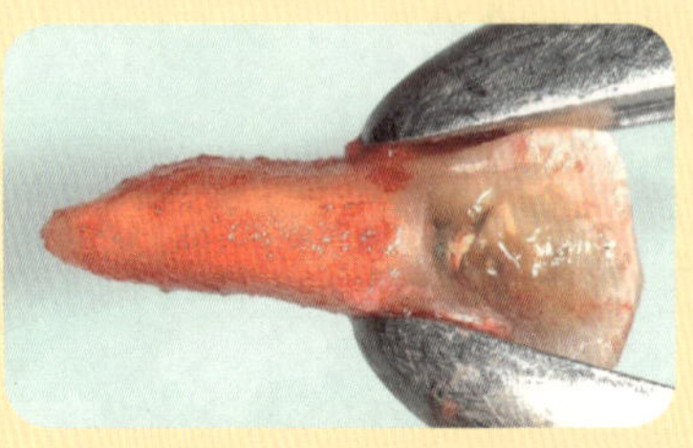

치주인대

갓 발치된 치아의 뿌리에는 치주인대라는 얇은 조직이 붙어 있습니다. 이 조직 내 세포는 치아의 생존과 기능에 매우 중요한 역할을 합니다. 위 치아는 다시 제 위치에 식립되어 새 생명을 얻었습니다.

치아가 빠지면 세포들은 공기 중에 노출되어 죽어가기 시작하는데 그냥 두다 20분이 넘어가는 순간 거의 대부분의 세포가 삼투압 때문에 터져서 죽는다고 합니다. 우유나 생리식염수 등의 용액은 우리 몸과 삼투압이 비슷해서 세포들이 생존할 수 있는 시간을 늘려 주기 때문에 이와 같은 용액들을 넣는 것이 좋으며 비슷한 이유로 수돗물은 큰 도움이 되지 않습니다.

아이가 놀다가 넘어졌어요. 입술에서 피가 나고 잇몸에도 피가 맺혀 있는데 잇몸에서 피가 나는지 입술에서 피가 흘러서 그런 건지 모르겠어요. 특별히 치아에 문제는 없어 보이는데 치과를 가야 하나요?

아이가 넘어져 바닥이나 다른 가구 등에 입 주위를 부딪치면, 가장 먼저 입술이 다칩니다. 손상 정도에 따라 입술에 가해진 외력이 치아에도 전달되는데 육안으로 치아가 부러지거나 위치가 변화한 징후가 보이지 않더라도 치과에 방문해서 검사를 받는 게 좋습니다. 특히 드물게 발생하는 치근의 파절 가능성에 대한 평가가 필요할 수 있으며, 출혈 때문에 확인이 안 된 다른 증상이 있을 수 있습니다. 입술 및 잇몸에 심한 손상이 있고, 흙이나 모래 등이 들어갔다면 적절한 소독 및 항생제 처치를 받으셔야 합니다. 저는 보통 길이 1cm 이상의 손상이 있는 경우 항생제를 처방합니다. 만약 아이가 아직 파상풍 주사를 맞지 않았다면 파상풍 주사를 맞아야 할 수 있습니다.

집에서 진단하기

손상 부위를 잘 씻고 이물질을 제거합니다. 제거가 된 후에는 거즈나 휴지 등으로 압박해서 지혈해 주세요. 지혈이 어느 정도 되면, 손상 정도를 확인해야 하는데 그 범위가 넓거나 보통 1cm 기준으로 지저분하다면 즉시 병원에 내원하세요. 치아에 대한 평가는 아이의 본래 치아 위치에 비해 치아가 앞, 뒤, 옆으로 이동했는지 등을 알아봅니다. 본래 위치가 기억나지 않는다면 아이의 입을 벌렸다가 다물어 보고, 치아가 걸리거나 입이 제대로 다물어지지 않는다면 위치 변위를 의미하므로 치과에 내원해야 합니다. 치아가 1mm 이상 흔들려도 손상을 의미하는데 일시적으로 움직임이 증가할지라도 치아가 부러졌는지에 대한 평가는 치과에서 받아야 합니다. 주의할 점은 치아가 심하게 흔들려 곧 빠질 정도라면 혹 아이가 치아를 삼킬 수도 있으므로 즉시 치과에 방문해야 합니다. 치아의 움직임이 확인된 이후에는 더 이상 치아에 손대지 않는 것이 좋습니다.

외상을 입은 치아에서 생길 수 있는 일들

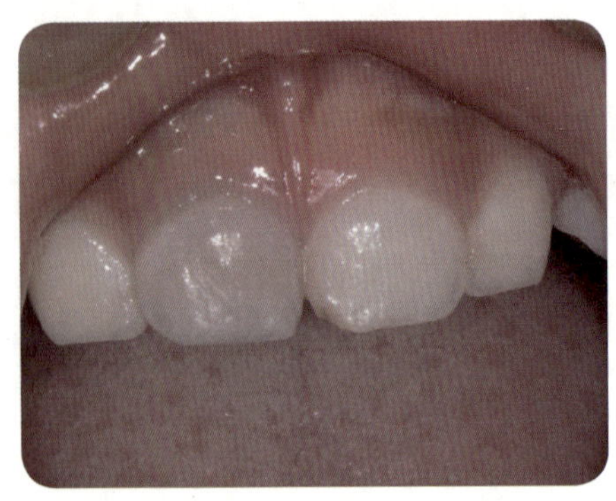
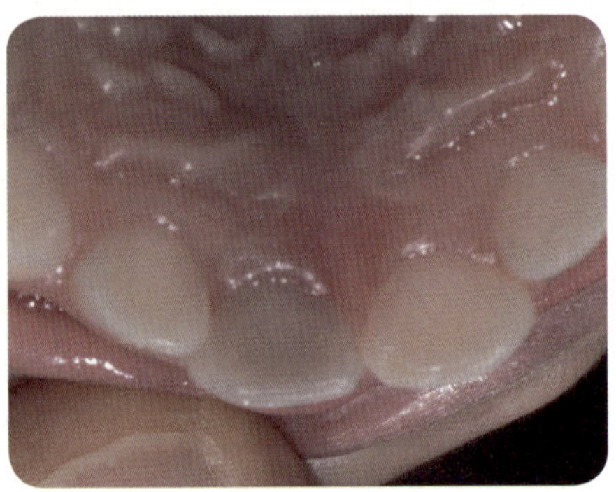

외상 후 생길 수 있는 일들

좌측 사진의 치아는 변색된 것으로, 보통 일주일 후쯤 나타납니다. 우측 사진의 경우, 드물게 나타나는 현상으로 치아의 뿌리가 흡수된 모습입니다. 물론 육안으로는 확인이 안 됩니다. 뿌리가 흡수되어 치아의 움직임이 정상보다 빠르게 나타날 수 있습니다.

괜찮은 줄 알았던 치아에서 짧게는 일주일 후부터, 길게는 일 년 후까지 다양한 일들이 발생할 수 있습니다. 일주일 후쯤 발생할 수 있는 일 중 가장 흔한 일이 치아가 변색되는 것입니다. 치아가 뼈와 단단히 붙어 버리는 일도 있습니다. 드물게는 장시간에 걸쳐 치아의 뿌리가 천천히 녹는 일도 있습니다. 육안으로는 확인이 힘들며 어느 날 갑자기 치아가 흔들리곤 합니다.

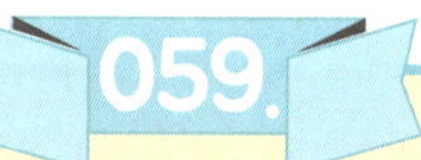

두 돌이 된 아이의 엄마입니다. 아이가 놀다가 넘어져서 치아가 깨졌어요. 어떻게 해야 하나요?

우선 173~178p까지의 그림과 아이의 치아 상태를 비교해 보세요. 가장 중요한 것은 지금 당장 병원을 가야하는지의 여부입니다. 치아가 깨진 부위에서 피가 난다면 신경이 노출됐을 가능성이 높습니다. 주위 잇몸이나 입술에서 나온 피가 아니라면 치과에 즉시 가서 치료를 받아야 하며 그렇지 않으면 통증이 심해질 것입니다. 깨진 치아에서 피가 나오지 않더라도, 부러진 곳 주변이 빨갛게 비쳐 보인다면 신경 가까이 치아가 부러진 것이므로 역시 통증이 심할 수 있습니다. 꼭 치과에 가야합니다. 단순히 치아 끝 부위가 1mm 내외로 깨졌다면 아이가 심하게 아파하지 않는 이상, 당장 치과에 갈 수 없는 상황에서는 일단 지켜볼 수도 있습니다. 혹 부러진 파절편은 그대로 붙여 줄 수도 있으므로 치과에 가져가 보세요. 굳이 우유에 넣어갈 필요는 없습니다. 우유에 넣는 경우는, 치아가 통째로 빠졌을 때뿐입니다.

유아기 구강 외상의 유형 및 원인[49]

❶ 유아기 구강 외상 전체의 약 60% 정도는 집에서 발생한다.

❷ 단순히 넘어지는 경우가 31%, 높은 곳에서 떨어지는 경우가 27% 정도다.

❸ 유치열기의 손상은 전체의 80%가 아탈구 또는 치아의 위치가 변하는 외상이다. 12.3%는 치아가 뼈 안으로 함입되었으며 파절은 거의 없다.

❹ 구강 외상 시 입술, 혀 등의 손상은 전체의 47%에서 나타난다.

아이가 놀던 중 앞니가 통째로 빠졌습니다. 어떻게 해야 하나요?

대부분의 부모님은 치아가 빠지면 치아를 그대로 다시 집어넣는다고 알고 계십니다. 그러나 유치는 후속 영구치의 치배에 영향을 미치기 때문에 거의 대부분 재식립하지 않습니다. 자칫 하방에 있는 영구치에 영향을 미쳐 영구치 맹출 장애, 형태 이상 등의 문제를 일으킬 수 있기 때문입니다. 혹시 모르니 치아를 식염수, 우유 등에 담궈 치과를 내원하시되, 재식립보다는 다친 부위에 대한 평가 및 빠진 부위를 유지할 수 있는 계획을 세우는 것이 중요합니다.

※ 재식립된 영구치의 합병증 및 생존과 관련된 연구

Kinirons 등은 외상에 의해 통째로 빠진 상악 영구 전치를 다시 재식립하였을 때, 치유 과정에서 치근이 흡수되는 합병증이 발생하는 소인에 대해 연구하였습니다[50].
연구에 따르면,

❶ 치근 흡수의 합병증은 치아 재식이 5분 이내에 이루어졌을 때, 유의하게 낮게 나타났다.

❷ 치아 탈락 시 치아 면에 이물질이 있는 상태로 재식을 한 경우를 기준으로 했을 때, 치아가 이물질에 의해 오염되지 않았을 때, 가장 낮은 치근 흡수(57%)가 나타났고 이물질을 물 등으로 씻은 후 재식했을 때(75%), 이물질을 닦아냈을 때(87%) 순으로 높아졌다.

↪ 즉, 흙이나 이물질이 묻은 경우 당장 식염수나 우유 등을 구할 수 없다면 물으로라도 헹군 후 빨리 재식립해 주는 게 낫다고 볼 수 있습니다.

❸ 치아 면에 오염이 있는 경우가 없는 경우에 비해 치근 흡수 합병증이 3배 정도 높게 나타났다.

❹ 구강 외에 빠져 있던 시간이 10분씩 증가할 때마다 평균적으로 약 1.3배 높은 빈도로 치근 흡수 합병증이 나타났다.

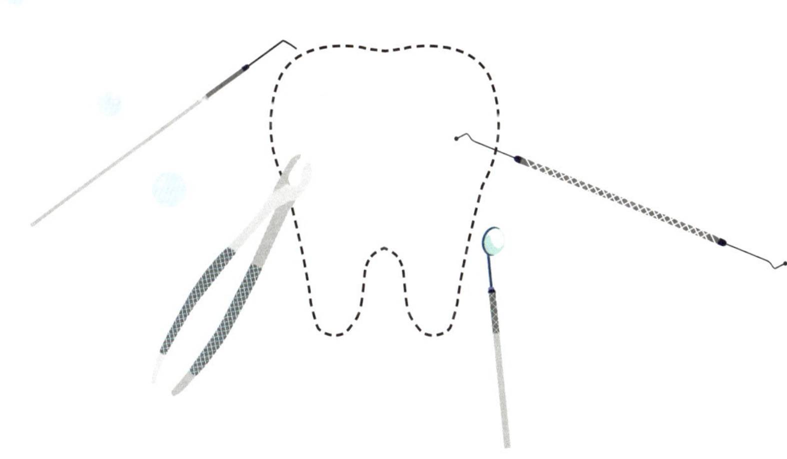

아이가 학교에서 놀다가 부딪혀 앞니가 부러졌어요.

학교에 다니는 아이라면 치아는 영구치일 것입니다. 파절된 위치와 각도에 따라 예후나 치료가 달라집니다. 치아 파절 시 보이는 손상 외에 다른 인접 부위도 다치는 경우가 있으므로 반드시 치과를 내원해서 방사선 등의 추가 검사를 받아야 합니다. 파절된 치아가 조각조각 부서진 것이 아니라면 파절편을 치과에 가지고 가 보세요. 혹시라도 붙일 수 있을지 모릅니다.

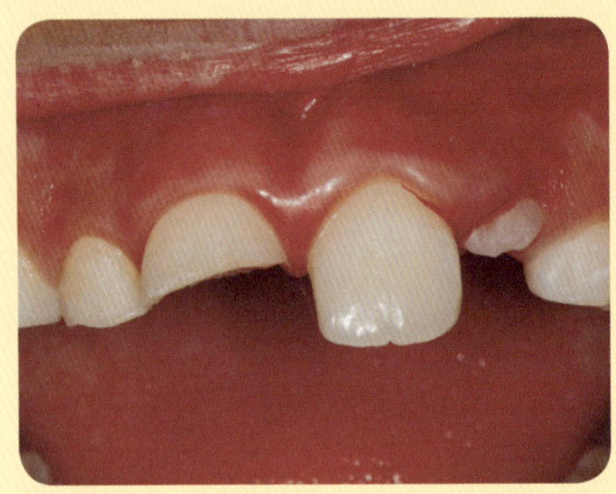

❶ **교합면의 일부 파절** 법랑질에 국한된 파절 : 파절편을 갖고 치과에 방문해도 되나 대부분 파절편을 붙이지 못하는 경우가 많습니다. 파절편의 크기가 작아서 붙이기도 애매하고, 대개 여러 조각으로 파절되기 때문에 레진 등으로 처치하는 것이 유리할 수 있습니다. 몇 주 혹은 몇 달 내에 발생하는 치아 변색 등의 변화는 치아의 신경이 손상됐음을 의미하므로 치과에 다시 방문하여 추가적인 평가를 받아야 합니다.

❶ **신경 노출이 없는 광범위한 파절** 치수 노출은 없는 상아질까지의 파절 : 당장 치아가 시릴 수 있기 때

문에 시린 증상을 줄여 줄 처치를 할 수 있습니다. 치아 변색 등의 평가를 해야 하며 신경

치료가 필요치 않다면 보철치료 또는 레진 등의 재료로 치아 형태를 재현해 줄 수 있습니

다.

❶ **신경이 노출된 광범위한 파절**_{치수가 노출된 치관 파절} : 치과에 내원하면 신경 노출 정도와 치아

의 뿌리 성장 정도에 따라 각기 다른 처치를 할 것입니다. 아직 뿌리 성장이 완전히 이루어

지지 않은 영구치의 경우 부분적 신경치료를 하는 경우도 있으나 감염의 징후가 명백한 상

황에서는 신경을 전반적으로 제거한 후 뿌리 형성을 유도하는 처치를 하기도 합니다.

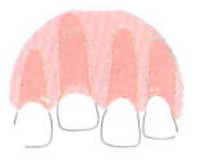

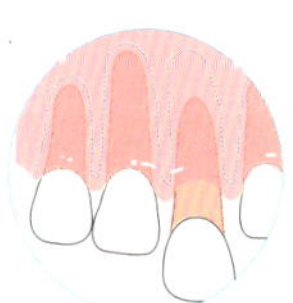

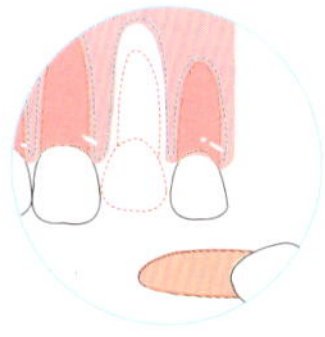

아이가 다쳐서 유치 하나가 빠졌습니다. 공간 유지 장치를 해야 한다고 들었는데, 꼭 해야 하나요?

빠진 유치의 뿌리가 절반 이상 녹아 있는 상태가 아니라면, 공간 유지 장치를 반드시 해야 합니다. 만약 유치의 뿌리가 절반 이상 녹아 있다면, 경우에 따라 영구치가 빠른 시일 내에 나올 수 있기 때문에 전문의와 충분히 상의하시기 바랍니다.

아이가 다치는 바람에 유치가 빠지는 일은 자주 생기곤 합니다. 이때 불행히도 빠진 치아를 되살릴 수 없는 경우가 있는데, 그럴 때는 공간 유지를 위한 장치 등이 꼭 필요합니다. 유치의 가장 중요한 기능이 바로 다음 영구치를 위한 공간을 유지하는 것이고, 두 번째로 심미적인 목적도 있습니다.

다쳐서 빠지는 치아는 주로 중절치이기 마련인데, 유견치가 난 경우 대략 25개월 이후라면 공간이 줄어드는 문제는 거의 없지만 중절치 없이 어린이집이나 유치원을 다닐 아이는 자신감을 많이 상실하게 될 것입니다. 즉 유지 장치를 착용하게 되면 공간을 유지하는 기능적 목적을 함과 동시에 아이의 자신감까지 지켜 줄 수 있는 것입니다.

참고로 치아가 빠진 빈 공간에 다른 치아가 넘어지거나 이동하면서 공간이 조금이라도 줄어들게 되면 영구치가 나올 공간이 줄어들어 뻐드렁니의 가능성이 높아집니다.
이보다 더 걱정되는 것은 영구치가 나올 시간이 많이 남은 경우 영구치의 맹출이 혹여 더 늦어지지는 않을까 하는 점입니다. 공간도 부족한데 영구치의 맹출까지 늦어진다면 뻐드렁니의 가능성이 더욱 높아지겠지요. 유지 장치를 반드시 하시길 권유 드립니다.

가장 빈번하게 손상되고 빠지는 상악 전치부의 경우 빠진 공간의 변화는 다른 치아의 맹출과 발육 시기에 따라 다소간의 차이가 있습니다. 유치열과 영구치열 둘 다 상악 중절치 파절 후의 빈 공간은 견치 맹출 여부에 따라 달라집니다. 견치는 모든 치아 중에서 가장 뿌리가 길고 단단한 치아인데 만약 견치가 모두 맹출한 후 치아가 빠졌다면 상대적으로 공간이 좁아지는 현상은 최소한으로 나타날 것입니다. 하지만 견치가 아직 맹출 전이거나 완전히 맹출하지 않았다면, 공간 상실이 크게 나타날 수 있습니다.

불행 중 다행으로 견치가 맹출한 이후 중절치가 빠졌다면 공간 유지 장치의 목적은 공간 유지보다 심미적 기능 회복에 있다고 볼 수 있습니다.

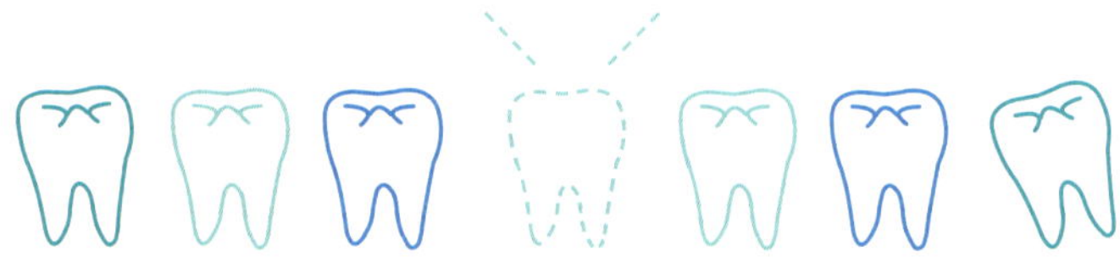

넘어진 후로 앞니 색깔이 점점 변하는 것 같습니다.

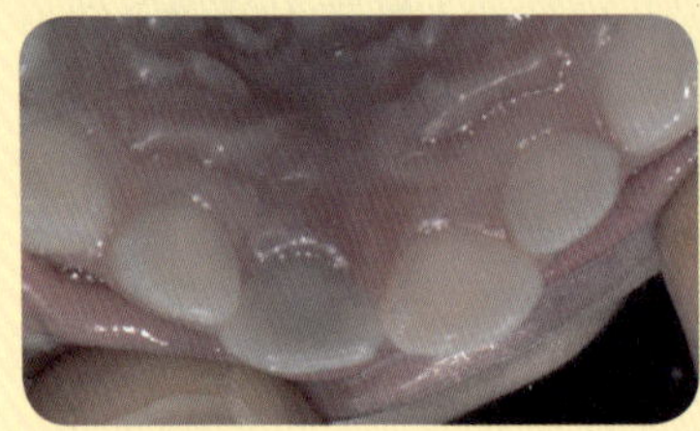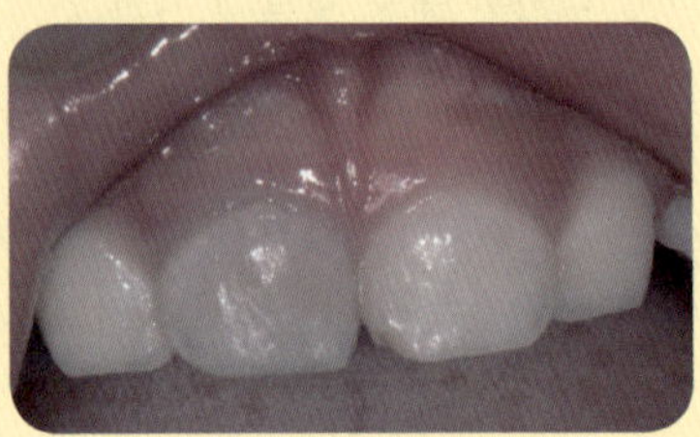

변색된 치아

외상에 의해 치아가 변색되었습니다. 신경치료를 받아야 하므로 치과에 내원하세요.

외상으로 인한 치아 파절이나 출혈, 골절 등 눈으로 보이는 증상이 없다 하더라도, 치조골 내에서 치아는 내상을 입고 신경에 심한 염증 반응이 나타나거나 더러는 죽는 경우도 있습니다. 외상에 의해 발생한 치아 내상은 치아 신경의 가벼운 염증 반응을 야기할 수 있는데, 별 이상 없이 치유되는 경우도 있습니다.

하지만 중절치 색깔이 변하는 경우, 치아 내에서는 염증이 심화되면서 혈관 및 적혈구 등이 파괴되고 상아질 내의 미세한 관 속에 침착하게 됩니다. 바로 이 때문에 붉거나 어두운 색으로 치아가 변색되는 것입니다. 이러한 혈관 및 조직 파괴가 비가역적으로 계속된다면 치아 신경이 죽게 됩니다.

아이가 넘어져서 중절치를 다친 시기를 정확히 알고 계신가요? 치아 변색이 1~2주 정도 지속되다 없어진 경우면 반드시 치과를 방문하지 않아도 되나 변색이 없어지지 않고 지속된다면 반드시 치과에 방문하여 진단을 받아야 합니다.

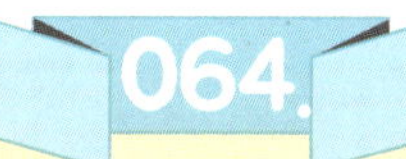

아이의 구강 외상 정리

아이가 걷거나 뛰기 시작하면 넘어지거나 어딘가에 부딪치면서 구강과 안면부의 외상을 입을 수 있습니다. 외상이 가장 흔하게 발생하는 부위는 입술로, 피부가 긁혀서 발생하는 찰과상^{상피가 벗겨지는 표면의 상처}, 부딪쳐서 발생하는 좌상^{멍이라고도 부르는 피하 조직의 출혈}, 조직이 찢어지며 발생하는 열상^{조직이 찢어지거나 벌어져 봉합이 필요한 상태} 등이 생길 수 있습니다. 외부에서 손상을 받은 경우 상처에 이물질이 들어갔는지의 여부, 치아 및 뼈 조직에 손상이 없는지도 평가하기 위해 치과를 방문해야 합니다. 깨끗하지 않은 곳에서 놀다 다친 것이라면 파상풍을 예방하기 위한 항생제 처치도 필요할 수 있습니다.

혀는 어딘가에 부딪치면 손상 받기 쉬운 곳입니다. 이로 혀를 물고 있거나, 혀를 내민 상태에서 턱을 부딪친 경우 혀가 찢어질 수 있는데 심한 경우에는 봉합을 해 줘야 합니다. 혀 하방에 있는 혈관에 손상을 입었다면 출혈이 심할 수 있으나 비교적 흔한 상황은 아닙니다.

드물게 연구개나 인두^{입안과 식도 사이 소화기관, 음식물의 통로}에 손상이 발생하기도 합니다. 주로 입에 숟가락이나 칫솔 등을 물고 넘어지거나, 입에 물건을 집어넣다 다치는 경우들이 대부분인데 손상 시 치료도 어렵고 위험해서 예방이 최우선입니다. 칫솔이나 숟가락, 젓가락을 물고 돌아다닌다거나 날카로운 물건을 입에 넣는 행동은 부모님이 사전에 엄격히 차단하셔야 합니다.

특히 양치질할 때 아이가 장난을 친다거나 뛰어다니는 등의 행동은 부모님께서 꼭 제지하셔야 하는데 사실 대부분의 가정에서 부모님들이 이리저리 돌아다니며 양치질을 하는 경우가

저의 이야기

둘째 아이가 막 돌이 지날 무렵, 집에서 옷걸이를 물고 놀다가 쇠로 된 옷걸이에 연구개 부위가 찢어지는 손상을 입은 적이 있습니다. 입에서는 피가 철철 났으며, 피와 통증 때문에 아이는 호흡도 불안정하고 매우 힘들어 했습니다. 다행히 출혈은 줄어들었지만 손상 받은 연구개 부위에서 지속적으로 조금씩의 출혈과 열상이 보여서 봉합을 해야 하는 상황이었습니다.

갓 돌이 지난 아이가 치료를 받는 데 협조를 얻는 것은 불가능했고 진정 요법을 사용할 상황도 아니어서 어쩔 수 없이 아이를 잡고 어렵사리 봉합했던 적이 있습니다. 30분이 넘는 치료 시간도 힘들었지만, 꿰매어 놓은 실의 이물감 때문에 아이가 며칠 동안 음식 섭취를 힘들어 했던 기억이 납니다. 목에 실이 걸려 있으니 아이는 얼마나 힘들었을까요. 저는 운이 좋아서 아이를 바로 치료할 수 있었고 출혈도 심하지 않아 며칠만 고생하고 잘 넘어갈 수 있었지만 다시는 경험하고 싶지 않은 일입니다. 다른 분들은 미리 조심하셔서 이런 일이 없기를 바랍니다.

구강 위생

065

다양한 이 닦기 방법을 알려 주세요!

❶ **회전법** : 칫솔모를 치아와 잇몸 사이에 대고 치아 상방으로 돌리면서 닦는 방법입니다. 어렵지 않고 널리 알려져서 많은 분들이 이 방법을 이용하고 있긴 하나 실은 약 3분 동안 열심히 닦아도 치태 제거 능력이 현저히 떨어지는 방법입니다. 요즘은 다른 양치법과 혼용되어 사용되고 있습니다.

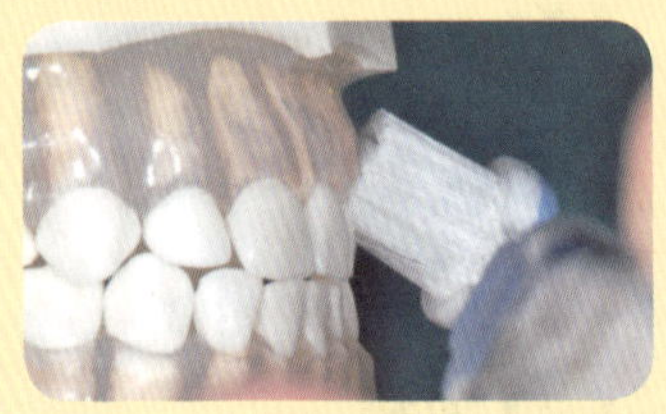 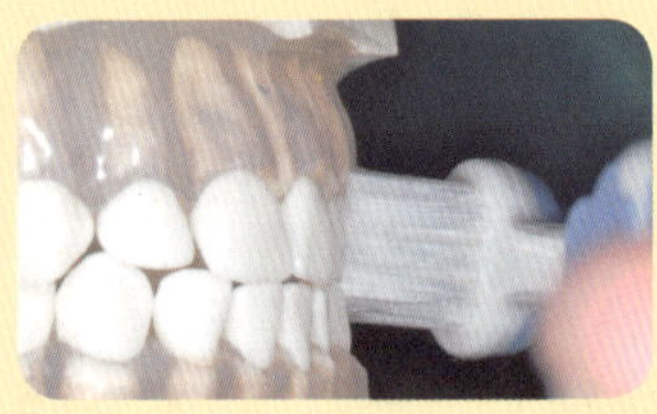

잇몸에서 치아 쪽으로 손목을 돌려 닦는 방법입니다. 치아 사이 음식물 제거에는 효과가 있으나 치태 제거 능력이 떨어지는 방법입니다. 주로 진동법과 혼용해서 사용합니다.

❷ **폰즈법** : 칫솔을 동그라미 그리듯 회전해 가며 닦는 방법입니다. 아이에게 교육하기 좋은 방법이라 교육용으로 사용되기도 하지만, 역시 치태 제거 능력이 매우 떨어집니다.

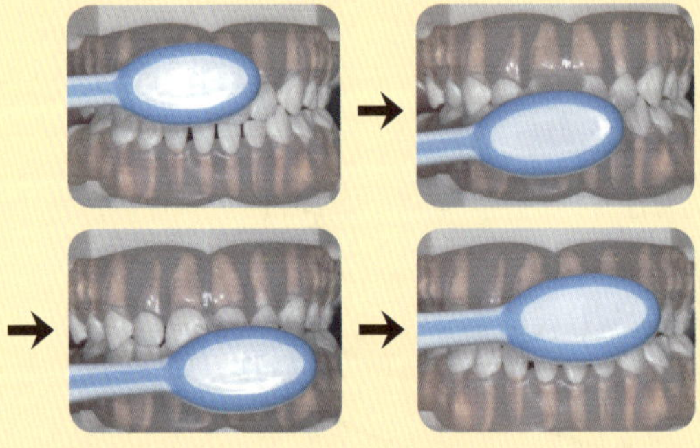

원을 그리듯 칫솔을 돌리며 하는 양치질 방법입니다. 아이에게 가르치기 쉬운 방법입니다. 아이가 어릴 때 이 방법을 알려 주고, 서서히 양치질 방법을 바꾸어 주시기 바랍니다.

❸ **횡마법** : 치아를 수평으로 닦는 방법입니다. 치아 사이가 잘 닦이지 않는다는 단점이 있지만 치아 면은 잘 닦이는 편입니다. 그러나 성인이 이 방법으로 닦을 시, 치아의 마모와 파임 현상이 발생해서 시리고 불편할 수 있으나 아이들은 그럴 일이 거의 없습니다. 다른 방법과 병행한다면 유아기 칫솔질 방법으로 효과적입니다.

❹ **진동법** : 칫솔을 이리저리 움직이는 방법으로는 효율이 떨어지기 때문에 이를 보완하고자 개발된 칫솔질 방법입니다. 식탁이나 바닥의 특정 얼룩을 제거하기 위해서는 걸레로 짧고 간결하게, 집중적으로 훔치는 것이 필요함을 부모님들은 알고 계시죠? 마찬가지로 이전 세 가지 방법이 넓은 부위를 한꺼번에 닦는 것이라면, 진동법은 칫솔을 치아에 대고 짧게 진동을 주는 방식으로 치태 제거에 탁월한 효과를 보입니다. 방향에 따라 대략 세 가지 정도로 구분하고 있습니다.

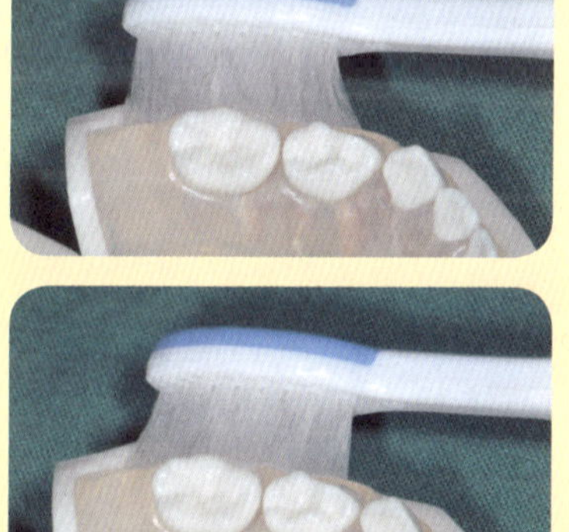

칫솔을 치아에 대고 앞뒤로 짧게 끊어 주는 방식으로, 진동을 주는 것입니다. 치태 제거 능력이 뛰어나지만 배우기는 쉽지 않습니다.

❹-① **바스법**Bass method : 치주질환 환자들이 잘 사용하는 방법입니다. 칫솔모를 치아와

잇몸 사이에 비스듬히 위치시키고 전후방으로 짧게 진동을 주는 방식입니다. 가

장 닦기 힘든 부위인 치아와 잇몸 틈새의 치태 제거에 효과적입니다.

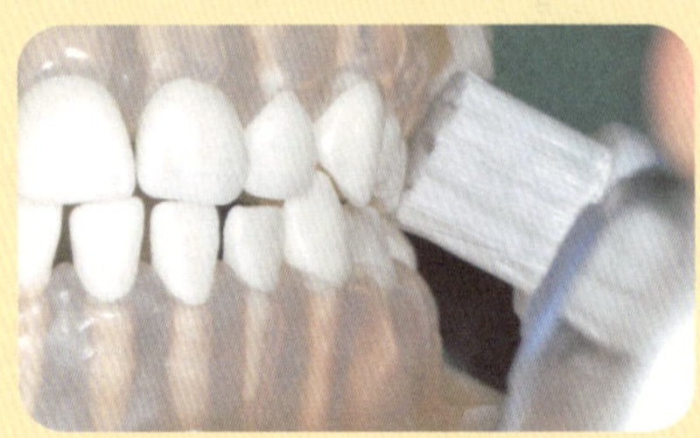

잇몸을 향해 45도 각도로 칫솔을 향하게 한 후 짧
게 진동을 줌으로써 치아와 잇몸 사이를 중점적으
로 닦아 주는 방법입니다. 치주염 환자들에게 특히
효과적인 양치질 방법입니다.

❹-② **스크러빙법**Horizontal scrubbing method : 칫솔모를 치아에 수직으로 닿게 한 후 전후방에

진동을 주는 방식입니다. 치아 사이 면을 잘 닦을 수 있는 효과적인 방법입니다.

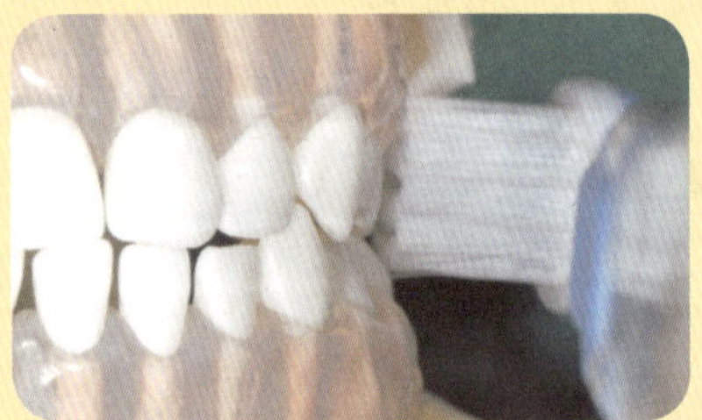

치아에 수직으로 칫솔을 대고 진동을 주는 방식입
니다. 치아 면을 전반적으로 잘 닦아 줄 수 있는 효
과적인 방법입니다.

❹-③ **차터법** Charter's method : 치아의 뿌리에서 머리 방향으로 경사지게 칫솔을 놓은 후, 진동을 주며 닦아 주는 방법입니다. 교정 장치 등을 착용한 환자에게 좋은 방법입니다.

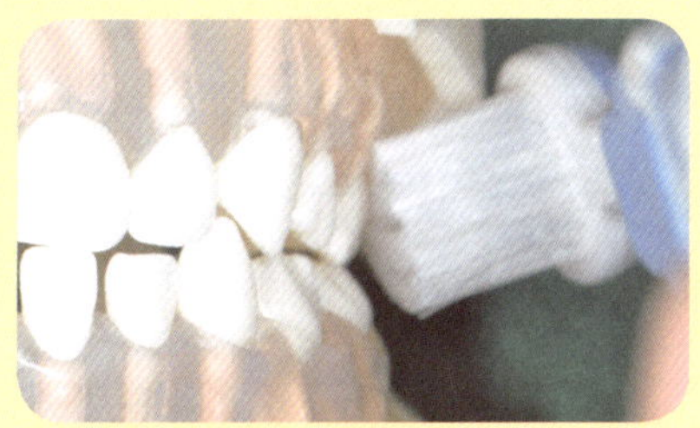

잇몸에서 치아를 향해 칫솔을 대고서 진동을 주는 방법입니다. 치아 사이 끼인 음식을 제거하는 데 효과적이며 특히 교정치료 환자에게 유용합니다.

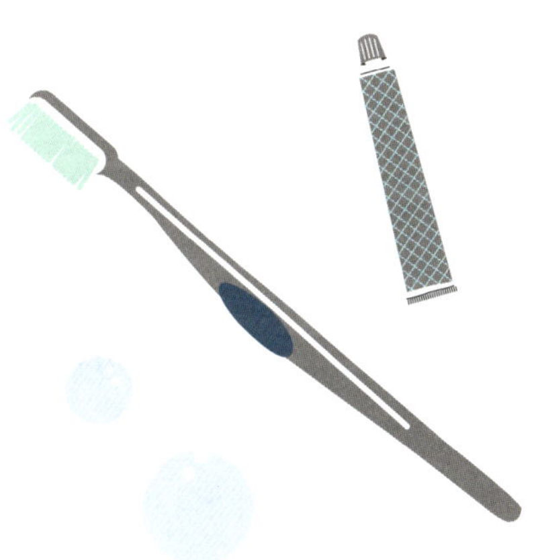

066

적절한 아이 이 닦기 방법을 알려 주세요!

폰즈법과 횡마법이 배우기 쉬운 칫솔질 방법이므로 이를 효과적으로 이용할 수 있습니다. 물론 이상적으로는 진동법, 그중에서도 스크러빙법이 가장 좋습니다. 5살 이전에는 양치질을 하나의 놀이와 같이 습관화시키는 것에 의의를 두어야 합니다. 많은 연구에서 초등학교 저학년까지의 아이는 양치질 능력이 떨어지며 특히 5살 이하 어린이의 양치질은 치태 제거 효과가 거의 없다고 보고 있습니다.

그렇기 때문에 이상적이지만 어려운 스크러빙법보다는 폰즈법과 횡마법을 아이에게 보여 주면서 가르치고, 양치질과 친해지도록 노력하며 부모님이 직접 아이의 이를 닦아 줄 때 스크러빙법을 이용하는 것이 좋습니다. 스크러빙법을 사용하더라도 치아 사이는 덜 닦인 채로 남겨지기 때문에 특히 제1, 2유구치 사이는 치실을 사용해서 반드시 닦아 주는 것이 좋습니다.

아이의 치아를 닦아 줄 때는 순서를 정해 놓고 닦아야 치아 하나하나 빼먹지 않고 골고루 닦을 수 있습니다. 다음 페이지의 사진을 참고하세요.

치아를 골고루 닦을 수 있는 양치질 방법

순서를 정하고 닦습니다. 치아의 바깥 면, 안쪽 면, 교합면은 그 형태나 위치가 다르기 때문에 각기 맞는 방법으로 양치해 줍니다.

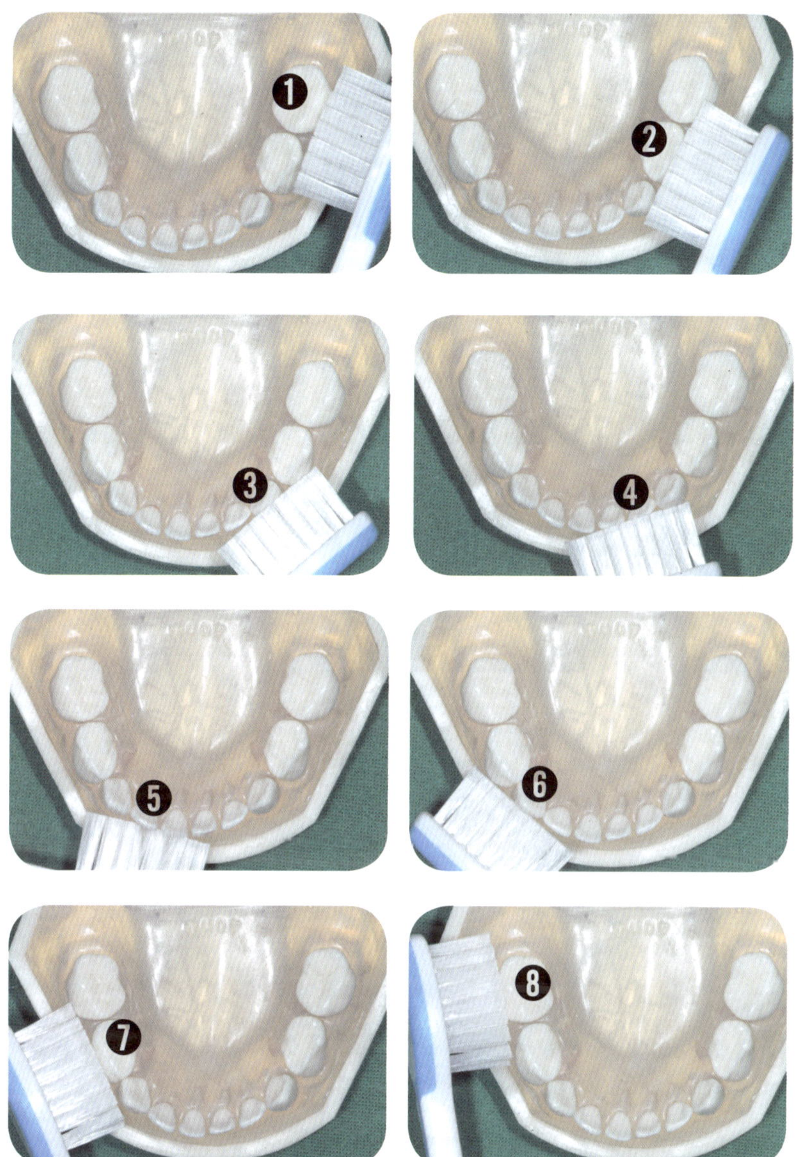

바깥 면 양치질 방법

바깥 면은 사진과 같이 한쪽 방향으로 돌아가며 양치질합니다. 사진 속 번호대로 제2유구치, 제1유구치, 유견치, 유중절치와 유측절치 단위로 진동법을 이용하면 좋습니다. 각 번호별로 약 10회씩 진동법으로 닦아 준다면 칫솔이 치아 2~3개 크기와 맞먹으므로 중복되는 면까지 총 약 20회씩 닦을 수 있습니다.

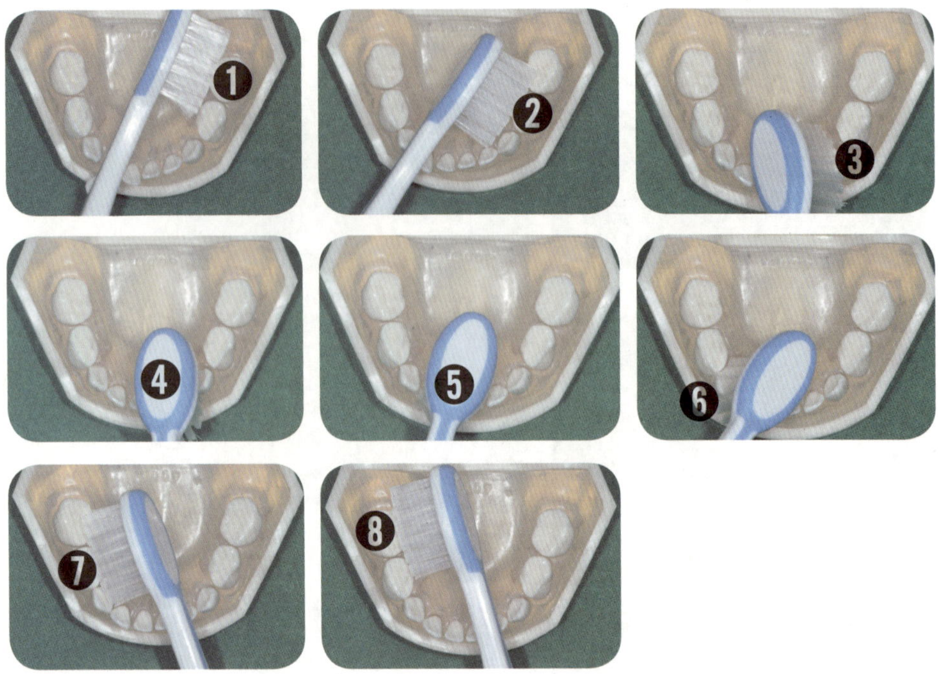

안쪽 면 양치질 방법

안쪽 면도 사진과 같이 한쪽 방향으로 돌아가며 양치질합니다. 유구치는 바스법에 가깝게, 그리고 유중절치와 유측절치는 칫솔을 세워서 양치해 주세요. 각 번호별로 약 10회씩 진동법으로 닦아 준다면 칫솔이 치아 2~3개 크기와 맞먹으므로 중복되는 면까지 총 약 20회씩 닦을 수 있습니다.

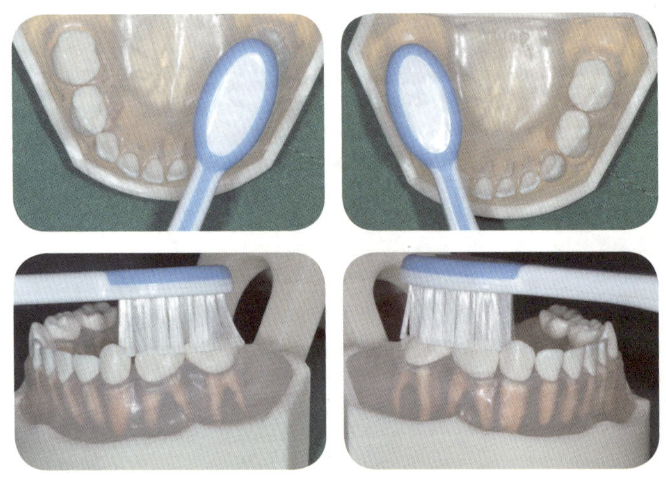

교합면 양치질 방법

교합면은 아주 세게 닦아 주세요.

067

치실은 어떻게 사용하나요?

긴 치실을 사서 50cm 정도 자른 다음 손가락에 감아서 엄지손가락과 검지손가락에 끼우고…. 너무 어렵습니다. 시중에 나와 있는 일회용 치실을 사서 이용하세요. 유치는 치아 사이가 단단하게 붙어 있지 않고 약간 떨어져 있기 때문에 치실을 쓰기가 쉽습니다. 치아 사이에 치실을 팽팽하게 끼워 닦는 것이 중요합니다.

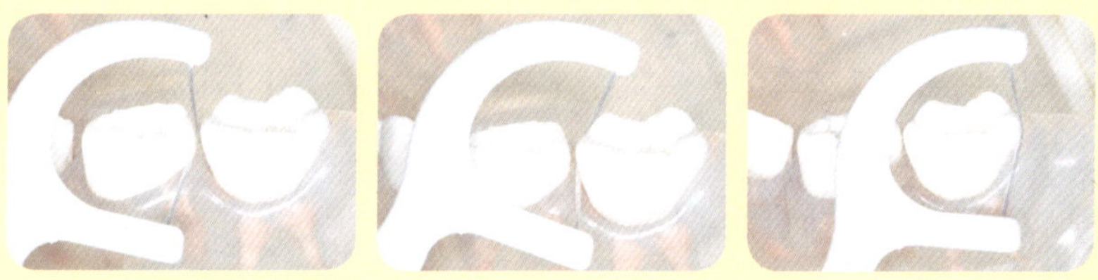

일회용 치실의 사용
제1, 2유구치 사이와 제2유구치 뒤 부위를 특히 중점적으로 닦아 주세요. 치실이 치아에 팽팽하게 닿도록 하고, 잇몸에서 치아 위쪽으로 긁어 올려 주세요. 한 부위에 2~3번 정도 해 주면 됩니다.

※ 치실에 관한 연구들

◆ Leal 등은 연구에서 5살 이상의 어린이는 그보다 어린 아이들에 비해 칫솔질을 학습하고 따라하는 능력이 높다고 보고된 바 있습니다[51].

⇨ 당연한 결과입니다만, 아이가 5살 정도 되면 부모의 지도와 치과 방문 등을 통해 구강 위생 습관 형성 및 유도가 가능하다는 의미입니다.

의사선생님의 양치법

저의 양치질 방법을 소개합니다.

❶ 치약이 칫솔모 틈새로 깊숙이 들어갈 수 있도록 짜 줍니다. 치약의 양은 대략 칫솔모 길이의 2/3 정도가 적당합니다.

❷ 치약을 치아 면에 골고루 발라 줍니다.

❸ 교합면을 횡마법으로 닦아 줍니다. 충치가 가장 많이 생기는 부위거든요.

❹ 항상 음식이 끼는 상악 왼쪽 대구치 사이를 스크러빙법으로 닦기 시작합니다. 맨 뒤에서 시작해서 치아당 짧은 진동을 10번씩 해 주면, 칫솔모가 보통 치아 2개 크기이기 때문에 대략 20번 정도 진동이 가게 됩니다. 30~40초 정도면 상악 바깥 면이 모두 닦입니다.

❺ 하악도 똑같이 바깥 면부터 닦습니다.

❻ 다시 상악 안쪽으로 돌아와 스크러빙법이 아닌 바스법각도 때문에 스크러빙법은 힘들겠지요?으로 닦아 줍니다.

❼ 하악 안쪽도 똑같이 닦아 줍니다. 단, 접근이 어렵기 때문에 치아당 15번씩, 반복 횟수를 늘려 줍니다.

❽ 물로 5회 이상 헹궈 줍니다. 너무 적게 헹구면 치약의 성분이 구강 내에 많이 남아 구취의 원인이 되기도 합니다.

❾ 혀를 닦는 것으로 마무리합니다. 구취의 최대 원인은 혀입니다.

068

칫솔은 어떤 기준으로 고르면 될까요?

치아가 막 나기 시작하는 생후 6개월에서 돌 사이 무렵에는, 아이가 양치질할 때 가만히 있지 않고 발버둥 칠 수 있으므로 안전한 골무형 칫솔을 사용할 수 있습니다.

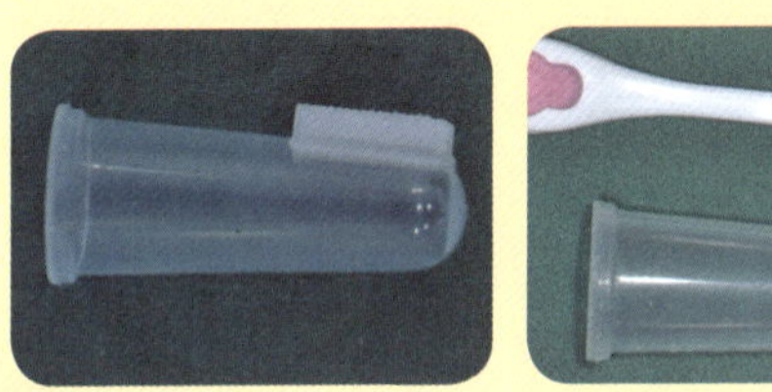

골무형 칫솔
아이가 너무 어려서 양치질할 때 칫솔 때문에 다칠 것이 걱정된다
면 골무형 칫솔이 도움이 될 수 있습니다. 하지만 잘 닦이지는 않
습니다. 칫솔모가 몇 개 없기 때문이지요.

치아가 맹출한 부위는 치약 없이 골무 형태의 유아용 칫솔로 닦고, 치아가 나지 않은 잇몸이나 입천장 등은 거즈로 닦는 것을 추천합니다. 하지만 골무형 칫솔의 단점은 잘 안 닦인다는 것입니다. 이유는 칫솔모의 개수 때문인데, 제가 직접 세어 본 결과 골무형 칫솔과 같은 시기인 1단계 칫솔 어린이 칫솔과 칫솔모 차이가 10배 이상 나는 점 때문인 듯합니다. 골무형 칫솔모의 개수는 160개 정도인 것에 반해 통상 칫솔모 개수는 2000개 이상이기 때문에 닦이는 효율에 있어 차이가 날 수 밖에 없습니다.

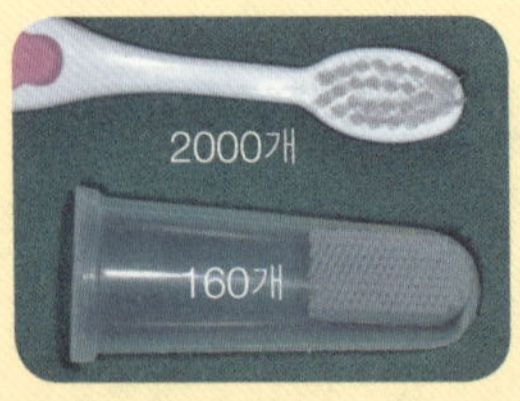

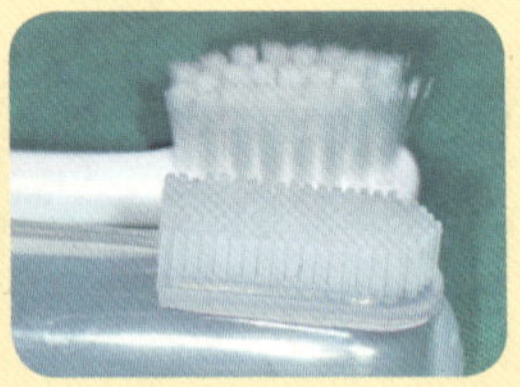

칫솔모의 개수

골무형 칫솔의 칫솔모 개수는 일반적인 칫솔의 1/10 정도에 불과합니다. 어느 정도 안전한 양치질이 가능할 만큼 아이가 성장하였다면, 일반적인 칫솔모를 사용하는 것이 이를 닦는 데는 더 도움이 됩니다.

아이가 양치질할 때 다칠 위험이 없다면 시중에 나와 있는 유아용 칫솔을 구입해서 쓰면 됩니다. 보통 성인의 경우 써야 할 칫솔의 조건이 몇 가지 있지만, 사실 요즘 나오는 칫솔 중 이 조건에 반하는 것은 없습니다. 어린이는 시중에서 구입할 수 있는 다양한 캐릭터 칫솔이 연령별로 잘 나뉘어 있으니 제시된 시기별로 쓰면 큰 문제는 없습니다.

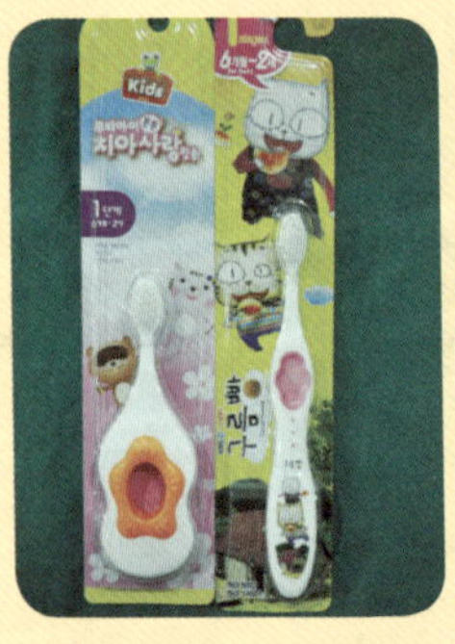

생후 6개월~2살 아이를 위한 1단계 칫솔

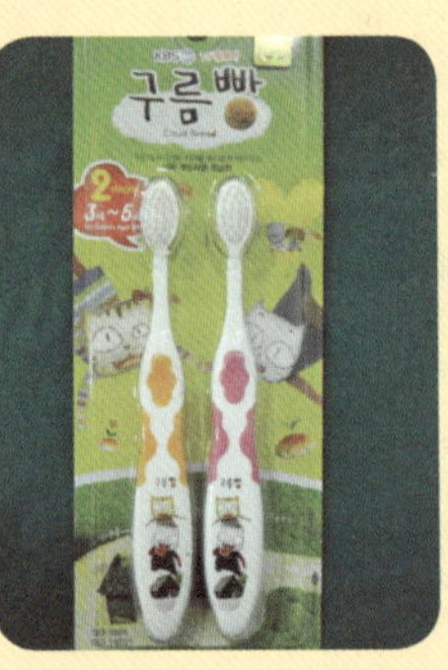

3~5살 아이를 위한 2단계 칫솔

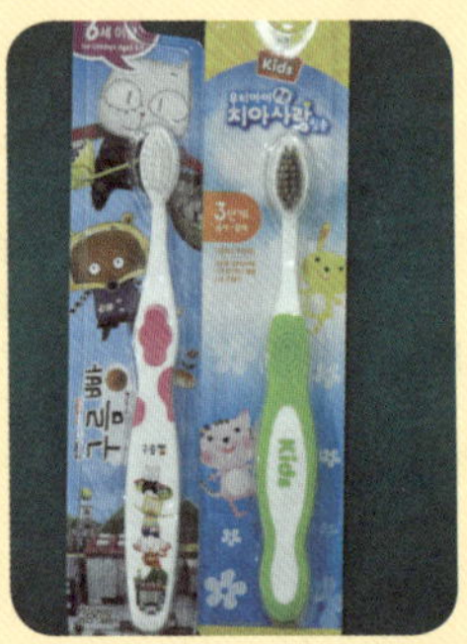

6~8살 아이를 위한 3단계 칫솔

아이가 좋아하는 캐릭터 칫솔을 사용하면, 그만큼 양치질을 친숙히 받아들일 수 있겠지요. 다만 아이가 칫솔을 물고 돌아다닌다거나 장난을 치는 행위는 엄하게 저지해야 합니다. 드물긴 하지만 칫솔을 물고 놀다가 넘어지는 경우 생명을 위협할 수 있는 구강 내 손상이 보고된 바 있습니다[53].

최근에는 이런 위험을 줄이기 위해 물고 넘어져도 크게 위험하지 않은 디자인의 유아용 칫솔이 시판되고 있습니다.

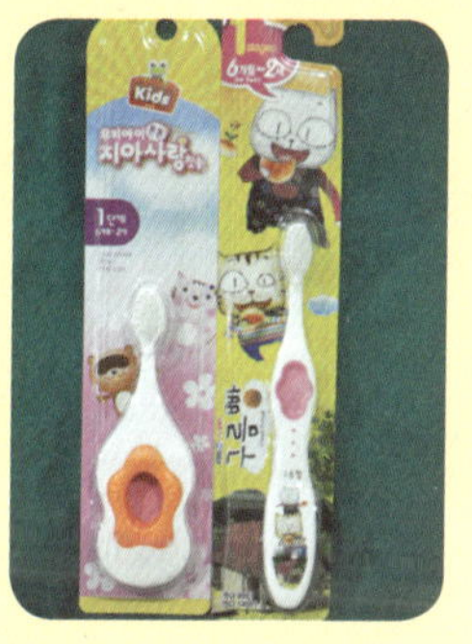

양치질할 때는 양치질에만 집중하는 것이 이를 더 잘 닦을 수 있고, 넘어져 다칠 수 있는 위험을 없앨 수 있다는 것을 인지하시고 아이가 어릴 때부터 이런 점을 철저히 훈육하는 것이 필요합니다

단계별 칫솔의 차이점

1단계, 2단계, 3단계 칫솔을 구분해 놓은 차이는 무엇일까요? 언뜻 보기엔 다 똑같아 보이는데, 어떤 차이가 있는지 확인해 봅시다.

❶ 칫솔 길이의 차이

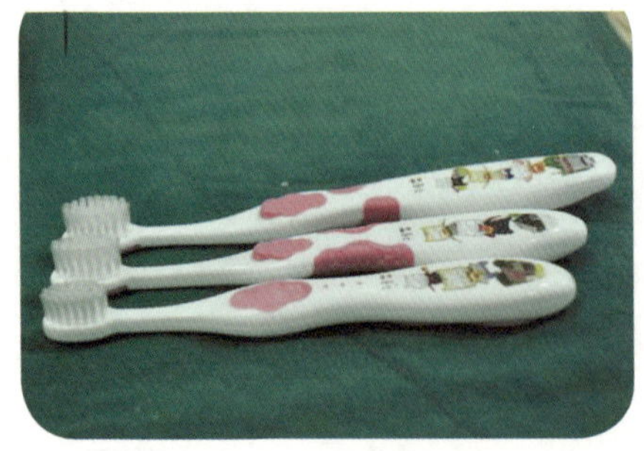

단계가 높아질수록 칫솔의 길이가 길어집니다.

❷ 칫솔 손잡이의 두께 차이

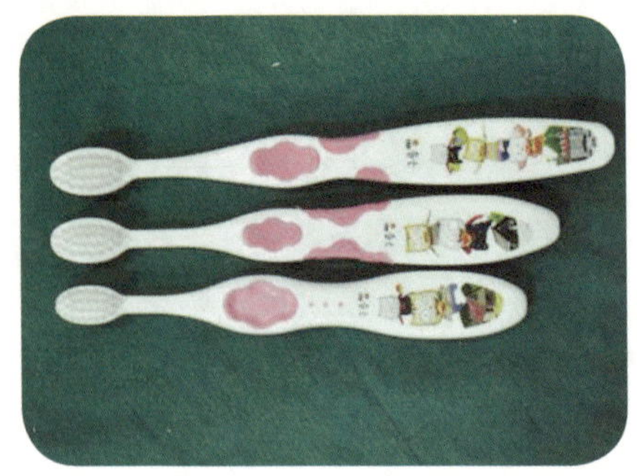

아이가 성장할수록 손이 커지기 때문에 단계가 높아질수록 손
잡이도 커집니다.

❸ 칫솔모의 크기 차이

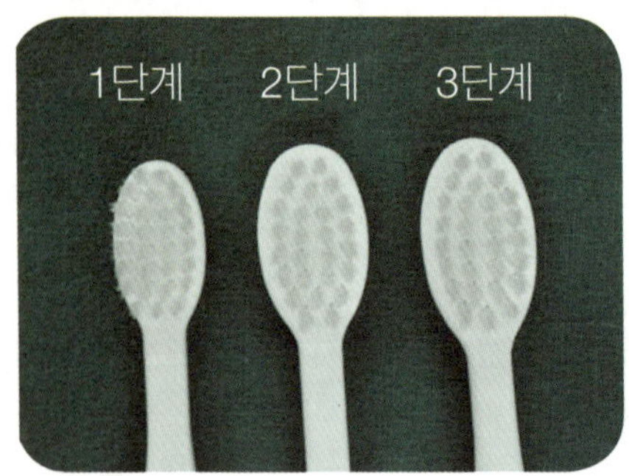

1단계 칫솔은 아직 맹출이 완료되지 않은 아이용이기 때문에
크기가 작습니다.
2단계와 3단계 칫솔모의 양과 크기는 똑같습니다.

어린이 구강 청결제 사용은 도움이 되나요?

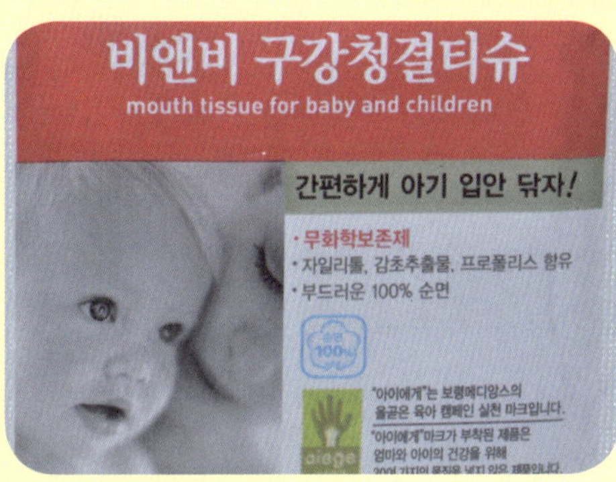

구강 청결 티슈
매번 양치질을 할 수 없는 밤중 수유 시 이를 이용하면 자
녀의 충치 예방에 도움이 됩니다.

대표적으로 구강 청결용 거즈가 있습니다. 양치질을 하기에는 여린 점막이나 잇몸 부위를 대신 닦아 줄 수 있는데 특히 아이가 돌이 되기 전에 밤중 수유를 하는 부모님이 유용하게 사용할 수 있습니다.

제품을 옆에 두고 주무시다 수유가 끝나고 아이의 치아와 잇몸, 특히 상악 전치부를 신속히 닦아 주세요. 우유병 우식의 예방과 감소에 도움이 됩니다. 자일리톨 성분이 함유되어 있다고는 하지만, 꼼꼼히 닦아 우유나 음식물을 제거해 주는 것이 가장 중요합니다.

아직 이가 없는 데도 구강 위생이 중요한가요?

치아 우식을 일으키는 대표적인 균은 뮤탄스균입니다. 이전의 연구에서 아직 맹출한 치아가 없는, 생후 6개월 된 아이를 대상으로 구강 내 뮤탄스의 존재 여부에 대한 평가를 한 적이 있습니다[54]. 그 연구에서 전체의 50~60% 정도 되는 아이들의 구강 내에 뮤탄스가 이미 있다고 확인되었습니다. 흥미로운 사실은 균의 존재와 관련된 몇 가지 원인들인데, 아이의 하루 평균 설탕 섭취 횟수가 균의 존재와 가장 큰 관련이 있다는 것입니다. 즉, 설탕을 자주 섭취하는 아이일수록 치아가 나기 전부터 충치 원인균이 쉽게 발생한다는 뜻입니다.

그 외에 주목할 사실은 부모님, 특히 어머니의 구강 내 뮤탄스의 수가 많을수록 아이의 감염도 높게 나타났다는 것입니다. 비단 뮤탄스뿐만 아니라 구강 위생 상태가 좋지 못하거나 치주염이 있는 부모의 경우 자녀의 감염 또한 높게 나왔다는 사실은 부모님의 구강 위생과 관리 상태가 아이에게도 이어질 수 있다는 것을 의미합니다.

시중에 나와 있는 다양한 위생 용품 중, 구강 위생 거즈나 청결 티슈 등은 이러한 이유로 도움이 됩니다. 아직까지 이러한 용품의 효과에 대한 연구 결과는 확인되지 않았지만, 그래도 안 하는 것보단 하는 것이 낫습니다.

※ 치아 우식과 관련된 연구들

♦ Law 등은 어린이의 치아 우식 발생과 관련된 연구에서 뮤탄스가 구강 내 처음 존재하는 시기가 빠를수록 우식이 많이 발생함을 보고하였다. 즉, 뮤탄스의 전염을 늦춰주는 것만으로도 우식의 위험을 많이 줄여 줄 수 있음을 알 수 있다[55].

♦ Kopycka 등은 2세 이전에 뮤탄스에 노출된 아이들이 그보다 늦게 균에 노출된 아이들에 비해 청소년, 성인이 되어서도 우식 유병률이 높게 나타났다고 한다[56].

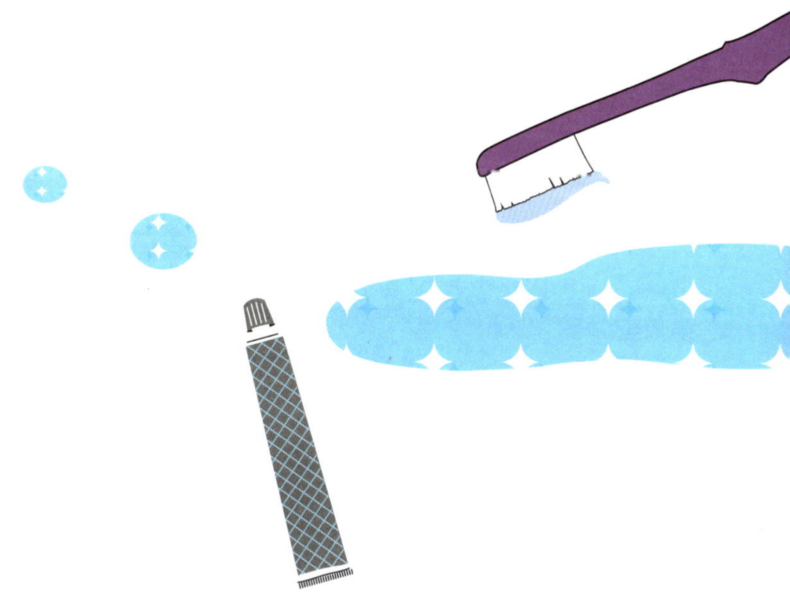

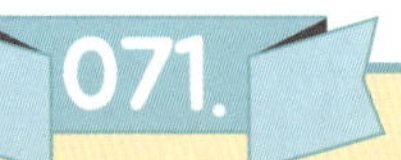

치약은 꼭 써야 하나요?

치약은 양치질을 돕는 성분일 뿐, 반드시 필요하지는 않습니다. 치약이 없다고 양치질 안 하지 마시고, 없으면 없는 대로, 양치질은 잘 해 주면 당연히 좋습니다. 치약에 들어 있는 성분 및 효과에 대해 설명 드리겠습니다.

<치약의 성분: ❶연마제 ❷방부제 ❸습윤제 ❹불소>
위의 치약 성분 중 연마제와 방부제에 대해 설명하겠습니다.

연마제 : 잘 닦이라고 들어 있는 성분입니다. 이 성분이 많이 들어 있으면 잘 닦이는 대신 마모도 심해지므로 치아가 시리거나 많이 파여 있다면 연마제가 적은 치약시린이 치약을 사용하는 것이 좋습니다. 반면 새하얀 치아를 원하는 분들이 쓰시는 미백 치약에는 연마제 및 표백 성분이 많이 들어 있어 착색 제거에 도움을 주기도 합니다.

방부제 : 치약이 상하면 안 되기 때문에 들어 있는 성분입니다. 파라벤, 콜로로산 등을 사용합니다. 파라벤은 유해 물질로 많은 부모님께서 알고 계실텐데, 치약에 첨가된 파라벤은 미생물의 번식을 막아 주는 역할을 합니다.

파라벤이 발암 물질이라고 한 연구가 알려지면서 이 물질을 걱정하는 부모님이 많이 계실 듯합니다. 유럽 등에서는 일부 파라벤의 안정성이 명확하게 입증되지 않았기 때문에 안정성이 입증된 몇몇 파라벤만 사용을 허가한다고 합니다. 미국에서는 아직 유해성에 대한 특별한 언급 없이 사용하고 있습니다. 암 발생률을 높이거나 호르몬 문제를 일으킨다고 하지만, 우리가 매일 먹는 식품에 파라벤이 더 많이 들어 있다는 사실을 아시는 분은 많지 않은 듯합니다. 오히려 다른 대체 물질_{식물 추출물, 다른 화학 보조제}의 사용 또는 무 첨가의 방식이 후에 어떤 위험으로 다가올지 걱정됩니다. 세균들이 더 좋아할 것 같은데요. 사실, 세상에 조금도 위험하지 않은 물질이 있을까요?

치약이 촉촉하고 말랑말랑하게 유지되도록 해 주는 습윤제

계면활성제 : 거품이 나야 이가 닦이는 것 같은 느낌이 듭니다. 계면활성제는 거품을 내 주는 역할을 합니다. 양치질 후 입이 약간 텁텁한 느낌이 들 때가 있습니다. 흰 막이 끼는 경우도 있지요. 이깃은 계면활성제가 충분히 제거되지 않고 점막에 남아 있기 때문입니다. 계면활성제가 구강 내에 남을 경우 점막이 촉촉하게 유지되는 것을 막기 때문에 만약 아이가 수족구병 등의 구강 내 염증을 앓고 있다면 일시적으로 치약 없이 양치질 하는 것이 좋습니다. 양치질 후 제대로 헹구지 않는다면, 이 성분 때문에 구취가 심해지기도 합니다. 최소 5회 이상 물로 입을 헹궈 주세요.

이 외에도 치약에는 잇몸 질환 예방 및 치료를 해 주는 성분, 시린 치아의 신경을 진정시켜 주는 성분, 뮤탄스 등을 잘 죽여 주는 성분, 자일리톨 등 다양한 성분이 들어 있습니다.

불소는 어떻게 충치를 예방하나요?

❶ 불소가 있으면 세균이 산성 물질을 생성해도 이를 줄여 주거나 약화시킴으로써 치아의 용해를 막아 줍니다.

❷ 이미 치아가 미세하게 용해된 부분이 있을 경우, 불소가 칼슘과 인을 데리고 용해된 부위에 들어가 다시 치아 구조를 형성합니다. 이렇게 형성된 구조는 다음 번 산성 물질의 공격에 더 잘 견딥니다. 이를 가리켜 '내산성'을 가진다고 표현합니다.

❸ 불소 자체가 뮤탄스균이 산을 생성하는 대사 작용을 방해합니다.

❹ 뮤탄스균이 치아 면에 붙기 위해 단백질을 생성하는데 불소는 이 단백질의 생성을 저해해서 세균이 치아 면에 접착을 못 하게 합니다.

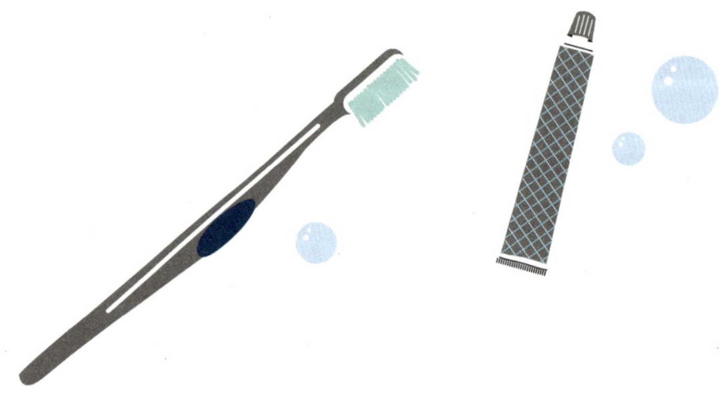

072

불소치약의 위험성?

불소의 과도한 섭취 및 남용은 치아의 모양이 변형되는 등 부작용(치아 불소증)이 발생할 수 있습니다. 치아 불소증은 치아 면에 불투명한 하얀 분필가루가 묻어 있는 듯한 형태의 경도 불소증에서 갈색 또는 황색의 어두운 착색이 나타나거나 조그마한 홈이 파여 있는 듯한 고도의 불소증 형태도 나타날 수 있습니다.

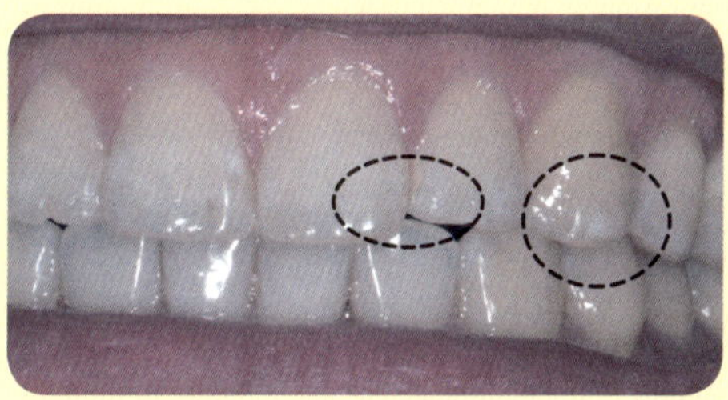

불소증 치아

제 치아입니다. 경도의 불소증으로 보이는 분필가루 같은 하얀 반점이 많이 보입니다. 남자이긴 하지만 살면서 단 한 번도 이것 때문에 불편을 느끼거나, 남에게 지적 받은 적은 없습니다. 고도의 불소증은 아직까지 한 번도 본 적이 없습니다.

아이가 6살쯤 되면 치약을 삼키지 않고 뱉어내는 것을 잘 할 수 있어서 불소가 함유된 치약을 사용하는 데 큰 위험이 없다고 봅니다[57]. 혹시나 다소 많은 양의 불소를 섭취하더라도 치아의 성장이 거의 끝났거나, 심미적으로 중요한 전치의 성장이 끝났기에 외관상 발생할 문제는 거의 없습니다. 하지만 뱉는 연습이 아직 안 된 6살 이전의 어린아이, 특히 2살 이하의 유아가 불소치약을 사용하였을 때 부정적인 문제가 생길 수 있음이 보고된 바 있습니다

[58]. 특히 2살경생후 20~30개월 사이에는 상악 전치부 영구치의 성장이 활발하므로 이 시기의 불소 과잉 섭취는 심미적 문제를 야기하는 불소증의 원인이 될 수 있습니다 따라서 만 2세까지는 불소치약 사용을 권장하지 않습니다.

보통 성인의 치약에는 1000~1500ppm의 불소가 함유되어 있는데 이를 아이들 칫솔 면에 넓게 짜면 결과적으로 약 1mg의 불소가 포함된다고 합니다[59]. 6살 이전의 아이는 양치질 시 치약의 1/3가량을 먹는다고 하는데 만약 아이가 하루 세 번 성인 치약을 가득 짜서 양치질을 하는 경우 권장 섭취량을 훌쩍 넘어 최대 섭취량보다도 많은 불소를 섭취할 수 있습니다.

불소의 하루 권장 섭취량[60]

연령	몸무게(kg)	권장 섭취량(mg/일)	최대 섭취량(mg/일)
생후 0~6 개월	7	0.01	0.07
생후 6~12 개월	9	0.5	0.9
생후 12~36 개월	13	0.7	1.3
생후 48~96 개월	22	1.1	2.2
9살 이상	40 이상	2.0~3.8	10

※ 불소의 위험성과 관련된 연구

Mascarenhas 등은 인도 어린이 1200여 명을 대상으로 불소치약 사용에 따른 치아 부작용에 대해 연구하였습니다[61]. 인도는 이 당시 상수도 불소화 등의 사업이 없었기에 인도 사람들은 대부분 치약에서 불소를 얻고 있었습니다. 치약 내 불소의 위험성 측정에 있어 비교적 적절한 인구집단이었지요.

연구 논문을 요약하자면,

❶ 6살 이하의 어린이는 양치질 시 치약의 1/4~1/3 정도를 삼킨다.

❷ 전체의 90% 이상이 만 2살 이전부터 양치질을 시작한다.

❸ 불소치약 사용 어린이 중, 12.9%가 치아 불소증의 증상을 보였다.

❹ 불소증의 증상을 보이는 어린이의 75%는 가장 미약한 수준의 치아 불소증 증상을 보였다.

❺ 6살 이전에 불소치약을 사용한 어린이는 치아 불소증의 발생 위험이 1.8배가량 증가했다.

❻ 치아 불소증이 있는 어린이 중, 2살 이전부터 양치질을 한 어린이들의 불소증 정도가 높게 나타났다.

특히 ❺번 결론이 중요한데, 이것 때문일까요. 현재 시판되는 대부분의 어린이 치약 중 6살 이하용에는 불소 성분을 포함하지 않습니다. ❻번 결론을 통해 2살 이전에는 불소치약을 안 쓰는 것이 좋지만, 2살 이후부터는 저불소치약을 조금씩이라도 썼으면 합니다.

073

그렇다면 불소치약의 안전한 사용법은 어떻게 되나요?

다음의 몇 가지 사실을 먼저 상기해 보면

❶ 어린이가 통상 양치질 시 사용하는 치약의 양은 평균 0.5g 정도이며 최대 1g이다.

❷ 하루 2번 양치질 하는 아이가 가장 많으나 위험성을 최소화하기 위해 하루 3번 양치질 한다고 가정한다.

❸ 양치질 시 많으면 전체의 1/3 정도가 치약을 삼킨다. 일부 연구에서는 1회 양치질당 치약 0.3g을 섭취한다 했고, 최대 0.8g까지 삼킨다는 보고도 있다.

❹ 불소는 치약뿐만 아니라 어린이 음료, 생선, 물 등에도 미량 존재한다. 따라서 치약으로부터의 불소 섭취량은 권장 섭취량보다 적게 섭취하는 것이 좋다.

❺ 현재 판매 중인 어린이용 저불소치약의 불소 함유량은 약 500ppm 정도이다.

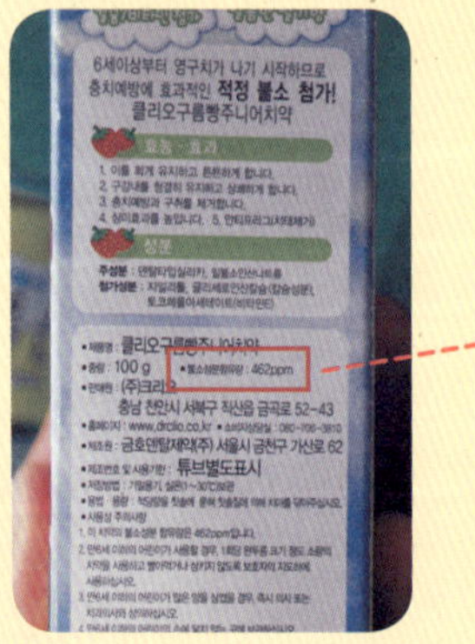

■ 불소성분함유량 : 462ppm

어린이용 저불소치약에는 대략 500ppm 농도의 불소가 함유되어 있습니다.

예시) 생후 만 48개월인 아이가 하루 3회 양치질을 할 경우, 양치질을 통해 섭취할 수 있는 불소의 양은 평균 0.5mg, 최대 1.2mg이고 이 평균치는 하루 섭취 권장량의 1/2 정도 입니다. 최대로 섭취하는 경우에도 하루 권장량을 조금 넘습니다. 즉, 만 48개월 즈음해서 저불소치약을 사용하는 것은 불소증 위험이 거~의 없다고 보셔도 됩니다. 아이가 치약을 일부러 삼키지만 않는다면, 안전하다고 생각할 수 있습니다.

⇨ 제 아이들이 양치질할 때, 거품이 너무 많이 나면 아이들이 힘들어 하고 삼키려고 합니다. 거품이 어느 정도 나면 한 번 뱉어 내고 계속 양치질을 시킵니다. 이렇게만 해도 불소증 걱정은 안 하셔도 됩니다. 그럼에도 불구하고 불안하신 부모님들을 위해,

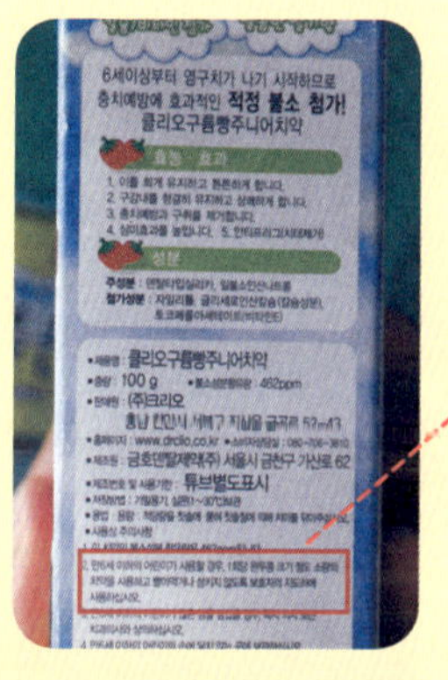

완두콩 크기로 치약을 짜서 사용하면, 대략 그 양은 0.25g 정도입니다.

그림을 보면 콩알만큼 짜서 사용하라는 문구가 보입니다. 완두콩 크기를 말하는데 실제로 짜 보면 다음 페이지의 사진 정도가 됩니다.

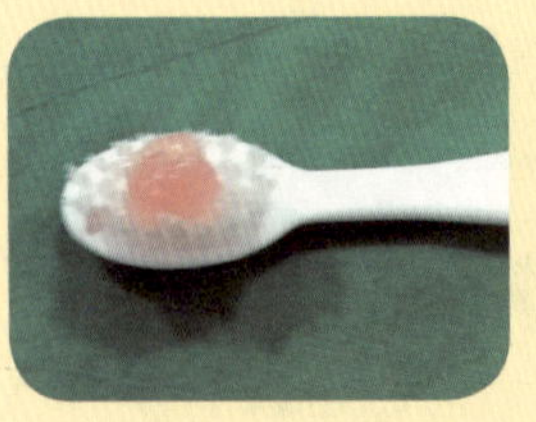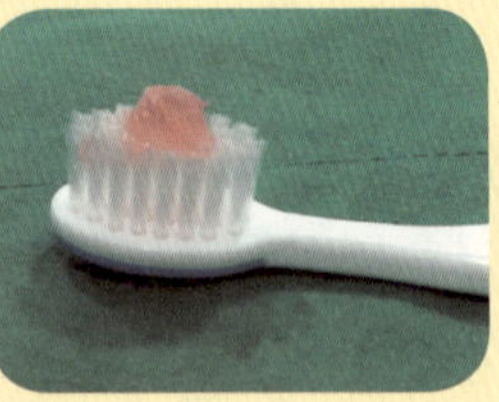

치약을 완두콩만큼 짠 양입니다. 칫솔의 1/3 정도입니다.

대략 칫솔의 1/3 정도 양이 되는데 이 정도면 예시에서 계산한 양의 1/2 정도이고 양치질에 사용한 치약을 모두 다 먹는다고 해도, 0.75g x 500ppm = 0.38mg입니다. 저는 아이가 4살이 될 때부터는 저불소치약을 사용했으면 좋겠습니다. 만 4살이 안 된 제 둘째 아이도 사용 중입니다.

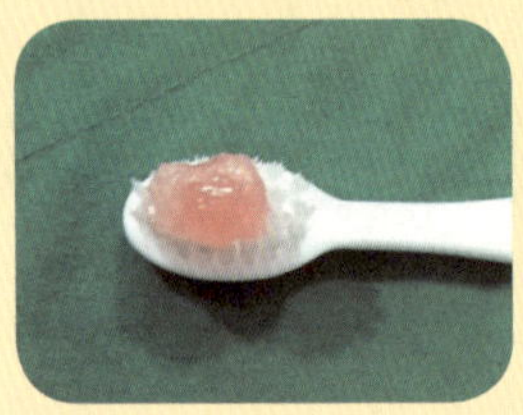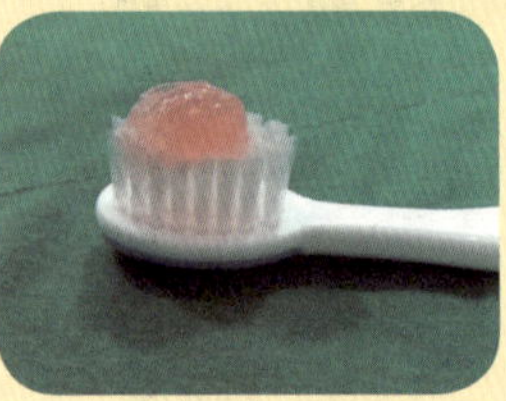

치약을 칫솔 전체 길이의 2/3 정도 짠 양입니다. 대략 그 양은 0.5g 정도됩니다.

상수도 불소화 사업을 하는 지역에 살고 있다면 무불소치약을 사용해야 하나요?

보건복지부 자료에 따르면 2014년에 수돗물 불소화를 시행하는 전국의 시·군은 다음과 같습니다.

> 경기도 안산시, 안성시, 강원도 강릉시, 영월군,
> 충남 서산시, 충북 옥천군, 경남 창녕군, 김해시,
> 창원시, 진해시, 진주시, 남해군, 합천군

상수도 불소화 지역에서 하루 동안 섭취하는 식수, 밥, 그 밖의 음식에서 얻는 불소의 양은 미취학 어린이의 경우 대략 0.5mg 정도라고 합니다. 4살 아동이 위에서 계산한 완두콩만 한 양의 치약 모두와 물을 먹는다 해도 위험하지 않습니다. 정 불안하면 치약의 양을 조금 더 줄이거나 하루 한 번만 저불소치약을, 나머지는 무불소치약을 사용하면 됩니다.

치의학적으로는 저불소치약의 양을 완두콩 크기보다 작게 사용해서 양치질을 하는 것이 낫겠습니다. 불소가 구강 내 오래 유지되는 것이 좋은데 그렇기 위해서는 불소치약을 하루 한 번 쓰는 것보단 여러 번 조금씩 쓰는 것이 낫기 때문입니다.

불소치약을 안전하고 효과적으로 이용하는 방법이 있을까요?

불소의 효과를 보기 위해서는, 다소 낮은 농도라도 지속적으로 침이나 구강 내에 불소가 포함되어야 합니다. 즉, 고농도 불소치약 1회 사용 후에 무불소치약을 사용하는 방식으로 한 번에 많은 불소 양을 섭취하는 것보단 저농도 불소치약을 잦은 횟수로 사용하는 것이 더 좋습니다. 완두콩보다 적은 양을 사용한다면 더 잦은 양치질 또는 불소 가글 등을 추가로 할 수 있으며 이는 불소의 우식 예방 능력을 극대화할 수 있는 방법입니다.

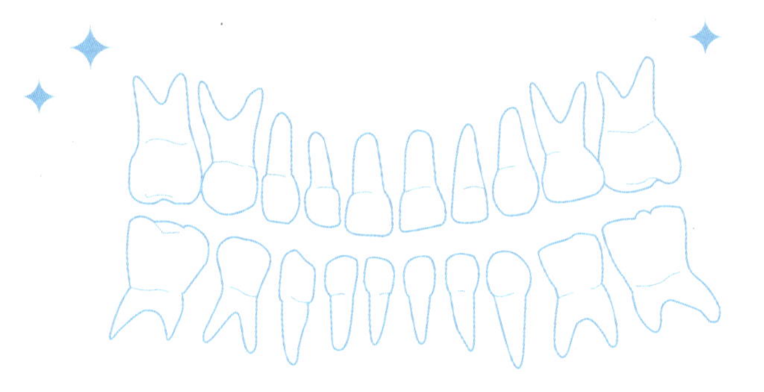

076

불소 가글은 효과가 있나요?

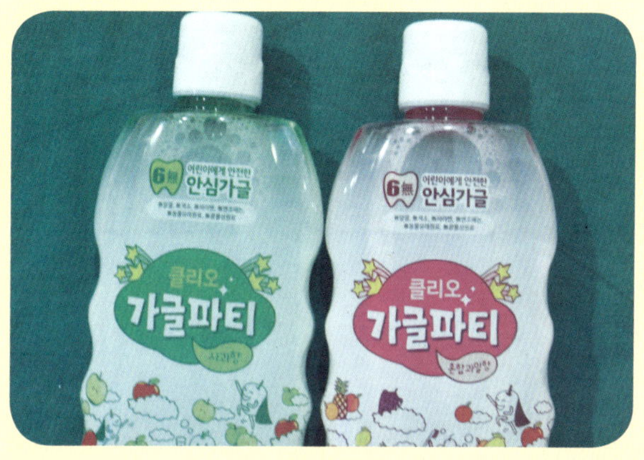

시중에 판매되는 어린이용 가글은 미국에서도 오랫동안 안전하게 사용되어 왔습니다. 가글 후 용액을 잘 뱉어낼 수 있는 6살 이상의 어린이 및 성인을 위한 가글제인데 하루 2회, 10ml 사용을 권장합니다.

플루오르화나트륨 농도는 2000ppm으로, 불소 농도는 원자량 비율 Na : F ≒ 11 : 9에 따라 대략 900ppm 정도 됩니다. 권장량대로 사용 시 10ml x 900ppm = 0.9mg x 2 하루 2회 = 1.8g, 즉 1.8g의 불소를 헹구고 뱉어냅니다.

아이가 어려서 용액을 모두 삼켜 버린다면, 그러기에는 불소 양이 다소 높은 편입니다. 따라서 불소 가글제는 그런 위험이 없는 6살 이상의 어린이만 사용해야 합니다. 향이 좋고 단맛이 나서 어린이 손이 닿는 곳에 둔다면 과량 섭취를 하게 될 위험이 있기 때문에 잘 관리하셔 야 합니다. 학교를 다니기 시작한 아이들을 대상으로 한 미국의 연구에서는 불소 가글제가 우 수한 우식 예방 능력을 보였음을 밝힌 바 있습니다[62].

어린 나이에 충치가 다수 발생한 어린이라면 6세 이후부터는 적극적으로 불소 가글제를 사용 하는 것을 추천합니다.

※ 불소 가글과 관련된 연구들

Ripa는 초등학교에 다니는 어린이를 대상으로 불소가 함유된 가글제로 가글을 하도록 실시하 였고, 이 결과 31%의 우식 감소가 있었음을 보고하였다. 또한 초등학생이 불소 가글제를 부 적절하게 삼킴으로써 불소증이 발생하는 일은 없으며, 어린이의 치아 우식 정도에 따라 우식 위험이 높은 아이에게는 섭취량을 높이는 등 적절한 증감을 통한 사용을 권유했다[63].

077

아이가 이를 안 닦으려고 해요.

아이가 양치질 습관을 갖추기 전까지는, 이 닦기가 부모와 아이 모두에게 극심한 스트레스를 야기하는 일입니다. 저 또한 아이들이 거부감 없이 이를 닦을 수 있도록 한동안 전쟁과도 같은 고통을 겪었습니다. 결론부터 말씀드리면, 반강제적으로라도 아이는 이를 닦는 습관을 들여야 하며 적어도 며칠은 부모님이 적극적으로 훈육해야 하는 부분입니다. 만약 이 닦는 습관을 제대로 들이지 못하면, 아이는 나중에 더 큰 고통을 받을 것입니다. 일반적인 양치질이 정 힘들다면, 전동 칫솔을 추천해 드립니다.

다소 과격할 수도 있는 실제 이야기 – 아이의 양치질을 시작할 때

아이의 치아가 아직 맹출하지 않은 생후 6개월 무렵부터 시중에 판매되고 있는 사일리톨 성분이 함유된 거즈형 구강 위생용품을 사용하였습니다. 사용에 별 어려움은 없었던 것으로 기억납니다. 돌 이후 상·하악 전치부 치아 총 8개가 났을 무렵, 골무 형태의 칫솔을 구입해서 치아를 빡빡 닦아 줄 때까지만 해도 내 아이는 역시 아빠를 닮아서 이를 잘 닦는구나, 했습니다.

하지만 아이가 "싫다"는 표현을 하기 시작한 후부터 전쟁은 시작되었습니다. 칫솔을 입에 문 채로 놓아 주지 않고는 이 닦는 것을 거부하기도 하고, 입을 꼭 다문 채 다시 벌리지도 않았습니다. 더군다나 어떻게 입을 벌려서 닦으면, "우웩, 우웩~" 하면서 토하는 시늉을 하기도 했습니다.

이에 저는 우선 양반다리 상태로 아이를 왼쪽 무릎에 눕히지 않고 앉힌 채로 양치질을 시켜 주었습니다. 이는 혹시나 침 같은 물질이 목구멍으로 넘어갈 위험을 줄여 주기 위해서였습니다. 아이가 입을 안 벌리면 볼을 눌러서 입을 벌리게 만들었고 입에 칫솔을 문 채 안 놓으면 다시 또 볼을 눌러 입을 벌리게 하는 등, 며칠간은 억지로 양치질을 시켰습니다. 동시에 "사랑하는 ○○아, 이를 꼭 닦아야 벌레가 먹지 않는단다" 등의 말로 아이를 다독였으며 일주일쯤 전쟁을 치르고 나니 아이도 포기했는지 알아서 입을 쩍 벌리고 무릎에 와서 눕기 시작했습니다.

이후부터는 두 아이 모두 양치질하는 데 큰 어려움은 없었습니다. 모두들 잘 아시다시피, 어린 나이의 아이도 눈치로 부모의 의지에 대해 간을 봅니다. 부모가 강한 의지를 갖고 절대로 포기하지 않을 것임을 아이에게 보여 주는 것이 바로 자녀 양치질 성공의 열쇠라 할 수 있겠습니다.

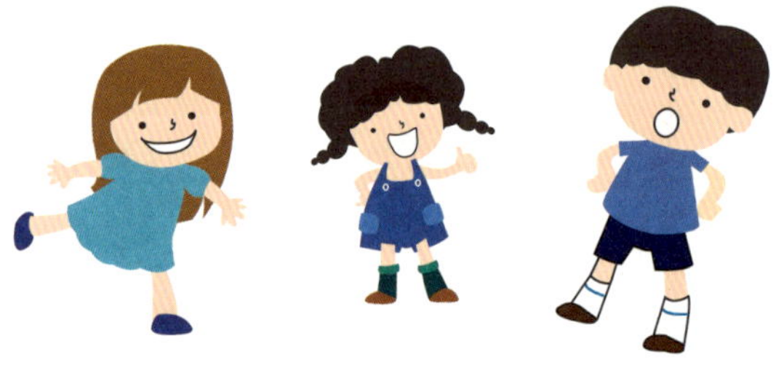

 치과의사 아빠가 알려 주는 우리 아이 치아 건강

078

전동 칫솔은 도움이 되나요?

일반적인 양치질은 부모님이 해 주기도 힘들고, 혹여 하다가도 목젖이나 잇몸, 입술 등에 상처를 내는 경우도 많습니다. 반면 전동 칫솔은 가볍게 치아에 대고만 있어도 효율적으로 치태가 제거되며 빙글빙글 도는 것이 모양새가 장난감과 비슷하여 아이들에게 좀 더 친숙하게 인식될 수 있습니다. 거부감도 줄어 들지요.

어린이를 대상으로 한 연구에서 1회 양치질 시 전동 칫솔이 일반 양치질에 비해 치태 제거 효과가 더 크다고 보고하였습니다[64], [65]. 일반적인 양치질과 비교해 위생 관리면에서 더욱 효과적일 수 있으므로 자녀의 구강 관리에 어려움을 느끼는 많은 부모님들께서도 전동 칫솔을 적극적으로 사용해 보심이 좋을 듯합니다.

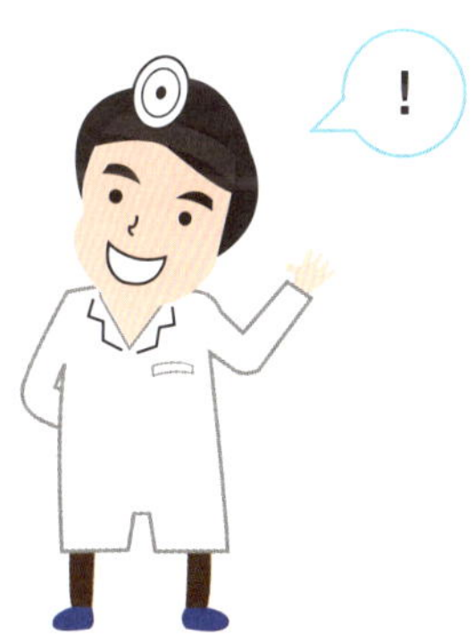

치과치료

079.

치과치료를 받기 전 자녀 지도법

치과치료 전, 부모님께 꼭 당부 드리고픈 말이 있습니다. 어린아이에게 병원은 '주사 맞는 곳'이자 '아픈 곳'이라는 인식이 강합니다. 따라서 병원은 아이들이 오기 싫은 곳이 될 수밖에 없습니다. 특히 치과치료는 꽤나 장시간 동안 불편함을 참아야 하는 등 아이는 큰 스트레스를 받게 됩니다. 아이가 부모님의 말을 알아들을 수 있는 수준의 나이일 때, 부모님의 제대로 된 역할이 절대적으로 필요합니다. 아이가 치과치료를 받기 전, 부모님이 취할 수 있는 적절한 행동에 대해 설명 드리겠습니다.

❶ 치과를 방문하기 전, 치과에 가는 이유와 치료에 대해서 아이가 알아듣기 쉽도록 간단하게 설명해 주세요.

↳ "입안에 있는 나쁜 벌레를 잡아야 해", "치료를 받아야 이가 예뻐져" 등 치료의 필요성에 대해 아이가 알아듣기 쉽도록 설명해 주세요. 요즘 아이들이 읽는 동화책에는 병원이나 치과에 대한 두려움을 줄여 주고 치료를 반드시 받아야 한다는 내용의 교육적인 내용이 많습니다. 치과에 오시기 전에 이런 종류의 동화책을 미리 읽는 것도 도움이 됩니다.

❷ "주사, 바늘, 찌른다, 갈아내다…" 등의 공포심을 부추기는 단어는 사용하지 마세요.

↳ 너무 자세한 설명 또한 독이 될 수 있습니다.

❸ "하나도 아프지 않아요." 거짓말은 하지 마세요.

⇨ 치과치료는 사실 안 아플 수가 없는 치료입니다. 아프지 않다고 아이를 살살 구슬리다 아이가 치과에 대한 신뢰를 상실하면 이는 다시 되돌리기 어렵습니다. 겁에 질려 있는 아이는 조그마한 불쾌감에도 믿음을 잃고, 치료를 받지 않겠다고 고집을 부릴 수 있습니다. 심지어는 마취를 안 아프게 하기 위한 도포마취제의 단순한 쓴맛에도 아이는 모든 치료를 거부할 수 있습니다.

치과치료는 조금 아플 수 있지만, 충분히 참을 수 있는 아픔이라는 것을 잘 설명해 주세요. 실제 팔이나 입을 살짝 꼬집으며 통증의 정도에 대해 직접적으로 설명해 주는 것도 도움이 됩니다.

❹ "우리 다음 주에 치과 갈 거야." 치과 간다고 오래 전부터 미리 말할 필요는 없습니다.

⇨ 어쨌든 치과는 의사인 저도 가기 싫은 곳입니다. 어른도 이러한데, 아이에게 미리 공포를 심어줄 필요는 없겠지요. 자칫 어린이집에서 또래 친구에게 치과의 공포에 대해 자세히 듣는 일이라도 발생하면 문제는 더 심각해집니다. 치과를 간다는 이야기는 아이가 치과를 가는 당일에 알려 주며 괜한 공포를 미리부터 느끼지 않게 하는 것이 좋습니다.

❺ "치료 잘 받으면 선물 사 줄게!" 등의 보상을 이야기하는 것은 좋지 않습니다.

⇨ 이런 방법은 한 번으로 끝나지 않습니다. 치료를 받을 때마다 아이에게 장난감을 사 줄 수는 없는 노릇입니다. 이와 같은 보상이 계속 이어진다면, 장난감을 사 주지 않을 때 아이는 더욱 떼를 쓰고 치료를 거부할 수 있습니다.

❻ 식사를 배불리 많이 한 상태에서 오는 것은 좋지 않습니다.

⇨ 식사를 하고 아직 배가 부른 상태에서 치료를 받으면 구토 증상이 발생할 수도 있습니다. 치과에 오기 전 식사는 가볍게 하고 오는 것이 좋습니다.

❼ 아이의 협조가 다소 부족했던 힘든 치료였을지라도 심하게 나무라지 마시고 잘한 점은 꼭 칭찬해 주세요.

↪ 치료가 잘 됐건 잘 되지 않았건, 아이가 보인 좋은 행동은 아주 작은 것이라도 칭찬을 해 줌으로써 다음 치료 시 더 잘할 수 있도록 독려해 주세요. 비난만 퍼붓는 것은 좋지 않습니다. 반대로 버릇없는 행동은 반드시 지적해 주시되, 마찬가지로 칭찬을 함께 해 주는 것이 좋습니다.

❽ 치료 첫날부터 너무 많은 치료를 기대하지 마세요.

↪ 첫 치료가 너무 장시간 동안 이어진다면 아이는 다음 치료를 강하게 거부할 것입니다. 아이에게 치과치료는 '받을 만한' 치료라는 것을 인지시키기 위해 보통 치과에서는 첫 방문 시 짧게 끊어 치료하는 경향이 있습니다. 부모님 입장에서는 치과에 여러 번 와야 하는 것이 힘드시겠지만, 그래도 단시간의 치료를 여러 번 받고 마치는 것이 결과적으로는 더 좋습니다.

❾ "입을 벌려야지.", "가만히 있어." 치료 중간에 부모님께서 아이의 행동에 대해 언급하는 것은 도움이 되지 않습니다.

↪ 아이가 치료를 받는 도중 움직이거나 입을 안 벌리는 등의 행동을 할 경우 옆에서 보고 계시는 부모님은 안타까운 마음에 "입을 벌려야지.", "움직이면 안 돼." 등의 말을 하시는 경우가 많습니다. 이는 결과적으로 별로 도움이 안 됩니다.
진료가 시작된 순간부터 치료는 오직 치과의사와 아이가 직접 소통하며 이루어지고 치과의사는 의사라는 권위를 가지고 아이의 행동을 조절합니다. 부모님이 옆에서 말을 거시면 의사와 아이 간의 직접적인 소통에 방해가 되어 아이의 행동 조절이 힘들어 집니다.

❿ 마취 등을 한 경우 마취가 풀릴 때까지 아이를 잘 관찰하셔야 합니다.

↪ 마취된 입술이나 혀를 아이가 씹어서 상처를 입을 수 있습니다. 마취 후 2시간 정도는 지속적으로 아이를 관찰해 주시고 아이에게도 마취 상태를 잘 설명해 주셔야 합니다.

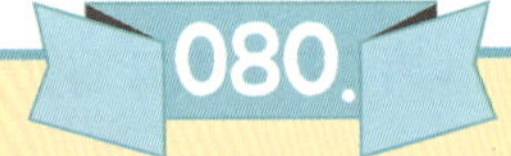

아이의 첫 치과 방문은 언제부터가 좋을까요?

●●● 한 연구에서 4만 명 이상의 어린이를 대상으로 치과 방문 시기에 따른 치료 횟수와 비용을 연구하였습니다. Nowak 등은 4살을 기준으로, 치과를 4살 이전에 방문한 어린이 그리고 4살 이후에 방문한 어린이를 비교하였는데 후자의 경우 전자보다 평균 3.5배 더 많은 치과치료를 받았으며 치료비 또한 당연히 많이 지불했습니다[66]. 첫 치과 방문 시기와 충치 발생에 관한 연구는 이외에도 많이 있으며, 아이의 치과 방문이 빠를수록 충치 발생도 적게 나타났습니다.

치아가 처음 나는 생후 6~8개월 이후라면 치과에 한 번 정도 내원하여 검진을 받아 보는 것이 좋습니다. 특히 부모님이 충치가 많아서 치과치료를 많이 받으셨다면, 아이도 치과에 빨리 방문하는 것이 좋습니다. 보통 아이가 생후 12개월 즈음 되었을 때, 치과 진료를 받게 해 주세요. ●●●

우리나라의 영유아 검진 제도

우리나라의 현행 영유아 건강검진 제도는 구강 검진을 포함하고 있습니다. 제도상 생후 18개월부터 구강 검진을 받을 수 있는데 치과에 방문하면 간단한 문진표를 작성하고 구강 검진을 시행합니다. 문진 내용은 양치질 횟수, 우식 위험이 있는 음식물 섭취의 빈도, 불소 사용 등이며, 본격적인 검진을 통해 우식 여부 및 위험 평가, 양치질법 및 구강 위생에 관한 조언 등을 받으실 수 있습니다.

➜ **1차** : 생후 18~29개월

➜ **2차** : 생후 42~53개월

➜ **3차** : 생후 54~65개월

시기에 맞춰 꼭 혜택을 받으시기 바랍니다.

아이가 아직 어려서 치과 의자에도 누울 수 없는 시기인 경우 부모님께서 아이를 안고 검진을 받는 것이 좋습니다. 아이도 심리적으로 안정감을 얻을 수 있고, 검진하는 저희들도 편합니다.

방법은 아이를 안은 다음에 아이의 양손을 잡고 배 위에 손을 올려 부모님과 아이가 함께 치과 의자에 앉으면 됩니다. 아이의 머리를 치과의사의 무릎을 향해 눕히고 검진할 수도 있고, 앉은 자세 그대로 검진할 수도 있습니다.

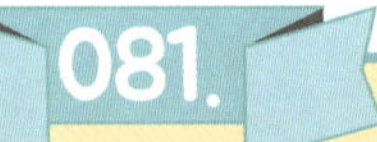

아이가 치과치료를 많이 거부하고 힘들어 합니다.

●●● 유독 치과치료를 힘들어 하는 아이가 있습니다. 부모님은 이에 우리 아이는 왜 이리 치료를 잘 받지 못하는 걸까, 의문도 들고 힘에 부치실 것입니다. 절대적인 것은 아니지만 치과치료에 영향을 미칠 수 있는 요인들이 있습니다. 아래의 글을 한 번 읽어 보고, 아이의 치료에 도움이 될 수 있는 자세를 부모님이 먼저 취하는 것이 좋습니다.

치과를 방문하는 어린이의 치료 협조도에 영향을 미치는 요인을 연구한 미국의 연구가 있습니다. Howenstein 등은 치과에 내원한 어린이의 치료 협조도와 부모님의 성향, 외적 요인들을 평가하였으며 다음과 같은 결과를 보고하였습니다[67].

❶ **부모님의 성향 차이** : 부모님의 성향이 엄격하지만 따뜻하고 자상한 경우, 허용적이거나 권위만 내세우는 부모님에 비해 아이의 치료 협조도가 더 좋았습니다. 저자는 권위적인 가정에서 자란 어린이는 원치 않은 상황에 직면했을 때, 쉽게 위축되고 공포를 느낄 수 있으며 이러한 점이 협조도를 낮추는 요인이라고 하였습니다. 무엇이든 지나치게 허용적인 부모님의 경우에도 아이가 협조하지 않는 경향이 있는데 이 사실은 아이에게 행동의 한계를 명확히 규정하고 받기 싫어도 받아야 하는 치료에 대해서는 어느 정도 엄격함이 필요함을 인지시켜 줍니다.

❷ **어린이집을 다니는 아이** : 아이가 어린이집을 다니는 경우 협조도가 더 좋았습니다. 이는 아이가 어린이집 등에서 또래 친구나 낯선 어른들을 만나는 경험이 처음 치과를 방문할

때 낯선 의사선생님을 받아들이는 데도 긍정적인 영향을 줄 수 있다는 것을 의미합니다.

가정에서 해야 할 일

양육 방식이 다소 권위적이라면 아이가 치과치료를 힘들어 하고 거부하는 것에 대해서 먼저 이해하고 격려해 주어야 합니다. 어른도 받기 싫은 것이 치과치료인데, 하물며 아이는 얼마나 싫을까요? 치료를 받고 나면 충분히 아이를 칭찬해 주고 혹시 잘 못 받았다 하더라도 다음번에는 더 잘 받을 수 있다고 부모님이 먼저 긍정적인 모습을 보여 주는 것이 필요합니다.

반대로 아이에게 지나치게 허용적인 가정이라면, 아이에게 치과치료는 싫어도 반드시 받아야 하는 것임을 단호하고 명확하게 알려야 합니다. 부모님의 말도 안 듣는 아이들이 의사선생님의 말을 잘 들을까요? 특히 치료 도중 치과의사의 말을 듣지 않는 아이는 위험한 상황에 놓일 수도 있습니다. 아이의 잘못된 행동에 대해서는 처벌이 가능할 수 있다는 점을 분명히 하는 것이 좋습니다.

082.

유치에 불소 도포를 하면 영구치가 약해지나요?

●●● 유치에 과량의 불소가 도포되면 발생 중인 영구치에 영향을 줄 수 있습니다. 이를 반상치라고 하는데, 경증인 경우 치아의 표면에 하얀 분필과 같은 흔적이 남으며 심하면 갈색이나 검은색의 반점이 치아 표면에 생기기도 합니다. 보통 많은 양의 불소 용액, 치약 등을 섭취했을 때 발생합니다.

불소를 안전하게 사용하는 방법은, 권고한 양만큼의 불소만 사용하는 것인데 이를 위해서는 우선 현재 사는 곳의 수돗물 불소화 사업 여부를 알아야 합니다. 불소화 사업을 하는 지역에서 사는 경우, 식수로 불소를 섭취하게 되는 양이 있기 때문에 치약이나 불소 용액의 사용을 줄여야 합니다. 불소의 적절한 사용량에 대한 자세한 사항은 불소 부분의 설명을 참고하시기 바랍니다. ●●●

083

예방 치료 중, 불소 도포가 궁금해요!

●●● 집에서의 불소 사용이 불안하고 어렵게 느껴지는 분들은, 치과를 방문하여 불소치료를 받을 수도 있습니다. 불소 용액을 거즈에 짜서 플라스틱 틀에 넣고 그것을 입에 물고 있는 방법, 여기에 약간의 전기를 흘려줌으로써 치아 면에 용액이 잘 분산될 수 있도록 하는 방법, 끈적끈적한 불소를 치아에 직접 직접 발라 주는 방법 등 치과에서는 다양한 방법으로 불소를 도포하고 있습니다.

많은 연구에서 우식 발생 위험이 높은 아이를 대상으로 한 불소 도포는 반드시 필요하다고 주장하고 있는데, 여기서 우식 발생 위험이 높은 아이란 다음과 같습니다. ●●●

test ＊빈 칸에 √ 체크하며 확인하세요	예	아니오
뮤탄스, 상가스 등 우식 유발 세균이 높은 수준으로 검출되는 경우		
구강 위생이 불량한 경우		
수유를 2세 이상까지 하고 있는 경우		
형제, 자매 중 유년기 우식이 있는 경우		
교정치료를 받는 경우		
구강 관리를 제대로 할 수 없는 장애가 있는 경우		
치아가 맹출 중이며 칫솔이 치아에 제대로 닿지 않는 부위가 있는 경우		
아이가 초콜릿, 사탕, 어린이 음료 등을 자주 먹는 경우		

열거된 항목 중 2개 이상이 해당되거나, 이미 유치에 충치가 발생한 적이 있다면 고위험군으로 분류되며 불소치료를 적극적으로 받아야 합니다. 반면 위 항목에 해당되는 것이 하나도 없고 아직 충치도 없다면 그 아이는 충치 발생 저위험군이고, 1개 정도 해당되는 경우는 중등도위험군입니다. 사실상 저위험군 어린이는 거의 없을 듯합니다.

위험도에 따라 불소 도포 빈도가 달라지는데, 중등도위험군의 아이에게는 1년에 2회 정도의 전문적인 불소치료를 권장하고 있습니다. 문헌상에서는 저위험군 아이의 불소 도포가 별다른 이익을 주지 못할 수 있다고 less cost-effective : 즉, 금전적으로 치료비가 예상 충치 발생 비용보다 커서 반드시 할 필요가 없다 보고하고 있습니다[68]. 아이가 위험 요소를 전혀 가지고 있지 않은 것이 확실하다면, 정기적인 검진만을 권유하지만 혹여 조금이라도 불안하다면 연 2회 정도의 불소 도포를 추천해 드립니다.

아이가 충치 고위험군이라면 연 3~4회의 불소 도포를 추천합니다. 특히 제1대구치가 나타나는 시기인 만 6살경 구강 내에 대구치가 맹출하는 것이 보이기 시작한다면 반드시 치과를 방문해서 전반적 검진 및 제1대구치에 대한 불소 도포를 받길 바랍니다.

전문적 불소 도포 시 주의사항

불소 사용의 키포인트는 바로 '저농도의 불소를 구강 내에 최대한 오래 유지시키되 합병증의 발생을 줄이기 위해 섭취는 최소화하는 것'입니다. 따라서 불소치료 후 물이나 음식물을 섭취할 경우 구강 내 남아 있는 불소를 섭취하게 되므로 그 효과는 떨어지고 합병증의 위험도 증가시킵니다. 같은 이유로 침도 삼키는 것보다는 내뱉는 것이 좋습니다. 위의 사항을 가급적 오래 지키는 것이 유리하며 적어도 치료 후 최소 30분 정도는 지켜 주어야 합니다.

※ 불소와 관련된 연구들

◆ Zimmer 등은 충치 고위험군으로 판단되는 269명의 독일 어린이들을 대상으로 연 2회 이상의 불소 도포 효과를 평가하였다[69]. 4년 후, 불소 도포를 받은 어린이는 평균 0.88개의 우식 경험을 기록한 반면, 불소 도포를 받지 않은 어린이는 평균 1.39개의 우식 경험을 기록해 결과적으로 37%의 우식 감소율을 보였고 이는 통계적으로 유의한 수치였다. 저자는 충치 고위험군의 어린이에게 연 2회 이상의 불소 도포는 매우 효과적인 우식 예방법이라 결론지었다.

◆ Bravo 등은 6~8세의 초등학생을 대상으로 불소 도포의 효과에 대해 2년간 연구하였다[70]. 2년 후 충치 예방 효과는 편평한 치아 면과 교합면 모두 유의하게 나타났으며 각각 68%와 38%의 감소율을 보였다. 불소 도포는 충치 예방에 도움이 되며 특히 편평한 치아 면에 생길 수 있는 충치에 대한 예방 효과가 크다고 볼 수 있다.

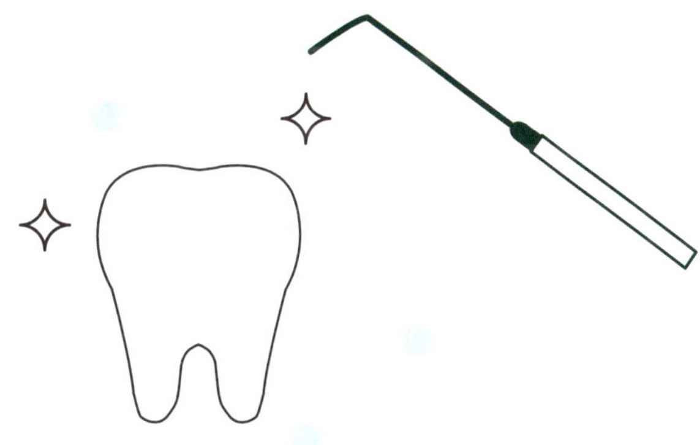

084

실런트가 무엇인가요?

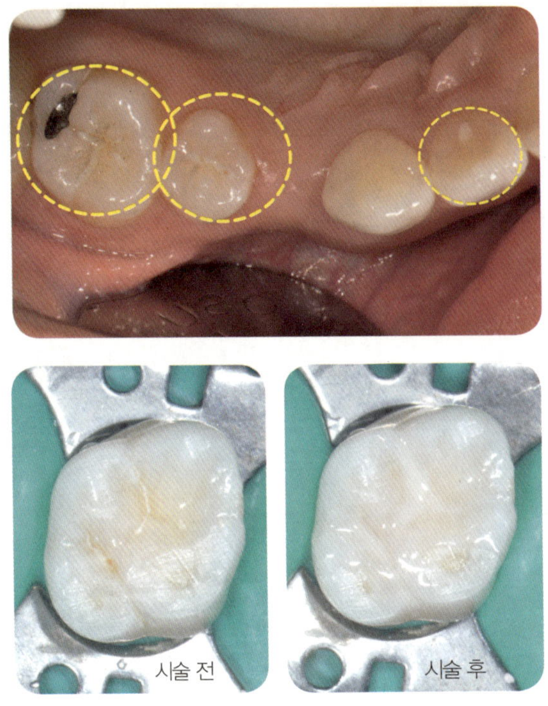

시술 전 　　　 시술 후

실런트
구치뿐만 아니라 전치의 깊은 함몰 부위도 충치가 잘 생길 수 있는데,
이에 실런트 치료가 도움이 됩니다.

●●● 치아 우식의 2/3 이상이 치아의 교합면에서 발생합니다. 교합면은 고랑 형태로 함
몰된 부위가 있어 칫솔이 잘 닿지 않고 세척 또한 힘들어 세균이 한 번 자리를 잡으면 우식

으로 이어지는 경우가 많습니다. 이렇게 치아의 형태적 문제를 극복하고, 우식의 발생을 예방하고자 시행하는 술식이 바로 실런트입니다. 보통 불소 도포 등의 예방 처치는 치아의 편평한 면의 우식을 예방하는 효과가 큰 반면, 교합면에는 효과가 적은 것으로 알려져 있습니다. 이유는 불소가 치아의 깊은 면으로 침투하지 못하기 때문이며, 같은 이유로 양치질을 통한 우식 예방도 쉽지 않습니다. 실런트는 적절한 조건에서 잘 사용된다면 우식 예방에 효과가 있다고 알려져 있습니다.

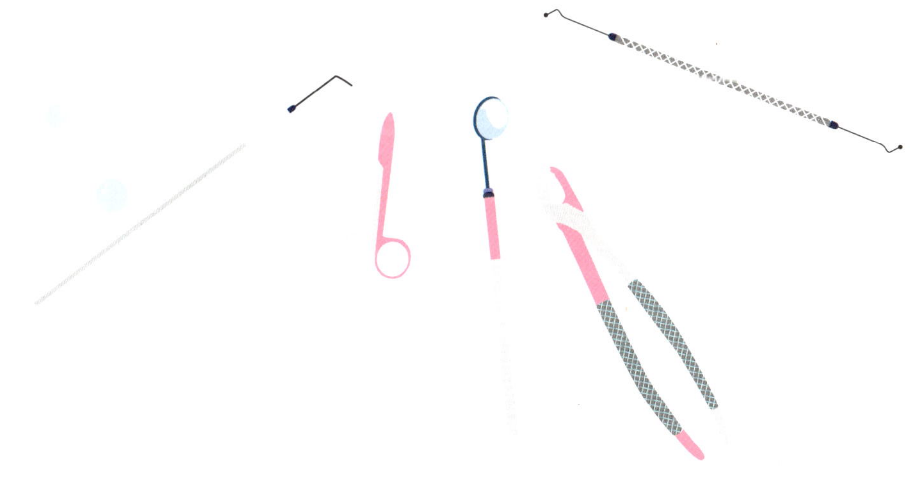

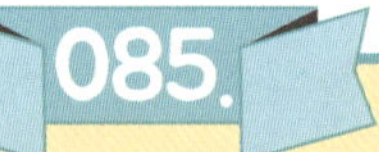

실런트는 반드시 받아야 하나요?

●●● 미국 치과의사협회의 권고에 따르면 실런트는 우식 발생 위험이 있는 유치 또는 영구치에 해야 한다고 합니다[71]. 즉, 우식 발생 위험이 낮은 치아나 환자에게는 효과가 높지 않아 권장하지 않으며 상대적으로 우식 발생이 높은 경우에만 실런트가 효과적인 예방 치료임을 밝히고 있습니다.

우식 위험이 높은 경우를 판단하는 기준은 이전의 불소치료에서 다룬 내용과 대동소이한데, 내용은 다음과 같습니다.

- 이미 우식을 경험한 아이

- 현재 보이는 환자의 우식 활성 정도

실런트의 필요성을 평가함에 있어 불소와 다른 점이 있다면, 치아의 형태적 복잡성이 진단 및 처치에 영향을 미치는 것인데 먼저 치아의 교합면에 주로 존재하는 소와 열구의 형태적 복잡성에 대해 이해해야 합니다.

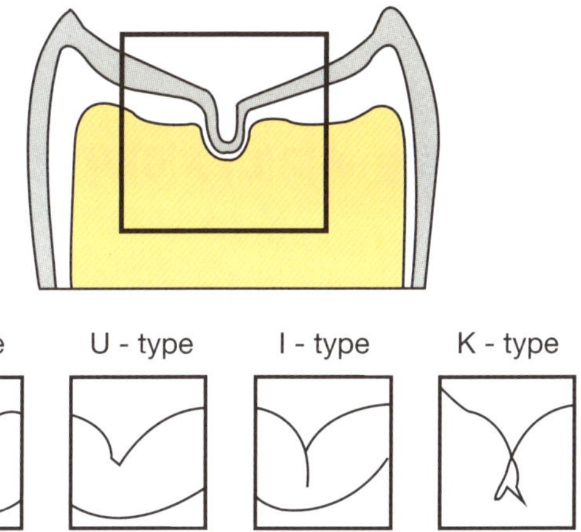

치아 교합면 소와 열구의 형태적 다양성

교합면에도 다양한 형태가 존재하는데 특히 우측 두 개는 좁고 깊은 생김
새로 I-type, K-type 기구나 재료의 접근이 어렵고, 우식이 있어도 발견하기
힘들다는 한계가 있습니다.

위의 그림은 치아 교합면에 존재하는 소와 열구의 다양한 형태를 보여 주고 있습니다. 좌측 두 개의 형태는 양치질을 통해 어느 정도 유지 및 관리할 수 있는 여지가 있지만 물론 이런 형태도 우식에 취약해요 우측 두 개의 형태는 칫솔모뿐만 아니라 기구 및 재료의 접근도 불가능해 우식이 있어도 발견이 어렵고 실런트 치료도, 성공도 상담할 수 없습니다. 따라서 실런트의 필요성에 대해서는 치과에 방문해서 치아 형태에 대한 평가를 받아야 하는데, 의사선생님도 치아 열구 형태가 정확히 어떤 모습인지 진단하는 데 어려움을 겪을 수 있습니다. 담당 주치의 선생님과 충분히 상의하세요.

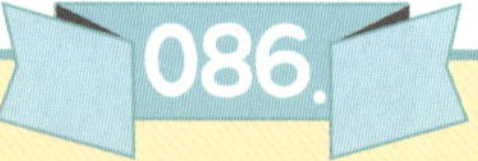

실런트를 받아야 하는 시기나 치아가 궁금합니다.

●●● 소와 열구을 막아 주는 시술인 실런트는 소와 열구가 있는 모든 치아에 해야 할 필요성이 있습니다. 유치 중에는 제1, 2유구치, 영구치 중에는 제1, 2대구치와 제1, 2소구치 등에 소와 열구가 있으며 일부 형태가 특이한 전치부 치아에 있을 수도 있습니다. 보통 소와 열구가 있는 모든 교합면에 실런트를 할 수 있지만 상대적으로 위험하고 중요도가 높은 제2유구치, 제1, 2대구치 정도를 보편적인 실런트의 대상으로 판단합니다. 하지만 소구치나 그 밖에도 열구가 깊어서 충치가 잘 생길 것으로 판단되는 치아에도 시술합니다.

실런트 치료는 해당 치아가 충분히 맹출하고 난 후에 가능한데 이는 재료를 치아에 접착하는 과정이 침이나 다른 이물질에 취약하기 때문입니다. 제2유구치의 처치를 위해서는 만 3살경, 제1대구치의 처치는 만 7살경이 적당한 시기입니다. ●●●

실런트의 건강 보험 적용

2013년 4월부터는 6살부터 만 18살까지 제 1, 2대구치에 대한 실런트 처치가 보험 적용이 되었습니다. 치아당 1~2만 원 선으로, 큰 부담이 없으니 치과에 방문해서 예방 처치를 받으세요. 단, 이미 충치가 생긴 치아에는 보험 적용이 안 되니 가급적 빨리 가시기 바랍니다.

치아가 나기 시작해서 실런트를 받고 싶은데, 아직 기다려야 한다고 합니다. 왜 그렇죠?

●●● 실런트 치료를 위해서는 다음의 몇 가지를 고려해야 합니다.

첫째, 아이가 어느 정도 치료가 가능한 수준의 협조를 보여야 합니다. 실런트 재료가 치아에 적용되는 데 가장 중요한 것이 습기 조절^{방습}입니다. 즉, 물이나 수증기, 침 등이 재료가 붙는 데 방해를 한다는 것이죠. 행동 조절이 되지 않는 아이의 경우 시술 중 움직임 등에 의해 적절한 방습을 얻기가 힘듭니다.

실런트 치료는 치아 면을 깨끗하게 청소한 뒤 산성 물질을 도포해서 치아를 거칠게 만든 후, 재료를 부착하는 방식으로 이루어집니다. 산성 물질에 의해 거칠어진 치아 면에 재료가 붙으면 물리적, 화학적 결합을 통해 떨어지지 않고 단단하게 유지가 되는데 치아가 덜 난 상태라면 주위의 침이나 잇몸에서 나오는 분비액 등에 의해 오염되기 쉽습니다. 결과적으로 치아가 바깥으로 충분히 나와서 침과 같은 물질로부터 완전한 격리가 가능해질 때, 실런트를 받는 것이 좋습니다.

둘째, 치아가 잇몸에 덮인 부분 없이 충분히 맹출한 경우여야 합니다. 치아의 맹출이 아직 완전하지 않아 앞 또는 뒤 부위가 잇몸에 약간이라도 덮여 있다면 역시 방습이 잘 안 되어 재료의 올바른 적용이 어렵습니다.

첫 번째와 두 번째의 경우에 치과의사는 두 가지 선택을 고민하게 됩니다. 아이가 적절한 행동 수준을 보이거나 치아가 충분히 맹출할 때까지 기다릴 것인지, 아니면 임시적인 재료로라도 먼저 처치를 할 것인지를 말입니다. 임시적으로나마 주로 쓰이는 재료는 쉽게 적용이 가능하고 불소를 방출하는 등의 효과가 있으나 쉽게 탈락할 수 있어 2차 우식 발생 등의 문제를 야기할 수 있다는 단점이 있습니다. 따라서 차후에 레진 등의 다른 재료로 치료할 것을 전제로, 임시적 처치의 가능성을 고려할 수도 있습니다. ●●●

※ 실런트와 관련된 연구들

◆ Locker 등은 실런트의 탈락은 시술 직후에 가장 많이 일어나며 치아가 충분히 맹출하지 않은 경우 방습이 어렵기 때문에 적절한 맹출 후 실런트 시술이 이루어져야 한다고 하였다 [72].

◆ Beauchamp 등은 실런트의 우식 예방 효과는 거의 전적으로 실런트 재료의 유지에 달려 있다고 하였다. 또한 실런트가 부분적으로 탈락된 경우, 다시 처치하는 것이 필요하다고 하였다[73].

088. 어금니가 막 나기 시작할 때는 어떻게 충치를 예방할 수 있을까요?

●●● 치아가 막 구강 내에 맹출한 직후가 충치에 가장 취약한 상태입니다. 치아끼리 맞닿지 않아 음식을 씹음으로써 얻을 수 있는 자체적인 자정 작용도 할 수 없고 음식이 입안에 항상 남아 있습니다. 양치질을 아무리 열심히 해도 접근에는 한계가 있고 실런트 등의 예방적 시술도 힘든 시기입니다. ●●●

실제 이야기 – 아이의 어금니가 났을 때

첫째 아이는 제1대구치가 나기 시작했는데, 치아의 머리 부분이 보이기 시작한 후부터 제가 직접 칫솔을 들고 하루에 한 번씩, 주로 저녁에 제1대구치 부위를 박박 닦아 주고 있습니다. 더불어 양치질을 시작할 때, 치약을 조금 짜서 제1대구치 부위에 미리 발라 주어 불소가 많이 가게끔 하고 있습니다. 약간의 피가 날 때도 있지만 칫솔모를 교합면에 올려서 짧고 굵게 진동을 주면서 소와 열구 부위가 잘 닦이도록 노력 중입니다. 치아가 충분히 맹출해서 실런트를 할 수 있을 때까지 계속해야 하는데, 사실 쉽지가 않습니다.

또한 첫째 아이에게 가급적 하루 한 번씩 불소 가글제로 입을 헹구라고 교육했는데 정량을 지키고 잘 뱉어내는 것이 중요하기 때문에 저나 와이프가 지켜볼 수 있을 때만 하고 있습니다.

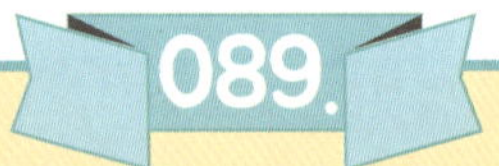

실런트의 효과 및 한계점에 대해 자세히 알고 싶어요.

실런트의 효과

- **제1영구치** : Bravo 등은 제1영구치에 적용된 실런트를 9년 동안 관찰하고 결과를 발표했는데, 실런트를 한 어린이는 그렇지 않은 어린이에 비해 9년 후 우식 발생율이 65.4% 감소했다고 보고하였습니다[74].

- **유구치** : Hotuman 등은 3~4세의 유아 52명을 대상으로 실런트를 시술한 후 그것이 구강 내에 잘 유지되는지를 평가하였습니다. 연구 결과, 2.8년 후 재평가 시 평균 70~75% 정도는 실런트가 잘 유지되고 있었으며, 저자의 말에 따르면 비록 방습의 어려움 등이 있었지만 실런트가 3~4살 유아에게도 적절한 예방 처치가 될 수 있다고 하였습니다[75].

실런트의 한계점

Symons 등은 광학현미경을 통해 치아 열구를 평가했는데, 실런트 처치를 받은 치아 중 열구가 깊고 좁은 경우에는 사실상 완전한 밀폐가 어렵고 실런트 재료의 성공적 적용도 힘들다고 보고하였습니다[76].

그 밖에, 이미 충치가 발생한 것이 너무나도 명백해서 충치가 치아를 어느 정도 손상시킨 경우에는 실런트를 할 수 없습니다. 또한 치아 사이 면에 충치가 있어도 실런트를 하지 않습니다. 이런 경우에는 치아 사이 면의 우식을 제거한 후 교합면을 포함하여 수복 처치^{충치 등으로 상한 치아 부위를 치료하는 것}를 합니다.

090.

유치는 영구치로 교체될 텐데, 유치도 꼭 치료를 해야 하는지 궁금합니다.

●●● 치과에서 치료를 참지 못하는 아이라거나, 아직 어려서 행동 조절이 안 되는 영·유아의 경우 수면치료 등의 도움을 받기도 하지만 대부분의 부모님은 수면치료의 위험성에 대해 불안해 하시고, 치료의 필요성에 대해서도 궁금해 하십니다.

유치가 영구치로 교환되는 시기에 임박한 경우, 유치를 발치하면 대부분의 문제는 해결됩니다. 이 시기의 어린이들은 성장이 어느 정도 이루어진 상태라 아이를 눕혀서 치료할 수도, 잘 달래서 할 수도 있습니다. 또한 발치 자체가 여러 번에 걸친 복잡한 치료가 아니기 때문에 큰 문제는 되지 않습니다. 하지만 영구치 맹출 시기가 1년 이상 남아 있다면, 유치를 유지하면서 처치를 실시해야 합니다. 아이가 수면치료 등을 통해 치료를 받아야 하는 경우가 많으므로 이로 인한 부모님들의 걱정이 상당합니다. 하지만 치료를 적절히 시행하지 않았을 경우, 다음과 같은 문제가 발생할 수 있습니다. ●●●

❶ 치아 사이 충치가 생기면 후속 영구치의 맹출을 위한 공간을 상실함으로써 부정교합 위험이 높아진다.

↬ 치아는 옆 치아와 어깨동무하듯 나란히 위치하게 됩니다. 서로 긴밀하게 붙어 있는 경우도 있고 유치의 경우에는 약간의 공간을 두고 나는 경우도 있는데, 충치가 생겨 치아에 변형이 일어나고 빈 공간이 생기면 이웃한 인접 치아가 이 빈 공간으로 이동합니다. 특히 유견치 맹출이 일어나기 전 유전치가 충치에 의해 파괴되었을 때, 공간 상실이 나타날 수 있으며 반대로 유견치가 충분히 맹출한 이후라면 공간 상실은 다행스럽게도 거의 일어나지 않거나, 약간만 일어난다고 알려져 있습니다. 유구치에 있어서도 충치에 의해 광범위한 제1, 2유구치의 파괴는 다음 영구치가 나올 공간을 줄어들게 함으로써 부정교합의 가능성을 높입니다.

❷ 우식이 치아 신경까지 침범하게 되면, 심한 통증과 함께 농양이 형성되는 등의 위험이 있으며, 뿌리 끝까지 감염되어 하방 영구치에 영향을 줄 경우 영구치 형태 이상 등이 발생할 수 있다.

↬ 세균이 신경까지 진행한 경우, 치아의 신경은 죽게 되고 세균은 신경관 안에서 살게 됩니다. 세균이 신경관 어디까지 진행했는지에 따라 신경치료의 방법과 정도가 정해지는데 만약 치료되지 않고 방치된다면 뿌리 끝까지 세균이 퍼지게 됩니다. 뿌리 끝에 도달한 세균은 우리 몸에서 만든 백혈구와 싸우게 되며 이때 발생한 농양은 치아 또는 잇몸을 통해 구강 밖으로 드러나고, 심한 경우 하방 영구치의 정상적인 성장에 영향을 미치는 경우도 있습니다. 이 정도로 심해지면 치아를 발치해야 합니다.

❸ 충치를 방치하면 구강 내 충치 유발 세균의 수가 폭발적으로 증가하여 다른 치아의 충치 발생 위험성까지 높인다.

↪ 양육자, 특히 어머니로부터 전달 받은 충치 유발 세균은 구강 내에서 충치를 일으키는데, 어떤 치아에 충치가 치료되지 않고 방치되어 있다면 세균의 수가 많이 증가하게 되고 이 세균들은 호시탐탐 옆 치아를 노리며 건너가서 또 충치를 만들 것입니다. 즉 충치를 치료하는 것은 세균의 양을 줄임으로써 자가 전염의 위험을 낮추는 효과도 있습니다.

❹ 충치에 의한 심미적 문제 발생은 아이의 자신감 상실을 초래할 수도 있다. 또한 구취가 증가하기 때문에 대인관계에도 문제가 생길 수 있다.

↪ 전치에 시커먼 충치가 있거나 치아가 썩어서 형태를 상실하면 아이들은 정상적인 자존감을 형성하고 지내기가 어렵습니다. 구취가 심한 아이 또한 마찬가지입니다. 반드시 치료해 주어야 합니다.

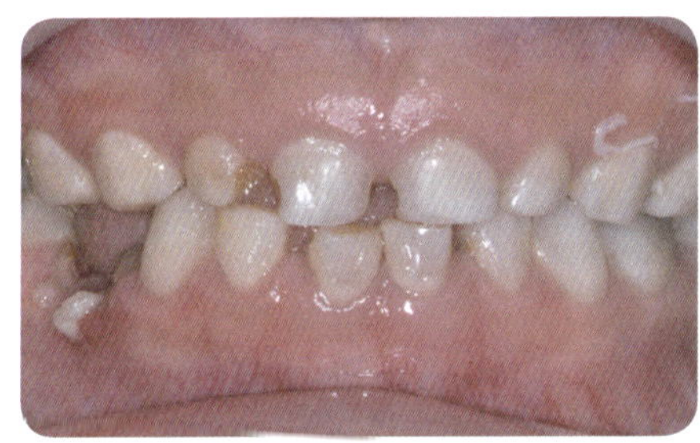 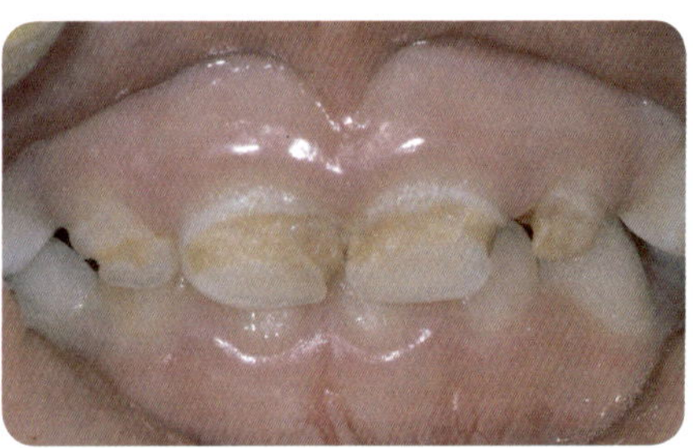

사진처럼 충치가 심하다면 아이가 자신감 있게 일상생활을 할 수 있을까요?

※ 유치 치료와 관련된 연구들

♦ Pine 등은 5세 어린이 7000여 명을 대상으로 한 연구에서, 유치 우식이 많으며 방치된 아이의 경우 치아에 의한 전신 감염 발생이 높게 나타났으며 충치에 대한 적절한 치료는 전신 감염을 줄일 수 있다고 하였다[77].

♦ Piovesan 등은 음식 섭취 시 통증이나 치아의 변색, 결손 등이 있는 사람의 경우 자신감이 떨어지고 삶의 만족도나 전신 건강에 악영향을 미친다고 보고하였다[78].

091

유치가 충치에 취약한 이유는 무엇인가요?

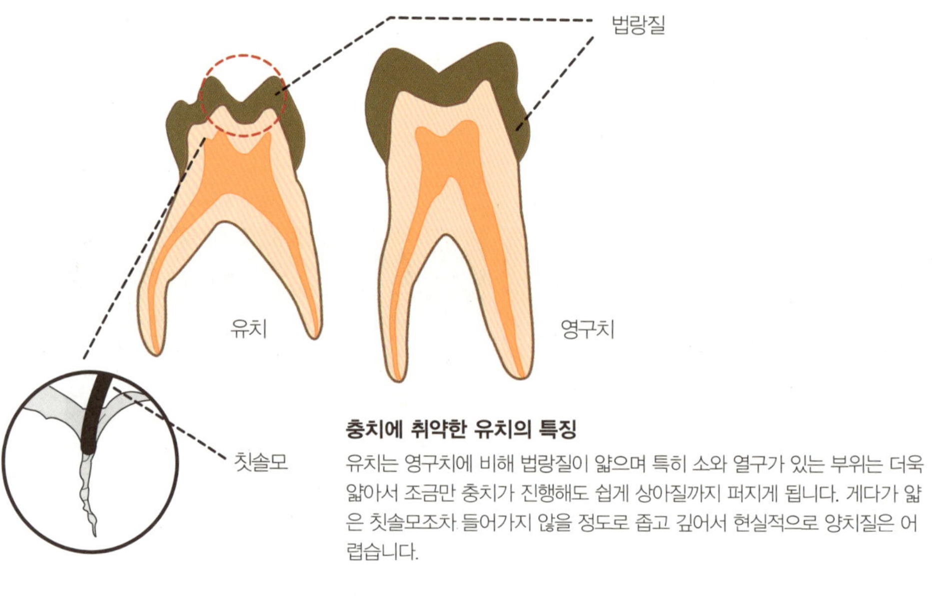

충치에 취약한 유치의 특징
유치는 영구치에 비해 법랑질이 얇으며 특히 소와 열구가 있는 부위는 더욱 얇아서 조금만 충치가 진행해도 쉽게 상아질까지 퍼지게 됩니다. 게다가 얇은 칫솔모조차 들어가지 않을 정도로 좁고 깊어서 현실적으로 양치질은 어렵습니다.

• • •

유치의 특징을 들어 설명해 보겠습니다.

❶ 그림과 같이 유치의 법랑질은 영구치에 비해 얇습니다. 치아가 작으니 당연하지만 단단한 갑옷과 같은 법랑질이 얇다는 것은, 세균이 조금만 노력하면(?) 충치에 약한 상아질까지 접근할 수 있다는 의미가 됩니다.

보통 유치의 법랑질 두께는 영구치의 1/2 정도인 1mm 수준입니다. 세균이 상아질까지 도달하지 못하도록 이를 잘 닦아 주고 가능하면 실런트를 하는 것이 좋습니다.

❷ 유치는 상아질 두께도 영구치보다 얇아서 충치가 치수까지 쉽게 침범할 수 있습니다. 상아질도 법랑질과 마찬가지로 두께가 영구치의 1/2 정도, 1mm 수준입니다. 다만 법랑질에 비해 다공성의 약한 구조라 충치가 급속도로 퍼지게 되는데, 충치가 상아질까지 진행한 경우 통증이 발생하므로 조금만 치통이 발생해도 즉시 치과치료를 받아야 합니다.

❸ 신경관의 형태가 치관쪽으로 돌출되어 있어 충치가 이 방향으로 진행하면 신경도 쉽게 감염됩니다.

❹ 세균의 산성 공격에 영구치보다 민감하게 반응합니다. 성분 및 구성 요소는 영구치와 유치가 거의 유사하나 산성 물질을 반응시킬 경우 유치가 더 쉽게 영향을 받습니다.

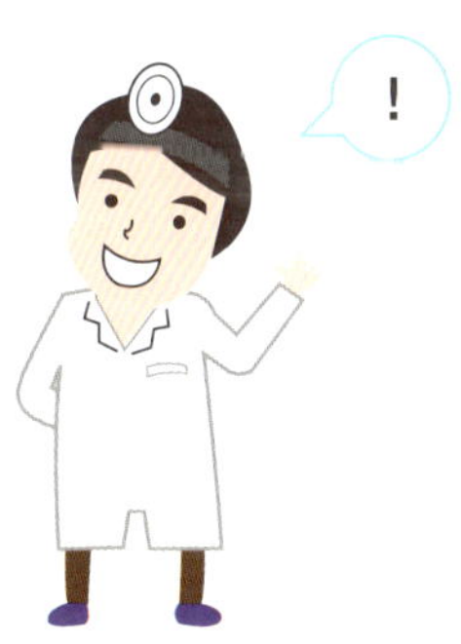

092

충치가 심해서 신경치료를 받으라고 하는데요…

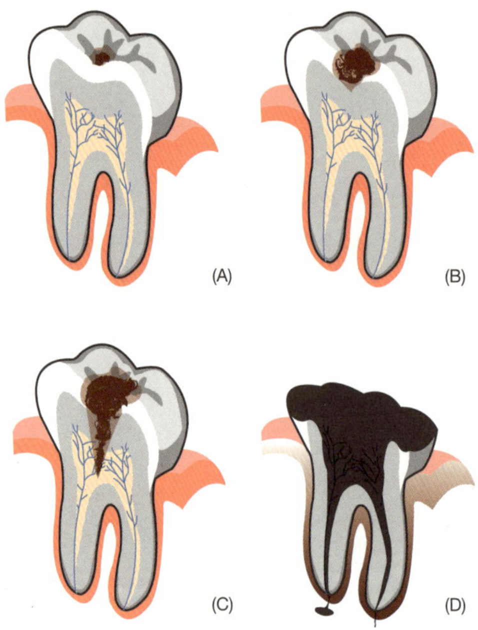

충치와 치료 단계

충치가 진행된 정도에 따라 치료 방법은 달라집니다.
A. 레진 등을 이용한 충치치료
B. 레진 등을 이용한 충치치료 또는 신경치료
C. 신경의 일부 또는 전부를 제거하는 신경치료
D. 신경의 전부를 제거하는 신경치료 또는 발치

●●● 　유치는 법랑질의 두께가 얇아 충치가 조금만 진행해도 쉽게 상아질로 이행됩니다. 특히 소와 열구 부위는 법랑질의 두께가 매우 얇아 더 적극적인 예방 처치가 필요합니다. 상아질에 도달한 충치는 법랑질 충치와 다르게 통증을 유발하고 빠른 속도로 상아질을 손상시킵니다. 치아 해부학적 구조상 신경은 가장 안쪽에 존재하는데, 충치가 깊게 진행해서 신경에 다다르면 극심한 통증과 함께 신경이 감염됩니다. 감염된 신경은 제거를 해야 하는데 정도에 따라 상부 신경만 제거하는 경우와 뿌리 끝까지 신경을 제거하는 경우가 있습니다. 신경을 제거하고 기구와 약제를 넣어 소독한 후, 밀폐시켜 세균이 다시 들어오지 못하게 합니다. 아래의 그림과 설명을 참고하세요. ●●●

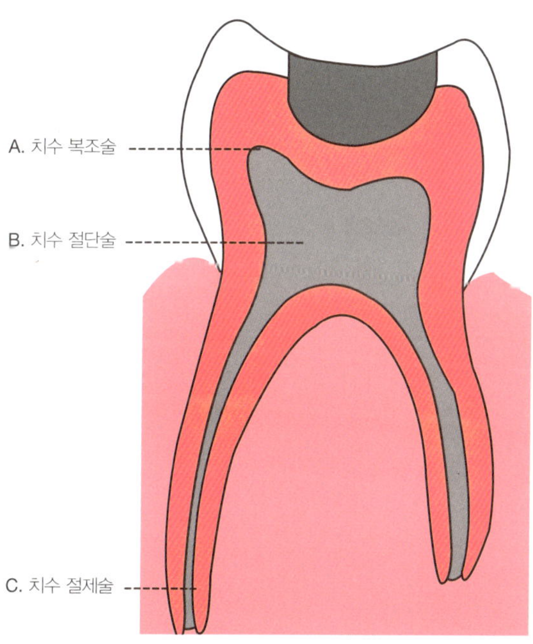

신경치료의 종류

충치 및 세균의 침투 정도에 따라 치료의 정도가 정해집니다. 신경에 근접했지만 신경 감염이 없거나 미약한 경우 신경의 일부만 제거하는 **치수 복조술**을 선택할 수 있습니다. 감염이 치수의 상방까지 퍼졌지만 뿌리까지 진행되지 않은 경우에는 치관 부위 치수만 제거하는 **치수 절단술**을 시행합니다. 실제로 치과에서 가장 많이 시행하는 신경 제거 술식입니다. 그리고 신경 뿌리까지 감염이 의심될 때는 모든 신경을 제거하며 이를 **치수 절제술**이라 합니다.

신경을 제거하는 정도가 다른 이유는, 제 기능이 가능한 신경을 남기는 것이 아예 없애는 것보다 치아의 발육과 건강에 도움이 되기 때문입니다. 그렇다고 세균이 들어간 정도를 눈으로 확인할 수는 없기 때문에, 임상적으로 신경을 어느 정도 제거할 것인지 선택하는 것은 참 어렵습니다.

A. **치수 복조술** : 충치를 모두 제거하였을 때, 아주 약간의 신경이 노출된 것을 확인했을 때 치수 복조술이라는 술식을 사용합니다. 충치가 신경에 도달하기 직전까지 진행해 신경이 아직 감염되지 않았다거나 최소한으로만 감염되었을 것이라 판단되기 때문에 약제를 발라 주거나 신경을 아주 일부만 제거함으로써 처치해 주는 것이지요. 처치 후 치아의 시린 증상 등이 심하게 발생하지 않는다면 잘 유지해서 지낼 수 있습니다. 그림과 같이 신경의 일부만 제거한 후 재료로 메워 줍니다.

B. **치수 절단술** : 신경의 일부에 세균이 침투했지만 뿌리까지는 진행이 안 됐다고 여겨지는 경우 치관 부위의 신경만 제거할 수도 있습니다. 이를 치수 절단술이라고 하는데 뿌리쪽 신경을 남김으로써 치아 뿌리를 유지하고 치유가 일어날 수 있도록 합니다. 특히 아직 성장 중인 유치나 영구치가 손상되었을 때, 뿌리쪽 신경의 일부를 남기는 술식은 뿌리의 성장을 기대해 볼 수 있는 유용한 방법 중 하나로 다양한 방식으로 응용되고 있습니다.

C. **치수 절제술** : 만약 치아의 뿌리 끝까지 염증이 진행했거나 농양 등이 발생한 경우 이는 완전히 제거해 주어야 합니다.

유치 어금니가 많이 썩어서 이를 크라운으로 씌운다는데요?

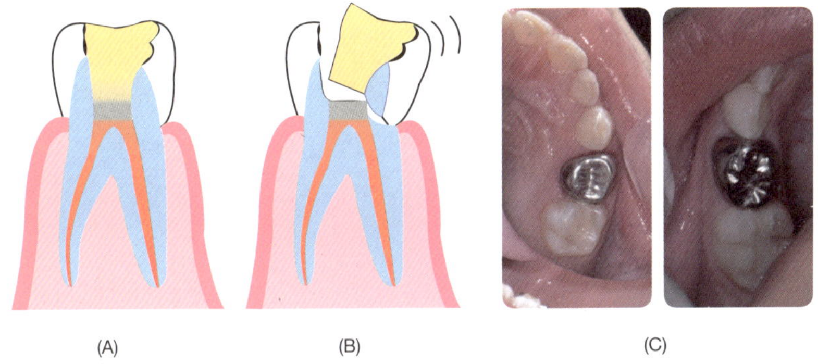

치아를 씌워야 하는 이유

신경을 치료한 치아는 광범위하게 충치를 제거한 경우가 많습니다. 다시 말해 재료를 꽉꽉 채워 넣어도 세균이 다시 들어올 공간이 많다는 뜻입니다(A).
충치가 심해 치아를 많이 깎아 낸 경우 남은 치아가 적어 보통의 저작에도 부러질 수가 있습니다(B).
치아를 씌워 주면 이런 위험을 줄일 수 있습니다(C).

●●● 어금니가 많이 썩어서 이를 씌워 줘야 하는 상황이라면, 아이가 신경치료를 받았거나 광범위한 치아의 손실이 일어났을 것으로 판단됩니다. 유치의 경우 대개 어두운 색의 금속관으로 수복하는데 신경치료나 광범위한 치관의 상실 이후 금속관 수복을 하는 데는 몇 가지 이유가 있습니다.

첫 번째, 아이의 저작 효율을 적절히 회복시켜 줄 수 있기 때문입니다. 아직 어린아이이지만 주 저작은 유구치를 통해 이루어지기 때문에 상실된 해부학적 형태를 재현해 주는 것이 필요합니다.

두 번째, 저작 시 파절되는 것을 막아 줄 수 있습니다. 신경치료나 광범위한 충치치료를 받으면 남은 치아보다 치료용 재료의 양이 더 많은 경우가 있습니다. 저작을 버텨 줄 치아의 양이 적기 때문에 조금만 단단한 것을 씹어도 치아가 깨져 버리는 것이지요. 치아를 씌워 줌으로써 파절의 위험을 막을 수 있습니다.

세 번째로 재료가 치료 부위를 밀폐하지 못한다면 세균에 의한 재감염 위험이 있는데 금속관은 이를 막아 줄 수 있습니다. 어떤 수복 재료라 할지라도 완전만 밀폐를 이루는 것은 쉽지 않습니다. 특히 임시로 메워 놓은 부위는 언제라도 세균의 침투가 가능하며 신경의 재감염이 생길 수 있습니다. 크라운 수복을 통해 이런 위험을 피할 수 있습니다. ● ● ●

※ 크라운에 관한 연구들

♦ Hickel 등은 유구치 처치 시 협조를 잘 하지 않는 어린이라 할지라도 크라운 수복은 술식이 간결하고 예지성이 있어 적절하게 처치될 수 있는 장점이 있다고 하였다[79].

♦ Holan 등은 유구치의 신경치료 시, 크라운은 아말감 수복에 비해 실패율이 낮았으며 2년 이내에 자연적 탈락이 예상되지 않는다면 크라운 수복을 권유하였다[80].

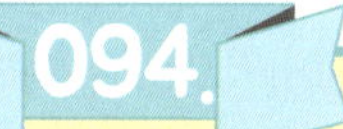

충치치료에 이용되는 재료는 무엇이 있나요?

레진, 글래스 아이오노머 시멘트, 아말감이 있습니다.

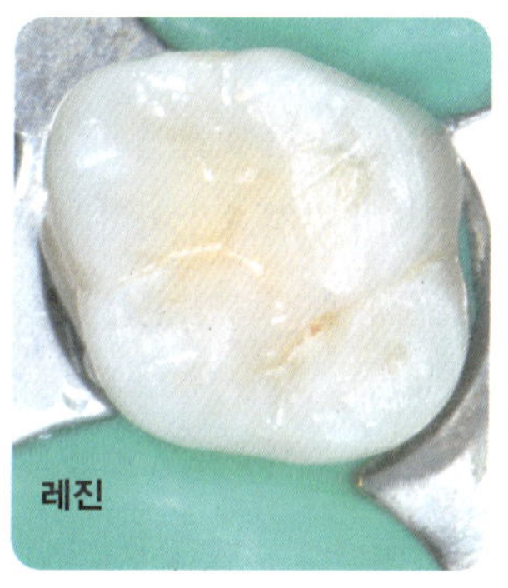

레진

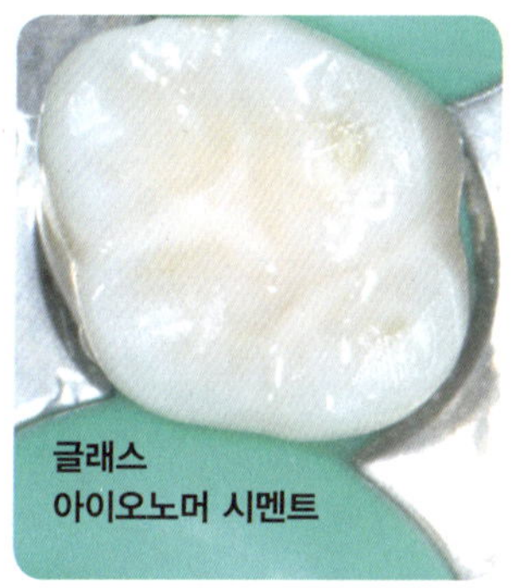

글래스
아이오노머 시멘트

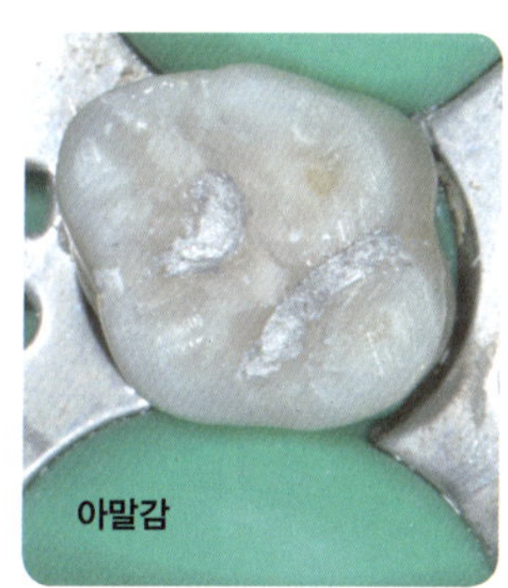

아말감

충치치료 재료의 비교

레진 : 보험이 안 되며, 본래의 치아색이 도는 재료입니다. 심미적으로 우수하기 때문에 외관상 잘 보이는 곳은 레진 치료가 필요합니다.

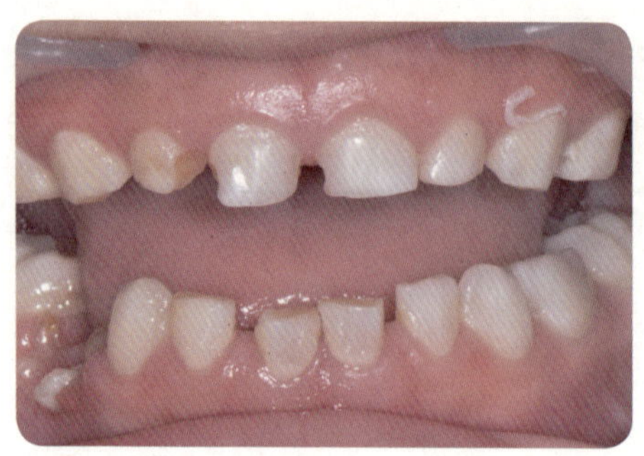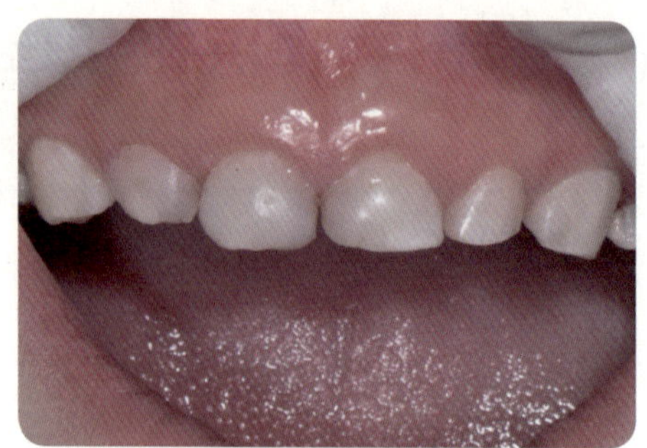

레진으로 치료한 전치 충치
레진을 통해 예쁘고 자연스러운 형태로 치료가 가능합니다.

글래스 아이오노머 시멘트 : 보험이 되고 흰 빛깔이 도는 재료입니다. 큰 치료비가 부담될 때 이용되는 수복 재료로, 탈락이 잘 되고 강도가 약하다는 단점이 있어 저작력이 약한 어린이의 충치치료에서 선택할 수 있는 수복 재료입니다.

아말감 : 보험이 되는 검은색의 재료입니다. 전통적으로 치과에서 가장 널리 사용하는 재료로 강도가 세고 우수한 편으로 알려져 있습니다.

●●●

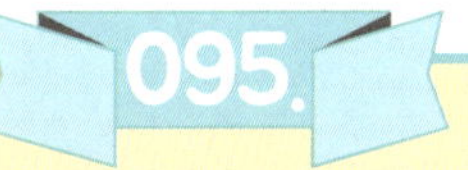

충치치료에 쓰이는 재료 비교 - 레진 vs 아말감 vs 글래스 아이오노머 시멘트

●●● 충치치료는 충치를 제거하고 제거된 빈 공간에 적절한 재료를 채워 넣는 방식으로 이루어집니다. 각 재료의 차이는 강도, 색상, 접촉 방식 등으로 구분할 수 있습니다.

강도

아말감 〉레진 〉글래스 아이오노머 시멘트

아말감은 금속입니다. 레진은 단단한 플라스틱이고 글래스 아이오노머 시멘트는 조금 더 약한 플라스틱으로 비유할 수 있습니다. 글래스 아이오노머 시멘트는 재료 자체의 약한 강도 때문에 영구치에는 사용을 권장하지 않습니다. 유치에서 아직 치아가 완전히 맹출하지 않아 레진치료를 받기 어려운 경우 임시적으로 혹은 힘을 세게 받지 않는 치아에서만 글래스 아이오노머 시멘트를 제한적으로 충전하거나 사용합니다.

색상

레진 〉글래스 아이오노머 시멘트 〉아말감

레진은 색상 종류가 다양하고 치아와 거의 비슷하게 치료할 수 있습니다. 글래스 아이오노머 시멘트는 우유와 비슷한 색깔로 아말감보다는 낫지만 색조가 단조로워서 눈에 띕니다. 제한적으로 전치부 치아 치료에 사용되곤 합니다. 아말감은 구치 치료에만 사용됩니다.

치아와의 접촉 방식

레진 〉 글래스 아이오노머 시멘트 〉 아말감

치아는 강한 저작력에 버텨야 하는 조직이므로, 대신 채워 넣은 재료는 치아에 꼭 잘 붙어 있어야 합니다. 각 재료별로 붙어 있는 방식이 다소 다른데요.

레진은 치아 표면에 산을 부식시키고 거칠게 만든 후 그 틈새에 레진을 채워 넣는 방식으로 치료합니다. 즉, 인위적으로 만든 요철에 레진이 흘러들어가 강하게 엉겨 붙는 것인데 장점은 충치의 크기와 형태에 관계없이 딱 충치 크기만큼만 제거하고, 재료를 채워 줄 수 있다는 것입니다.

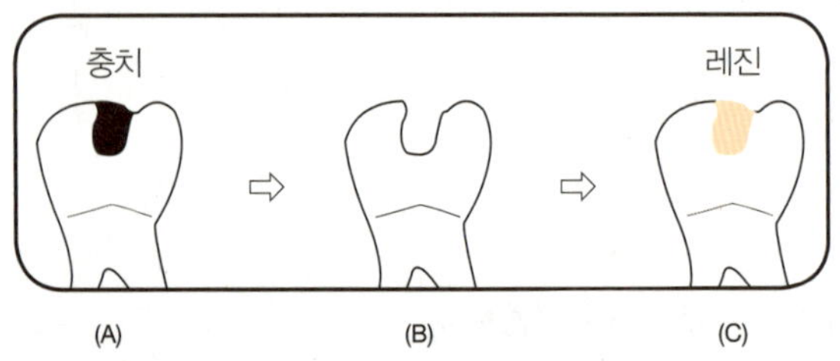

레진 재료의 장점
충치가 (A)와 같이 있다면 (B)처럼 충치 크기 만큼만 제거하고 (C)처럼 레진을 채워 넣어 주면 됩니다.

글래스 아이오노머 시멘트 또한 재료가 치아의 칼슘 성분처럼 강하지는 않지만 화학적 결합을 하기 때문에 어느 정도의 유지는 가능합니다.

아말감은 치아와 붙는 형태로 유지되지 않고, 아래가 넓고 위가 좁은 형태를 임의로 부여해 주어야 빠지지 않고 남아 있을 수 있습니다. 따라서 충치에 비해 깎아야 하는 치아의 양이 많아지는데, 이는 치아가 약해지고 나중에 재 치료를 하게 될 시 치아 부족을 야기할 수 있다는 단점이 있습니다.

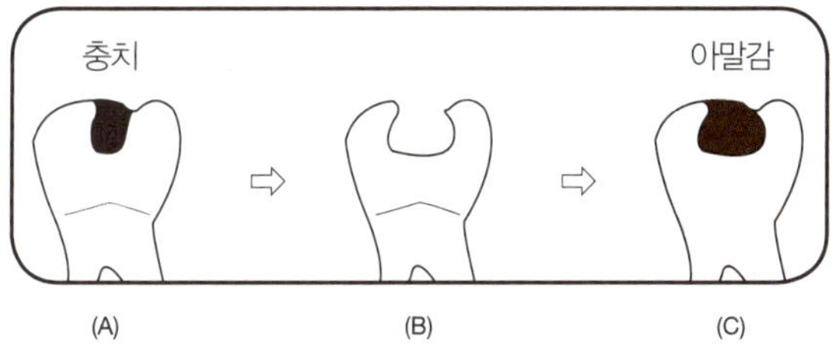

아말감 치료의 단점

충치가 (A)와 같이 있다면, 아말감은 접착이 아닌 기계적 형태로 유지
되기 때문에 (B)와 같이 치아를 더 깎아낸 후 (C)의 형태로 채워 넣습
니다.

※ 충치치료에 관한 연구들

♦ Hickel 등은 유치의 구치를 수복한 재료들의 안정성, 실패율 등을 비교하여 발표하였는데
아말감이 레진에 비해 연간 실패율이 높게 나타났다고 보고하였다[81].

♦ Ostlund 등은 아말감 수복 후 실패는 첫 1년 사이게 가장 많이 일어난다고 보고하였다 [82].
⇨ 처치 후에도 주기적인 체크가 필요함을 의미합니다.

♦ Mjor 등은 아말감 치료 실패의 원인은 이차적으로 발생한 우식이 가장 많았다고 보고하였
다[83].

♦ Forss 등은 17세 이하의 핀란드 어린이들을 대상으로 한 구강 검사에서 치료 받은 2800여
개의 치아를 검사한 결과 아말감 처치를 받은 유치는 하나도 없었으며 영구치에서는 전체
수복 처치 중 0.6%만이 아말감으로 처치되었다고 보고하였다[84].

아말감의 수은 안전성 등에 대해서는 다음 장에서 다루겠습니다. ●●●

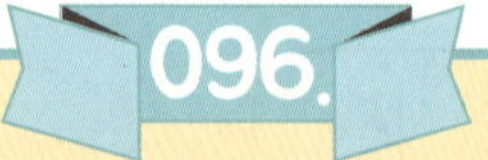

아말감의 수은은 위험하지 않나요?

●●● 　아말감은 우수한 강도와 저렴한 가격 때문에 치과에서 오랜 기간 사용되어 온 재료입니다. 아직까지 아말감 사용에 의한 수은 중독 등의 위해성에 대해서는 명확히 밝혀진 바가 없으며 논란 중이라고 알고 있습니다. 유해성 논란으로, 현재 유럽 등의 많은 국가에서 아말감을 사용하지 않거나, 혹은 아말감 사용이 서서히 사라져 가는 추세이며[85], [86] 우리나라도 마찬가지 입니다. 이전 연구에서 아말감 치료를 받은 적이 있는 어린이는 그렇지 않은 어린이에 비해 소변 내 수은의 농도가 100배 이상 높게 나왔다는 보고가 있습니다[87]. 아말감을 제거할 때도 많은 양의 수은에 노출될 수 있다고 알려져 있는데, Bjorkman 등은 아말감 제거를 받은 환자를 대상으로 한 연구에서 아말감 제거 후 타액, 소변 내에서 수은의 양이 처치를 받기 전보다 유의하게 높게 나타났다고 보고하였습니다[88]. 초등학생을 대상으로 한 국내 논문에서도 아말감 처치를 받은 적이 있는 아이는 그렇지 않은 아이에 비해 소변 내 아말감의 농도가 유의하게 높다고 합니다[89].

아말감의 유해성이 없다고 주장하는 사람들의 논지는 아말감의 수은이 신체에서 쉽게 배출이 되며 아직까지 수은 중독 증상을 보이는 환자가 발견되지 않았다는 것입니다. 아말감 처치 후 신체 내 수은의 양이 증가한 것은 명백합니다. 그 수은이 별 문제 없이 대부분 배출되는지의 여부는 중요하지 않다고 생각합니다. 분명한 것은 체내에서 수은의 농도가 높게 나타나고 있고, 이는 아말감을 제거하는 날까지 계속 될 것이라는 점입니다. 명백한 문제가 반드시 나타나야만 위험한 물질일까요? 오랜 기간 동안 큰 문제없이 사용되고 있으니 괜찮을 수도 있지만, 저는 조금 꺼려집니다. 선택은 각자의 몫입니다. ●●●

덮어씌운 유치는 어떻게 되나요?

●●● 충치나 외상에 의해 치아의 손실이 큰 경우 치아를 씌우게 됩니다. 구치부는 주로 기성 금속관으로 수복을 하고 전치부는 심미성이 있는 재료 및 금속관으로 수복할 수 있습니다. 씌운 유치는 정상적인 기능 및 심미적 역할 등을 수행할 것이며, 후속 영구치가 유치의 치근을 녹이며 맹출하면 정상적으로 탈락하게 됩니다.

다만, 손상이 많은 전치는 씌운 재료가 탈락할 가능성이 상대적으로 높기 때문에 외상이 또 다른 외상으로 이어지지 않도록 아이를 잘 지도하는 것이 필요합니다. 신경치료를 받았거나 외상을 입은 치아는 드물지만 뼈에 붙어 버리는 경우도 있는데 이 경우 영구치의 맹출이 늦어질 수 있어 주기적으로 치과를 방문해서 문제가 없는지 확인해야 합니다. ●●●

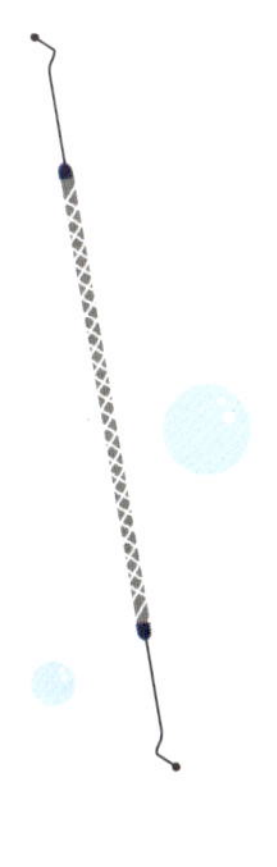

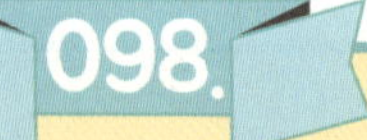

앞니가 거의 뿌리만 남았는데 치료를 꼭 해야 하는지 궁금합니다.

●●● 뿌리만 남은 치아는 뽑거나 신경치료 후 보철을 해서 유지하는 게 보통의 방법입니다. 남은 치아 양이나 아이의 치료 협조, 우식의 활성 등에 의해 상황이 바뀔 수도 있으나 대부분의 선생님은 가급적 뿌리를 남겨서 치료하는 것을 추천할 듯합니다.

어린아이라도 영구치가 날 때까지 전치 없이 지낸다는 것은 매우 안타까운 일입니다. 상악 영구 전치부의 경우 만 7~8살 사이에 맹출이 시작되니 만약 우유병 우식으로 2~3살에 치아가 다 썩어 버렸다면 5년 동안 전치 없이 지내야겠지요. 수복하지 않고 뽑게 된다면 영구치가 날 공간이 좁아지는 부작용도 생길 수 있는데 이는 유견치가 완전히 났는지의 여부에 따라 결정됩니다.

치과의사 입장에서 뿌리만 남은 치아는 씌우기도 힘들고 씌운다 해도 잘 유지하기 어려운, 치료하기 매우 난감한 경우입니다. 자칫 비싼 돈을 들여 씌웠다 하더라도, 저작이나 일상 활동 등으로 떨어져 버린다면 어찌 됐든 불편한 상황이 됩니다. 하지만 시도해 볼 만하다면 수면치료를 해서라도 전치 치료는 하시기를 권유 드립니다. 자세한 방법 및 부작용 등은 선생님과 충분히 상의하시되, 부디 치료 시기를 더 늦추지는 않기를 바랍니다. ●●●

우리아이는 선천적으로 심장 질환이 있습니다. 치과 치료 시 주의해야 할 부분이 있을까요?

●●● 예전에는 선천적으로 심장 질환이 있는 아이들이 치과 시술을 받기 전, 감염성 심내막염_{세균 등의 미생물이 심장의 내막에 균을 만들어 생기는 염증}의 발생을 예방하기 위해 항생제를 투여하였습니다.

하지만 2007년도 미국 심장학회에서는 심내막염 발생 가능성이 높은 일부 심장 질환 환자를 제외하고는 예방적 항생제가 내성균의 발생을 높이는 등 부작용이 이점보다 더 크다고 보고하였으며 이후부터 고위험군 환자가 아닌 경우 예방적 항생제를 사용하지 않고 있습니다.

아이가 감염성 심내막염을 앓았던 적이 있거나 인공 판막 치환술 등을 받았거나 고위험군_{고위험군에 대한 평가는 소아과나 심장내과에서 반드시 받으시기 바랍니다}이 아니라면 치과치료 시 특별히 위험하거나 주의해야 할 일은 없을 것으로 사료됩니다. 오히려 치과치료를 적극적으로 받고 구강 관리를 철저히 함으로써 가능한 감염 원인을 제거하는 것이 적절해 보입니다.

만약 고위험군 아이라면 출혈을 보이는 치과 시술 전, 예방적 항생제의 사용이 필요하며 치과 처치 또한 다소 달라질 수 있습니다. 심한 충치나 농양이 있는 경우 보통의 아이는 신경치료 등의 방법으로 접근할 수 있지만 고위험군 아이는 충치나 종양이 세균 감염의 원인이 될 수 있으므로 발치를 고려하게 됩니다.

왜냐하면 발치를 하면 감염 원인이 바로 제거가 되지만 남겨두고 신경치료를 하게 되면 감염 원인이 완전히 제거되지 않을 위험이 있기 때문입니다. 또한 우식이 다발성으로 존재한다면, 예방적 항생제의 잦은 사용을 피하기 위해 전신 마취 등으로 한꺼번에 많은 치료를 하기도 합니다. ● ● ●

2007년도 미국심장학회 가이드라인 요약[90]

❶ 감염성 심내막염의 발생은 치과치료에 의한 것보다 음식을 씹거나 양치질을 하는 등, 일상생활에서 발생할 가능성이 현저히 높다.

❷ 매우 소수의 환자만이 감염성 심내막염의 예방을 위한 예방적 항생제의 사용이 필요하다.

❸ 제시된 질환 외의 심장 질환은 예방적 항생제의 사용을 권장하지 않는다.

❹ 높은 위험성이 있는 환자라도 점막이나 치은을 관통하는 침습적인 치료를 받는 경우에 한해서 항생제가 필요하며 그 외의 일상적인 마취, 방사선 촬영, 틀니 등의 가철성 보철물 등은 예방적 항생제가 필요하지 않다.

치과치료에 영향을 미칠 수 있는 전신 질환

●●● 　다음의 질병 및 여타의 전신 질환이 있는 아이는 부모님께서 아이의 상태 및 위험성에 대해 치료 전에 반드시 치과의사와 상의해야 합니다. 어떤 질병이든 부모님이 관심을 갖고 구강 위생 유지를 위해 노력한다면 큰 문제없이 해결할 수 있습니다.

- **혈우병** : 출혈 문제를 야기하는 혈우병 환자의 경우, 심한 출혈이 예상되는 처치 과잉 매복치 발치, 사랑니 발치 등 전에 응고 인자 등을 투여하기도 합니다. 경우에 따라서 환자의 불안이나 심리적 문제를 줄여 주기 위해 약물 등을 사용한 진정법이 사용되기도 하는데, 이는 과도한 불안이나 공포가 지혈 문제를 더욱 악화시킬 수 있기 때문입니다. 출혈이 심한 처치 후 자극을 피하기 위해 가정에서는 유동식 섭취를 할 수 있도록 돕고 최소 일주일 정도는 출혈에 관심을 가져야 합니다.

- **백혈병** : 백혈병 어린이의 경우 면역력이 약하기 때문에 작은 손상에도 궤양이나 감염 등의 위험이 높아 방사선 치료를 받게 되면 침샘의 분비 능력이 떨어져 충치 발생 위험이 높아질 수 있습니다. 치과치료 시 특히 중요한 것은 혈소판 수치인데, 일정 수치 이하가 되면 지혈이 안 되는 경우가 있어 치과치료를 할 수 없기도 합니다. 치과의사가 담당 주치의와 충분히 상의한 후 치료 여부를 결정할 텐데, 대신 부모님은 아이의 구강 위생을 유지하고자 노력함으로써 감염의 위험을 줄이는 것이 중요합니다. ●●●

충치가 있다고 들었습니다. 심해 보이지 않고 치료비도 비싸서 일단 기다려 볼까 하는데 괜찮을까요?

●●● 충치가 심하지 않고, 통증을 유발하지 않으며 후속 영구치 맹출이 1년 이내 이루어질 예정이라면 굳이 치료를 권하지 않습니다. 그냥 발치하는 것이 나을 수 있습니다. 하지만 그렇지 않은 경우라면 처치를 권유하여 드립니다.

실제로 충치는 밖에서 보는 것보다, 안이 더 썩어 있는 경우가 많습니다.

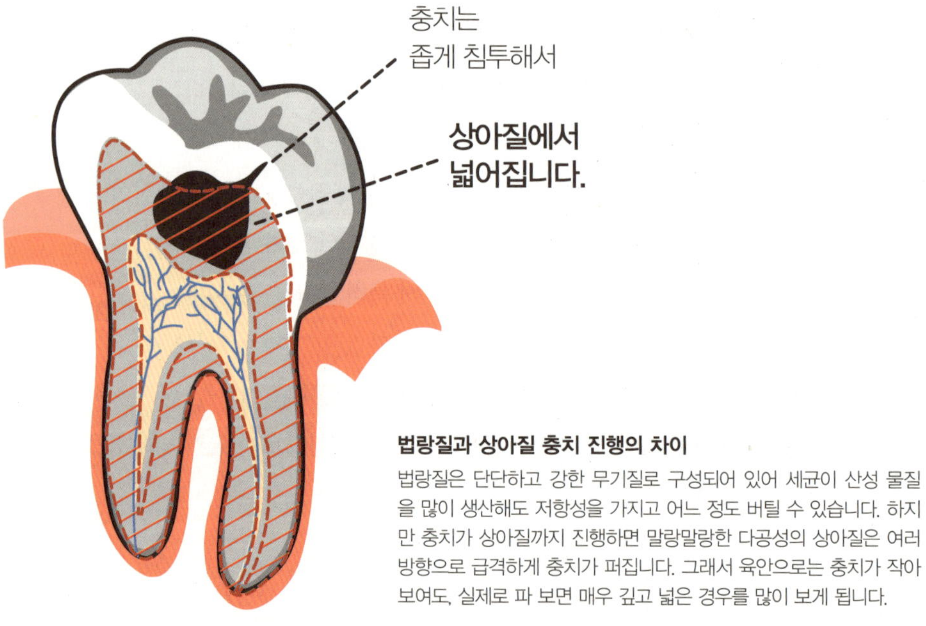

법랑질과 상아질 충치 진행의 차이

법랑질은 단단하고 강한 무기질로 구성되어 있어 세균이 산성 물질을 많이 생산해도 저항성을 가지고 어느 정도 버틸 수 있습니다. 하지만 충치가 상아질까지 진행하면 말랑말랑한 다공성의 상아질은 여러 방향으로 급격하게 충치가 퍼집니다. 그래서 육안으로는 충치가 작아 보여도, 실제로 파 보면 매우 깊고 넓은 경우를 많이 보게 됩니다.

이는 법랑질 충치의 진행 속도와 양상에 비해 상아질 충치의 진행 속도와 양상이 훨씬 더 빠르고 급진적으로 나타나기 때문입니다. 그렇기 때문에 육안으로는 작아 보이더라도, 이미 충치가 많이 진행되었을 가능성이 높습니다. 또 치료해야 하는 다른 이유 중 하나는 충치가 전염성 질환이기 때문입니다. 충치가 치료되지 않고 입안에 남아 있다면 바로 옆 치아에도 충치가 생길 가능성이 높아집니다. 치료를 통해 장차 발생할 충치를 예방하거나 줄일 수 있다면, 당장 보이는 치료 효과보다 더 큰 이익이지 않을까요? ● ● ●

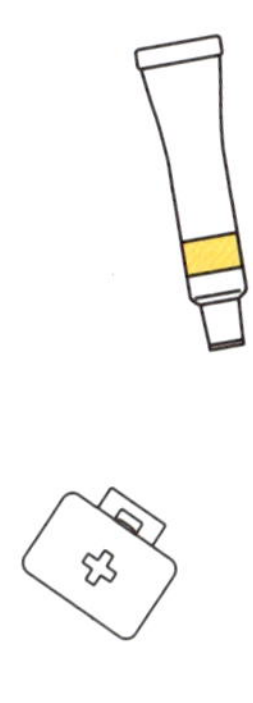

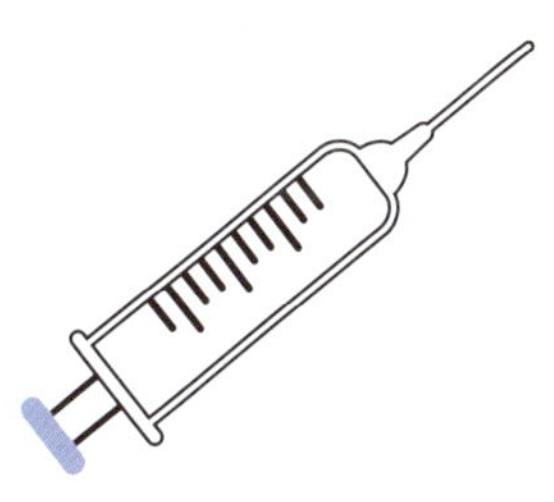

아이의 치아에 은색 크라운을 씌웠는데, 가끔 아이가 이를 갈고 따닥따닥 소리를 냅니다. 괜찮은 건가요?

●●● 충치가 심하거나 신경까지 침범한 경우에는 치아를 씌워 주게 됩니다. 이것은 남은 치아의 양이 적어서 레진 등 보통의 재료로 붙여 주기가 어렵고 같은 이유로 일반적인 저작 시 떨어지기도 쉽기 때문입니다.

이때는 미리 제작된 기성 크라운SS 크라운을 사용하여 주로 씌워 주는데, 처치 후 아이는 어색한 이물감을 느끼게 됩니다. 예를 들면 새 신발을 신으면 착용감이 어색한 것처럼 말이지요. 그래서 아이가 전에는 없던 이갈이를 할 수도 있습니다. 하지만 대부분 일시적으로 나타나며 시간이 지나면 해결되므로 크게 걱정하실 필요는 없습니다. ●●●

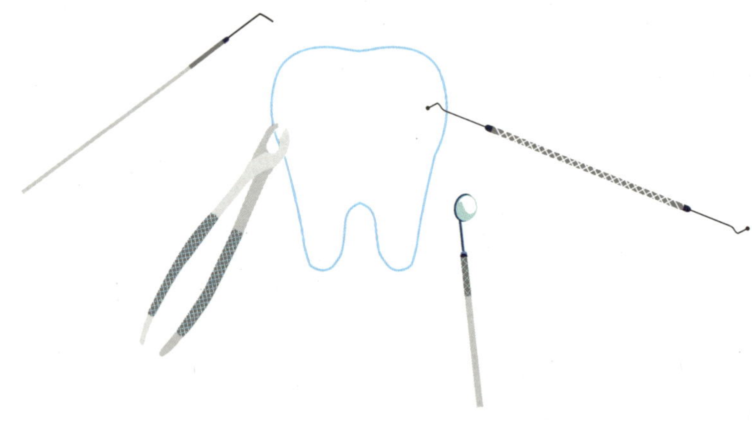

103.

부정교합이란?

정상적인 상 · 하악 치아 관계 - 생후 30개월경 완성되는 유치의 맞물림을 '교합'이라 부릅니다.

❶ 상 · 하악 제2유구치의 관계

- 하악 제2유구치의 후방부가 상악 유구치와 같은 선상에 있거나 약간 앞에 위치.

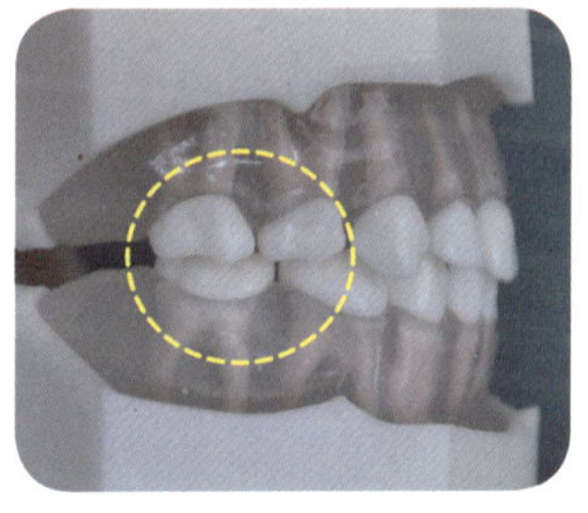

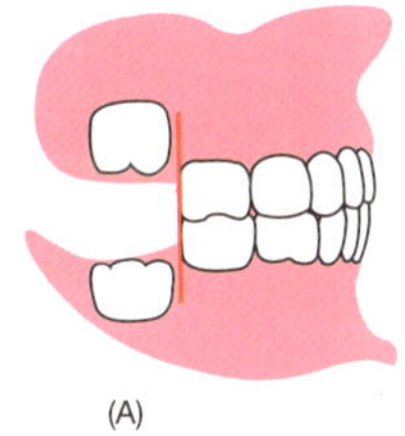

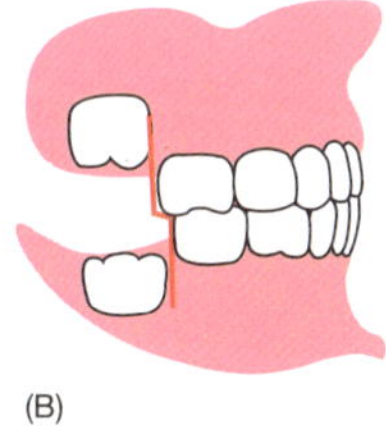

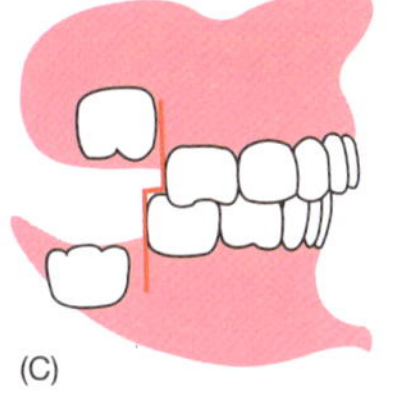

정상적인 상 · 하악 유구치의 위치 관계

유구치 후방에 가상의 선을 그었을 때, 같은 선상에 놓여 있거나(A) 하악 치아가 약간 앞에 위치하는 것(B)이 좋습니다. 만약 상악 치아가 앞에 위치한다면(C), 위턱이 아래턱보다 돌출될 가능성이 매우 높습니다.

- 전방에서 봤을 때 상악 치아가 하악 치아를 덮고 있는 형태.

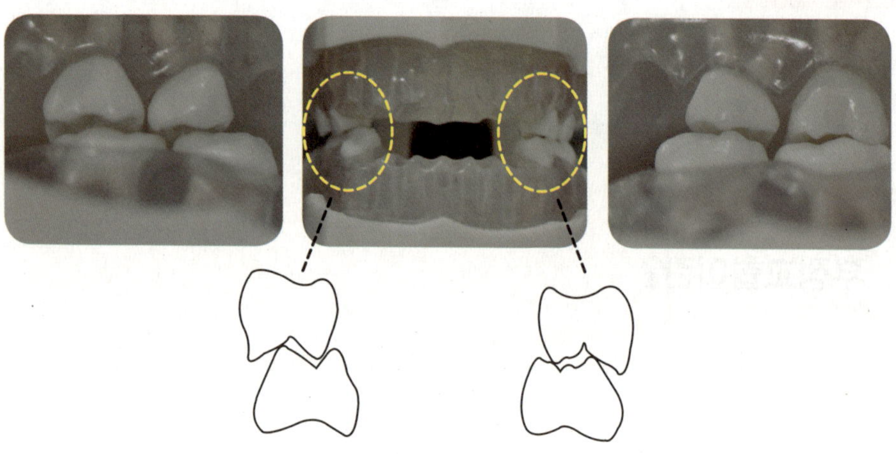

정상적인 상 · 하악 유구치의 위치 관계(2)

그림과 같이, 상악 치아는 하악 치아를 덮는 형태로 위치해야 합니다.

❷ 상 · 하악 유견치의 관계

- 상악 유견치가 하악 유견치와 제1유구치 사이에 위치함.

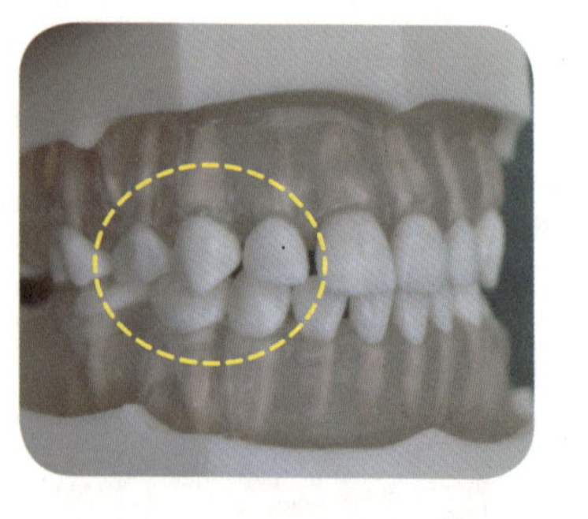

상악 유견치가 하악의 유견치와 제1유구
치 사이에 위치하는 것이 정상적인 모습입
니다.

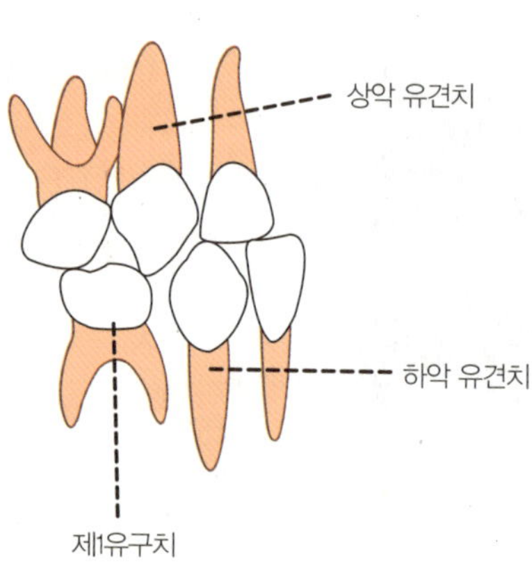

❸ 상 · 하악 유전치의 관계

- 상악 유전치가 하악 유전치에 비해 0~2mm 정도 앞에 위치하며 전방에서 봤을 때 0~2mm 정도 덮고 있음.

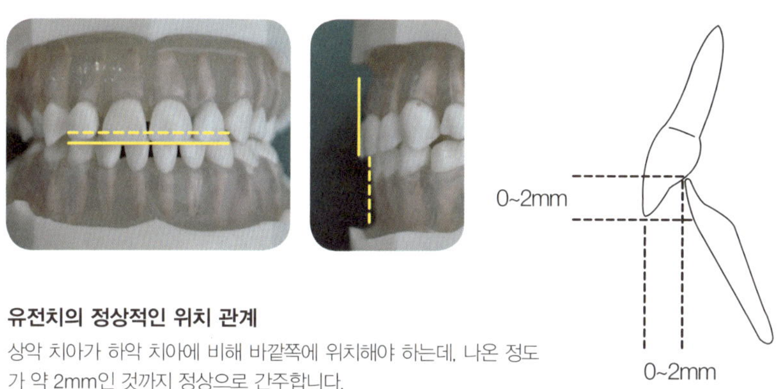

유전치의 정상적인 위치 관계
상악 치아가 하악 치아에 비해 바깥쪽에 위치해야 하는데, 나온 정도
가 약 2mm인 것까지 정상으로 간주합니다.

❹ 유치 사이의 공간

- 모든 어린이에게서 발견되는 것은 아니지만 후속 영구치의 맹출을 위해 존재하는 공간이 치아 사이에 존재함.

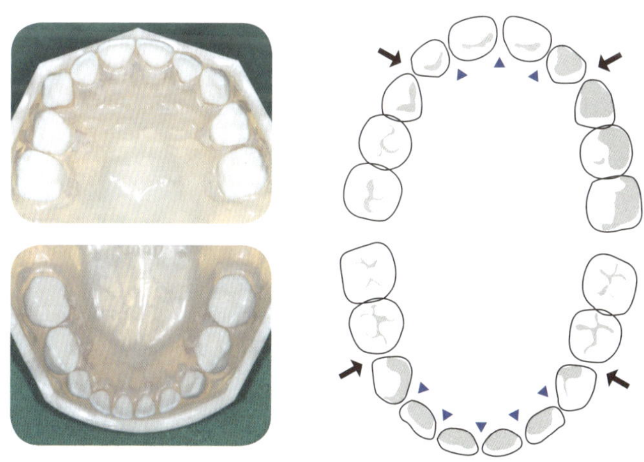

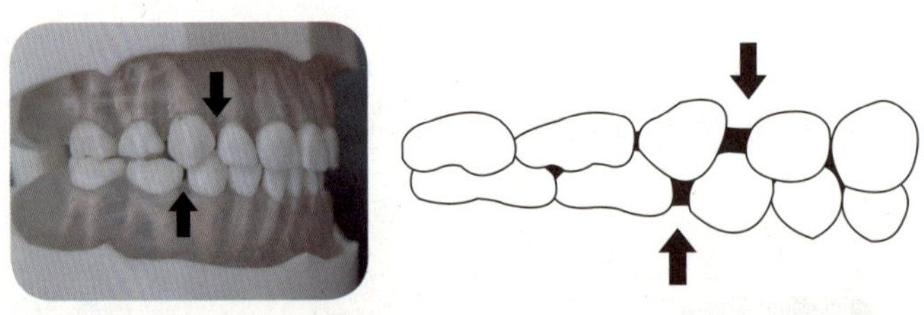

유치에서 정상적으로 존재하는 치아 사이 공간

만 3살경 유치가 모두 맹출하는 시점에서 치아 사이에 공간이 경미하게 존재할 수
있습니다. 3살 이후 6~7살까지 치아의 추가 맹출은 없으면서 아이의 턱이 성장하기
때문에 위와 같은 공간이 생기게 되고, 이 공간들은 장차 나올 크기가 큰 영구치의
정상적인 배열을 위해 사용됩니다.

부정교합은 큰 틀에서 분류하면

❶ **양턱의 성장 불균형 또는 과잉, 열성장과 결부된 치아 문제** : 턱뼈 성장의 불균형이
  있는 부정교합

❷ **치아만의 문제** : 단순히 치아 크기와 공간의 차이 때문에 발생하는 부정교합으로 나누
  어 볼 수 있습니다.

골격적 문제의 포함 여부는 방사선 검사를 통한 분석이 필요한데 성장이 끝날 때까지 완벽
하게 예측하거나 진단하는 것이 어렵습니다. ● ● ●

104

턱뼈 성장에 문제가 없거나 미미한 부정교합

❶ 상·하악 유구치 간 부정교합

- 전방에서 봤을 때, 상악 치아가 하악 치아를 적절히 덮지 못하는 상태로, 아래의 그림을 참고하세요.

정상적인 관계

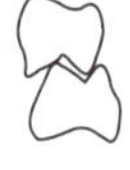 A 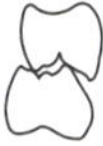

한쪽 또는 양쪽 유구치가 반대로 물리는 관계

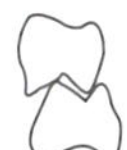 B

손가락을 심하게 빨거나 다른 닉습관이 있으면 발생할 수 있습니다.

C 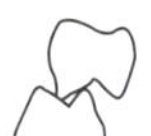

한쪽 또는 양쪽 유구치가 비껴 물리는 관계

구강 악습관 및 유전치부 교합에 문제가 있으면 구치부에서 한쪽으로 비껴 물리는 경향이 있습니다. 구순 구개열의 경우 양쪽으로 비껴 물리는 장애가 발생하기도 합니다.

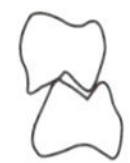 D

E 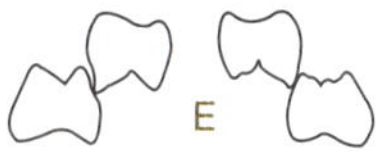

한쪽 또는 양쪽 유구치가 바깥쪽으로 비껴 물리는 관계

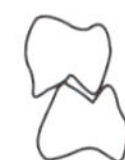 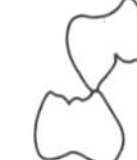 F

G 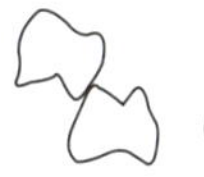 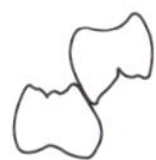

유구치 반대교합의 종류

❷ 상 · 하악 유견치의 관계

- 유견치 간 관계가 정상에 비해 전방 또는 후방에 위치하는 경우로 항상 그런 것은 아니지만 대부분 구치부의 교합 상태와 유사하게 나타납니다.

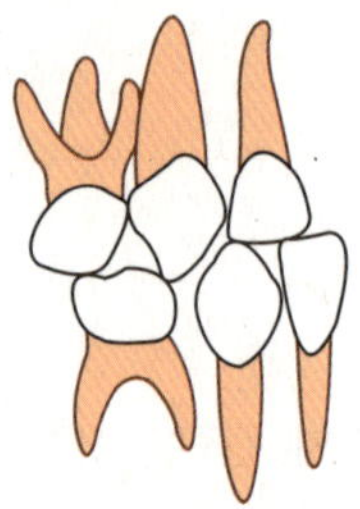

정상적인 유견치의 위치 관계

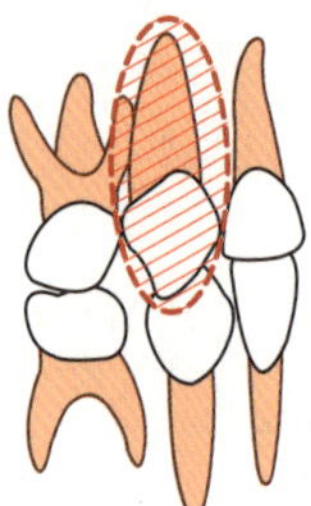

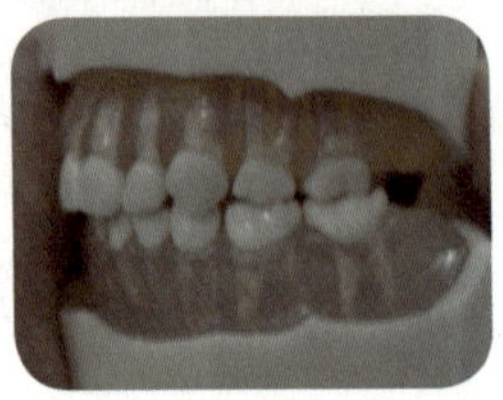

상악 유견치가 상대적으로 전방에 위치한 관계

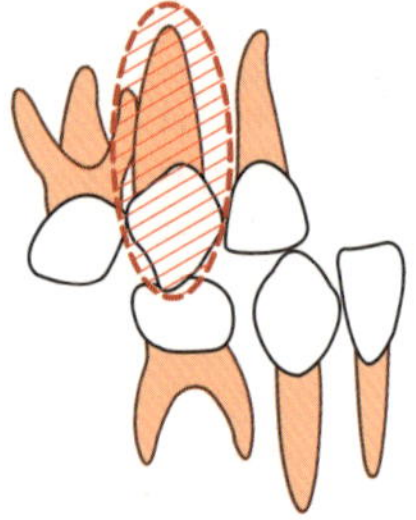

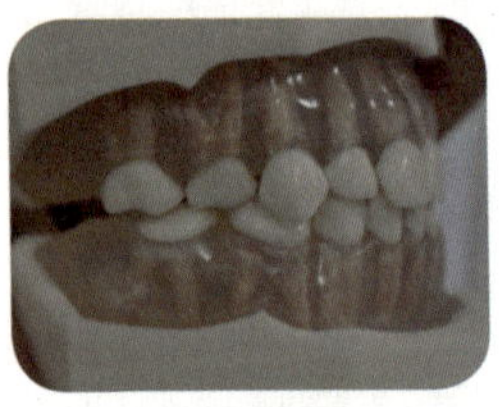

상악 유견치가 상대적으로 후방에 위치한 관계

유견치 간 정상교합과 부정교합

❸ 상·하악 유전치 간 관계

- 반대교합: 상악 유전치가 하악 유전치보다 후방에 존재하는 경우, 치아가 거꾸로 물리는 모습입니다.

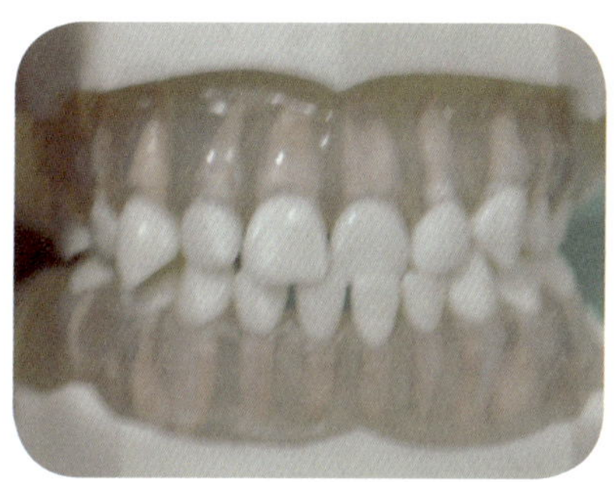

전치 하나가
거꾸로 물리는 경우

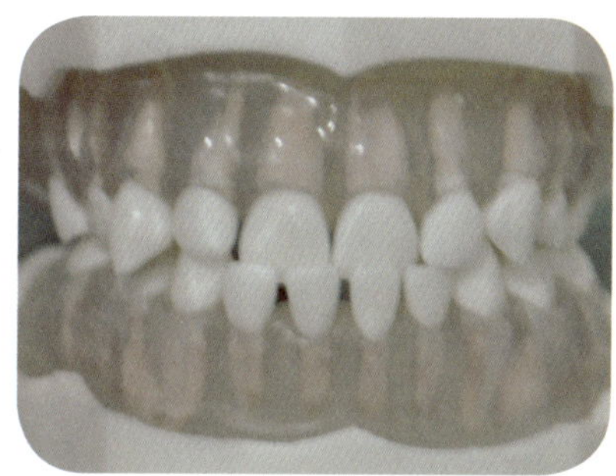

전치 둘 다
거꾸로 물리는 경우

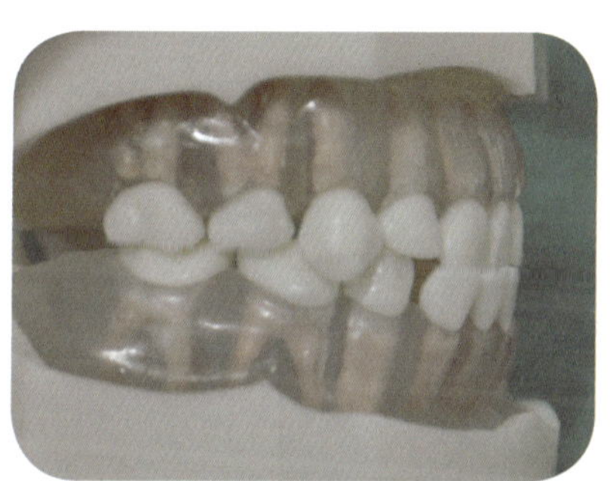

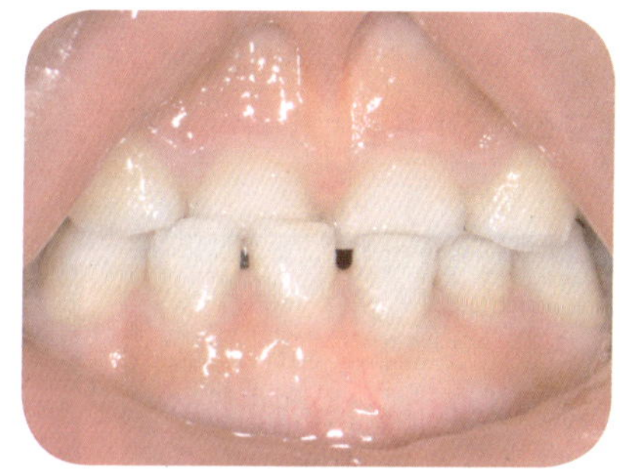

유전치의 부정교합 ❶ 반대교합

- 과개교합: 상악 유전치가 하악 유전치를 너무 많이 덮는 경우, 1/3 이상을 덮을 때는 과개교합이라고 합니다.

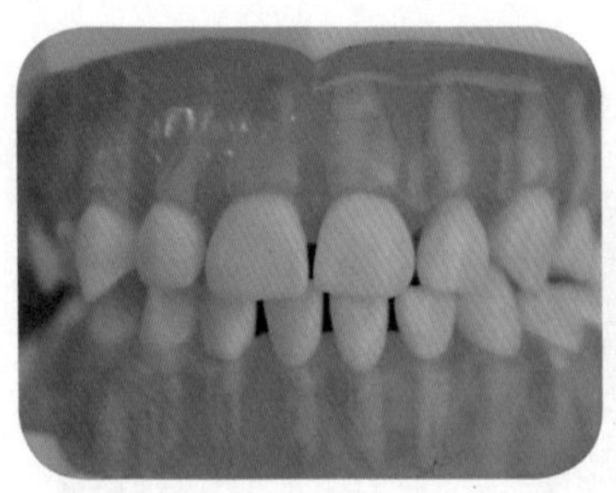

정상적인 전치 관계

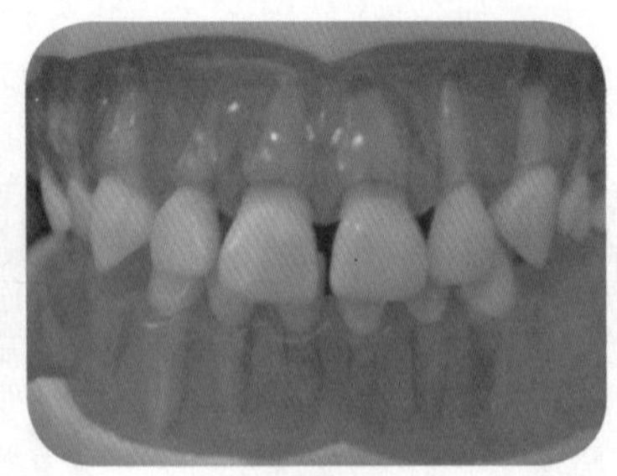

하악 치아의 절반 이상을
덮고 있는 상악 유전치

유전치의 부정교합 ❷ 과개교합

-개교합: 상악 유전치가 하악 유전치를 덮지 못하고 전치 사이가 벌어져 있을 수도 있습니다.

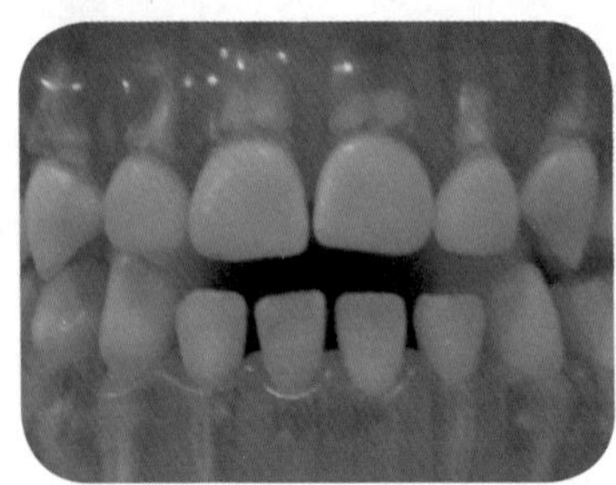

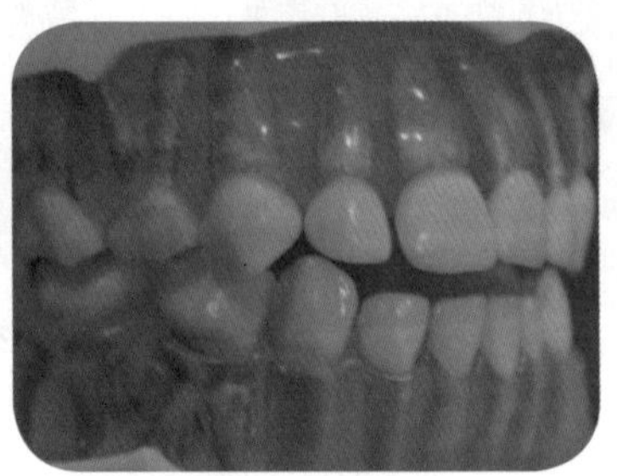

유전치의 부정교합 ❸ 개교합

대부분의 부정교합은 위에 언급한 몇 가지 사례가 동시에 일어납니다.

105

골격적 성장 문제를 상당히 포함한 부정교합

● **2급 부정교합 :** 하악에 비해 상악이 전방에 위치하는 교합형태로, 하악이 정상보다 덜 성장한 경우와 상악이 정상보다 더 성장한 경우로 구분할 수 있습니다. 대부분 심미적 문제를 야기하지 않고 오히려 2급 부정교합 경향이 있는 사람들 중에서 미인이 많습니다.

보통 치열은 다음의 두 가지 특징적인 형태로 나타납니다.

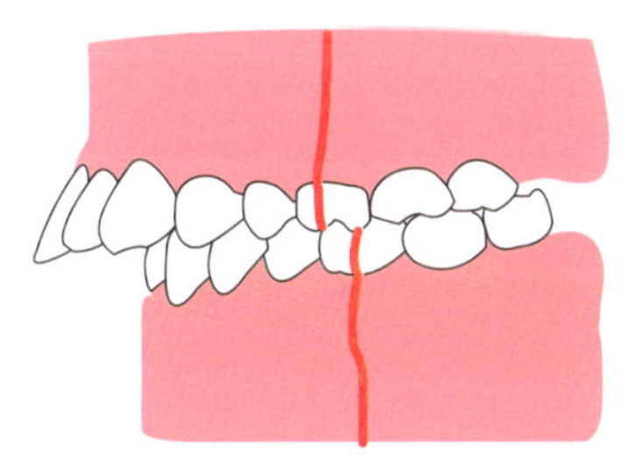

2급 1류 부정교합

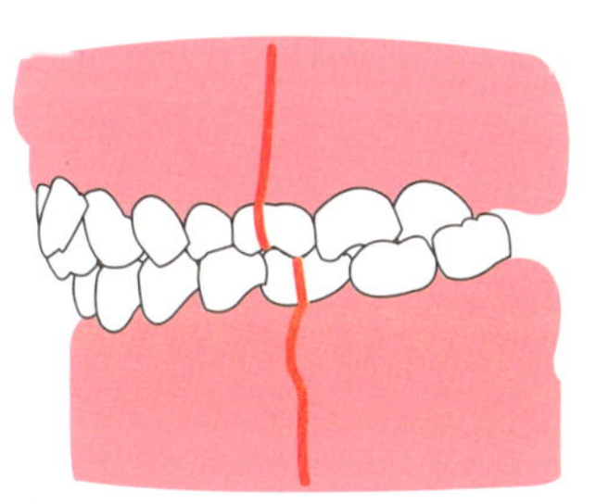

2급 2류 부정교합

2급 부정교합의 두 가지 유형

2급 1류 부정교합

- 2급 부정교합 중, 흔하게 나타나는 형태.

- 상악 전치부가 앞으로 상당히 뻐드러져 있다.

- 하악 전치부도 앞으로 뻐드러진 형태다.

2급 2류 부정교합

- 비교적 드물게 나타남.

- 상악 전치부가 안쪽으로 경사진 경우가 많다.

- 상악 전치가 하악 전치를 상당히 덮고 있는 경우가 많다.

2급 2류 부정 교합의 경우 2급 1류 부정교합에 비해 교정치료 기간이 많이 걸리는 편입니다.

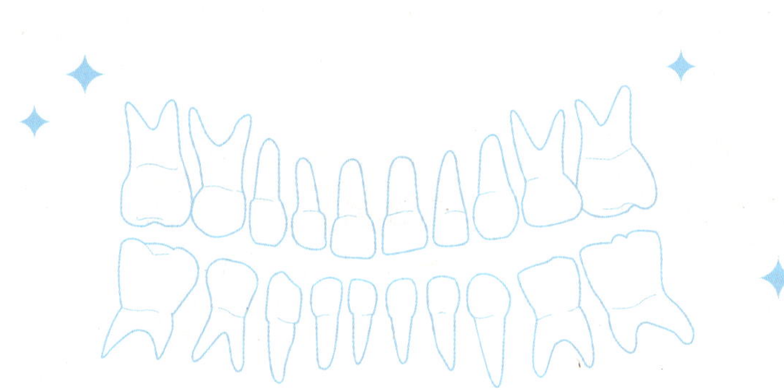

106

교정치료 시기와 기간에 대해 알려 주세요.

●●● 아이의 치아가 충치나 외상 등에 의해 빠지더라도 공간 유지를 위한 처치를 즉시 받아야 합니다. 치아 배열의 문제를 확인한 순간, 병원을 찾아가야 합니다. 특히 유치열이 삐뚤빼뚤한 것은 영구치 맹출 시 심각한 부정교합 및 공간 부족을 예견할 수 있는 상황입니다. 이 경우 전문의와 상의하여 영구치 부정교합의 정도를 최소화하기 위한 노력이 필요하며 늦어도 만 7살 이전에 치과를 방문하시기 바랍니다. ●●●

골격적으로 문제가 없는 부정교합의 치료

단순히 유선치 한두 개가 1mm 징도 깊이로 기꾸로 물리는 일은 반드시 즉각적인 처치를 받지 않아도 됩니다. 앞에서 나온 후속 영구치 맹출 시 정상적으로 맹출할 수 있기 때문에 이는 너무 걱정하지 않아도 됩니다. 하지만 하악 유전치가 상악 유전치의 대부분을 덮는 수준으로 물린다면 치과에서 정밀 진단을 받아야 합니다.

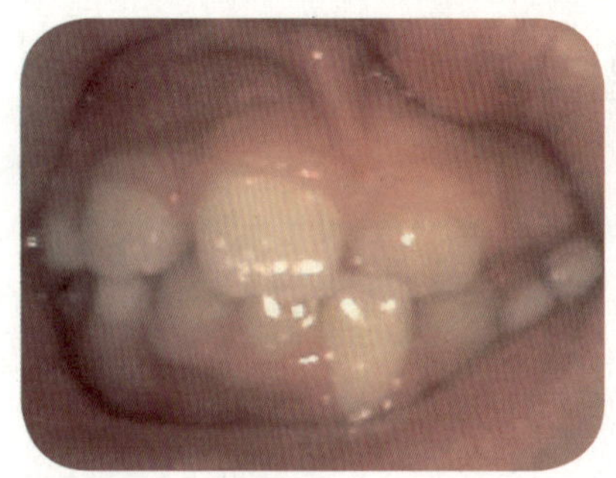

영구 전치의 반대교합

영구치 전치 한두 개가 2mm 이하의 깊이로 거꾸로 물린다면 집에서 진단해 볼 수 있는 방법이 있습니다. 설압자_{입안을 볼 때 쓰는, 혀를 누르는 것}나 납작한 아이스크림 막대기를 이용해서 막대 끝을 상악 전치의 안쪽에 대고 가볍게 바깥으로 밀어 주는 방법을 2주 정도 하루 1~2시간씩 해 보면 증상이 개선될 수도 있습니다.

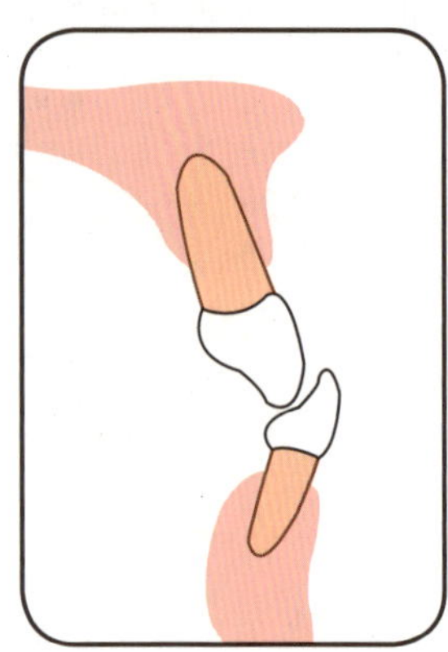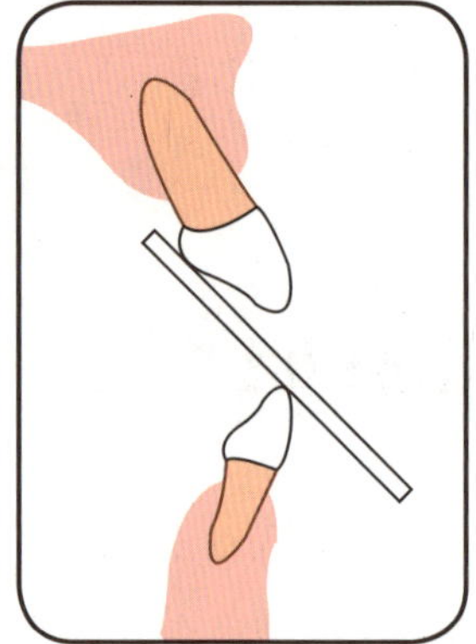

나무막대기를 이용한 반대교합 치료
2mm 이내의 가벼운 반대교합의 경우 아이스크림 막대기를 그림과 같이 입안에 대고 가볍게 바깥쪽을 향해 힘을 주는 방법으로 하루 1~2시간, 2주 정도 해 보면 증상이 개선될 수도 있습니다.

다만 치아가 앞으로 밀려나갈 적당한 공간이 없거나 2주간 지속 시에도 효과가 미미하다면 치과를 방문하시기 바랍니다.

다수의 유구치를 잃거나 교합면의 파괴가 심한 경우, 상대적으로 하악 치아가 앞쪽에 위치하게 되어 치아가 거꾸로 맞물립니다.

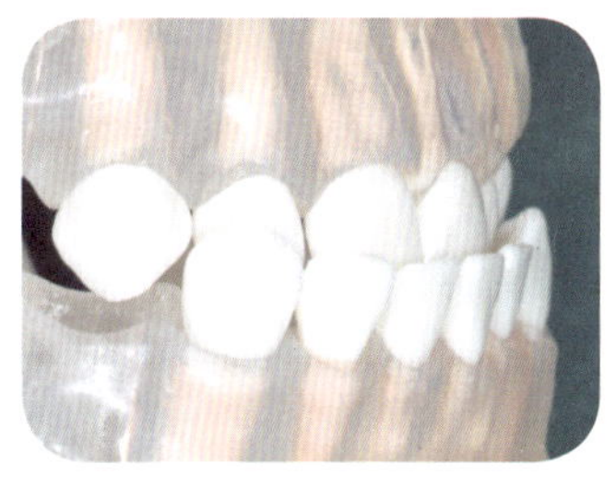
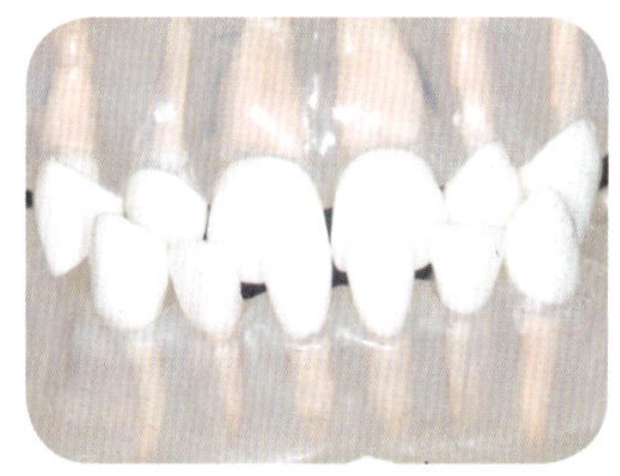
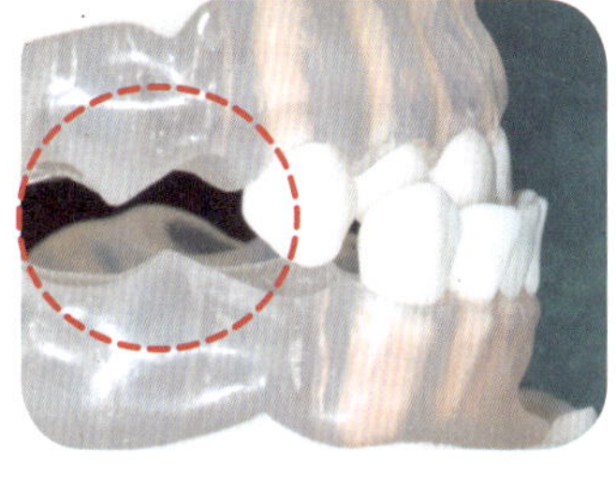

유구치의 파괴에 의한 반대교합 - 기능성 반대교합

심한 충치로 유구치가 많이 파괴되거나 발치된 경우, 아이의 턱관절은 유연하기 때문에 다수의 유전치가 거꾸로 물릴 수도 있습니다. 한두 개 정도의 치아만 맹출했을 때는 거꾸로 물리는 일이 큰 문제가 되지 않지만 유치가 모두 맹출한 아이의 이가 전반적으로 거꾸로 물리는 것은 큰 문제가 될 수 있습니다. 만약 이 상태에 구강 근육 등 신체가 적응하게 된다면 다른 합병증이 나타납니다.

많은 경우 한두 개의 치아에 국한되지 않고 대여섯 개의 유전치가 전반적으로 거꾸로 물립니다. 이러한 상황을 **기능성 반대교합**이라고 하는데, 많은 합병증의 위험이 있어 조기 치료가 필요합니다. 어린 나이에 형성되는 구강 내 운동 양상은 유동적이고 바뀐 환경에도 쉽게 적응할 수 있지만, 치료되지 않은 채로 장기간 지속된다면 그 상태로 굳어져 나중에 다시 되돌리기는 어렵기 때문입니다. 치료는 소실된 구치부의 공간 회복을 통해 하악의 위치를 제자리로 위치시키는 것부터 시작되며 성장에 따라 다양한 장치를 통해 치료가 이루어집니다.

구치가 반대로 물리는 경우는 상악 뼈가 충분히 성장하지 못한 것이 대부분의 원인으로 손가락을 심하게 빨거나 다른 구강 악습관을 가진 어린이에게서 종종 나타납니다. 손가락을 빠는 습관은 혀의 위치를 낮추고 볼을 좁게 만듦으로써 상악 치열이 좁아지는 방향으로 힘을 가하게 됩니다. 하악 뼈는 혀가 있어서 큰 영향을 받지 않지만 상악 뼈는 볼살에 의해 안으로 들어가게 되는데 그러다 보면 가장 돌출된 치아인 유견치끼리 부딪쳐 문제가 발생할 수 있습니다. 입을 다물 때 좁아진 상악 유견치가 하악 치아보다 안쪽으로 닿을 경우 턱이 전체적으로 틀어질 수 있습니다.

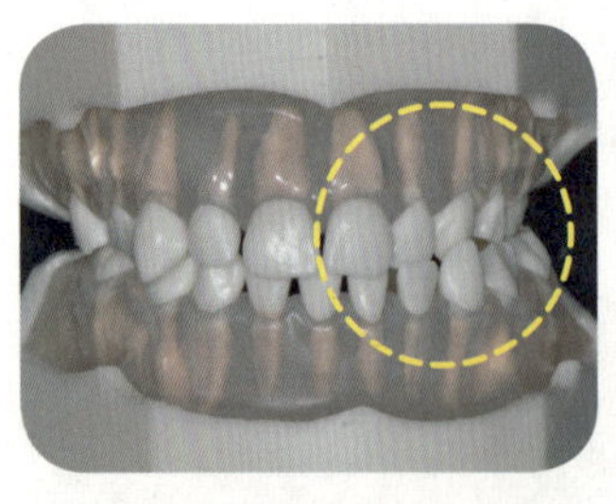 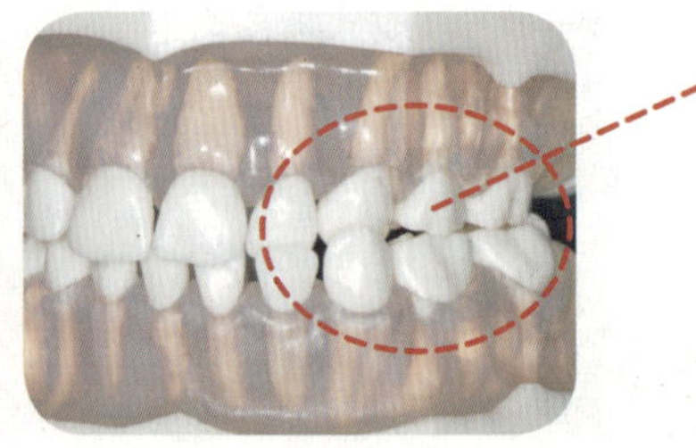

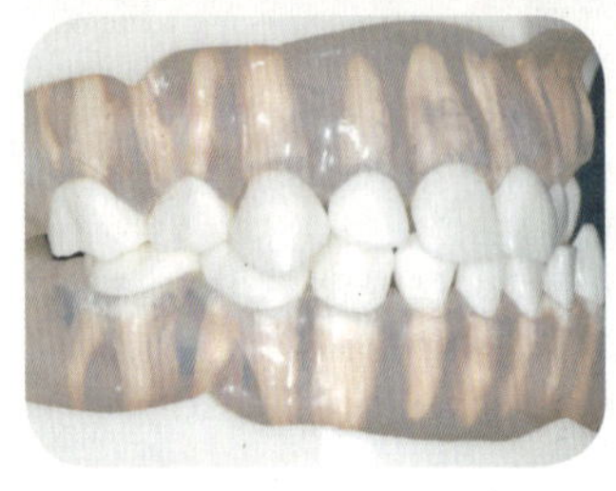

상악 뼈가 좁아지면 돌출된 유견치가 반대로 맞닿으며(노란색 원) 치아가 틀어
져 물릴 수 있습니다(빨간색 원). 신체가 이대로 적응하게 되면 다양한 합병증
이 발생할 수 있기 때문에 즉시 처치가 필요합니다.

이 문제를 해결하기 위해 일차적으로는 구강 악습관을 없애는 것이 가장 중요하며 치과에
서는 장치를 통해 상악 뼈를 넓혀 줌으로써 유견치가 거꾸로 물리는 현상을 해결합니다. 구
강 내에 장치를 삽입하고 나사를 돌려 상악을 양쪽으로 벌려 주며, 나아가 상악 턱을 넓혀
줄 수 있습니다.

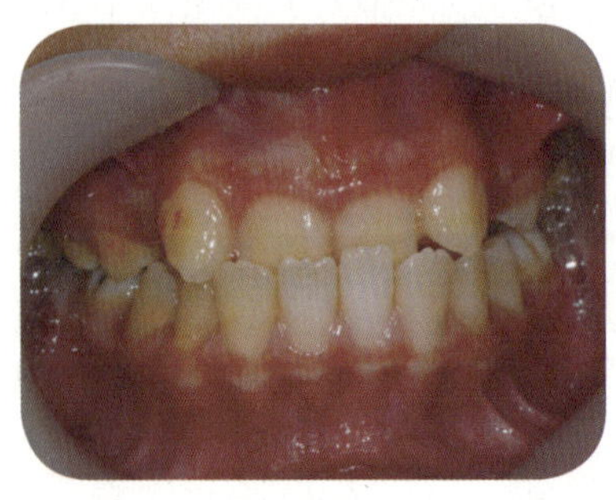 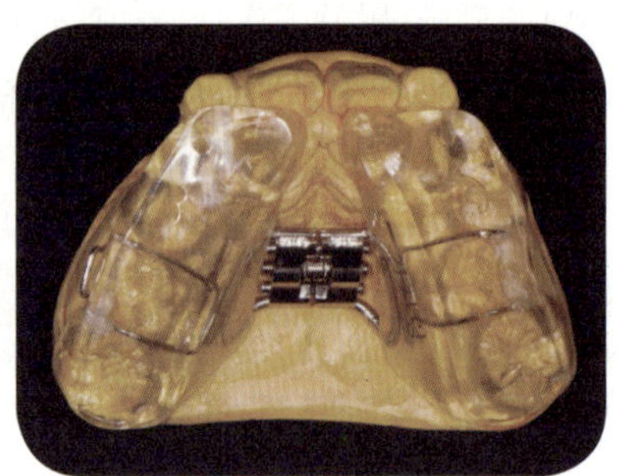

상악 뼈를 넓혀 주는 장치
상악 뼈가 좁고 성장이 더딘 경우, 위와 같은 장치를 제작하는데 나사를 돌려
상악 뼈 부분을 넓혀 줄 수 있습니다.

아이가 어린데 교정치료를 받을 수 있나요?

●●● 교정치료는 아이가 얼마나 협조하느냐가 관건입니다. 단순히 공간 유지 장치를 구강 내에 넣는 정도가 아니라면 어느 정도의 협조를 얻을 수 있는 만 6살 이후에 교정치료를 받을 수 있습니다. 혹시 어린아이의 치열에 문제가 있다면 부모님께서는 철저한 구강 위생 관리를 통해 교정치료를 받기 전까지 우식 등 다른 구강 질병이 생기지 않도록 노력해 주셔야 합니다. ●●●

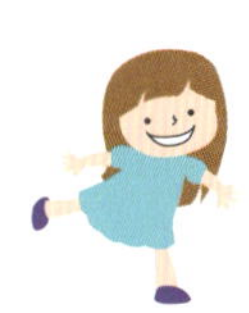
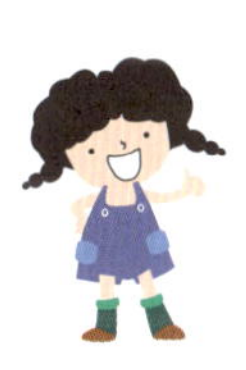
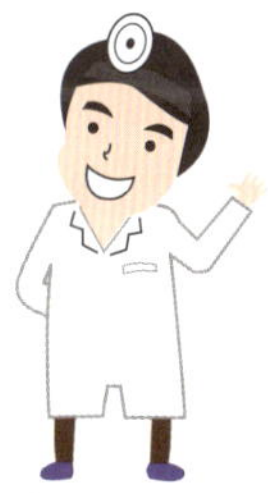
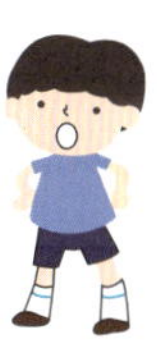

아이의 앞니가 거꾸로 물리는데 교정치료를 받아야 하나요?

●●● 아이의 치아 중 아직 유구치가 나지 않고 유전치만 난 상황이라면 우선 지켜보셔도 됩니다. 유구치가 맹출한 후에도 한두 개의 유전치가 1~2mm 수준으로 거꾸로 물린다면 역시 아직 지켜보셔도 됩니다. 심하지 않은 수준이라면, 나중의 영구치는 정상 위치로 날 수 있기 때문입니다. 만약 영구치 전치가 거꾸로 물린다면 그때는 치과치료를 받아야 합니다. 치료는 원인 분석이 제일 먼저 고려되어야 하는데, 상·하악 턱뼈의 성장 문제인지, 단순히 치아의 방향이 문제인지, 혹은 아이가 치아 관련 악습관을 갖고 있지 않은지 등을 평가해야 합니다. 정밀 진단은 치과에서 받으시기 바라며… 원인에 대한 가정 내 처치를 간단히 싣습니다.

앞니가 거꾸로 물릴 때

❶ 하악 뼈가 과도하게 성장하거나 상악 뼈가 성장이 더딘 경우

⇨ 뼈의 성장을 인위적으로 조절해 줄 수 있습니다. 특히 상악 뼈는 부드럽고 넓히기가 상대적으로 쉬워서 장치를 통해 성장을 촉진시켜 치아가 새로 배열할 공간을 만들어 줄 수 있습니다. 경우에 따라서는 구강 바깥으로 보이는 장치를 끼우기도 합니다.

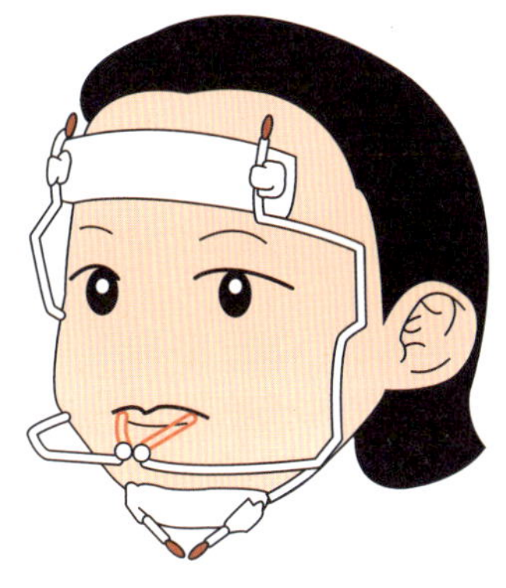

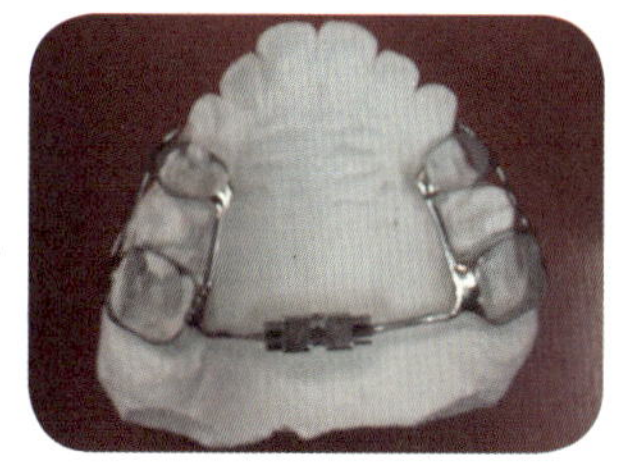

페이스 마스크

상악 뼈 성장을 촉진하기 위해 이마와 턱에 장치를 연결해 고무줄을 걸고 상악 턱을 앞으로 당겨 줍니다. 대부분의 경우 상악 뼈가 좁기 때문에 상악 뼈를 벌려 주는 사진 속 장치를 함께 끼워 줍니다.

❷ 성장과는 문제없이 단순히 전치 일부가 거꾸로 물리는 경우

⇨ 나무 막대기를 사용하여 지렛대 형식으로 전치를 앞으로 밀어 보세요. 방법은 284p를 참고합니다. 이렇게 해도 안 되면 치과에서 간단한 장치를 제작해 주고, 이는 한 달 이내에 처치가 가능합니다.

❸ 구치의 충치 등으로 치아 상실이 심해 하악이 상대적으로 앞으로 돌출한 경우

⇨ 치과를 당장 방문해서 구치 충치치료와 보철치료 등을 받기 바랍니다. 단순하게 전치가 거꾸로 물리는 것조차도 장기간 지속되면 근육이나 구강 조직의 적응이 부적절하게 일어나므로 부모님께서는 아이의 치아가 거꾸로 물리는 것이 심해지지 않는지 관심을 가질 필요가 있습니다. ● ● ●

유치가 삐뚤어지면 영구치도 부정교합이 생기는 건가요?

●●● 　유치에서 치열이 삐뚤게 나는 경우의 대부분은 치아가 맹출할 적절한 공간이 부족하기 때문이며 이는 성장 후에도 공간 부족 문제가 심각하게 나타날 수 있다고 알려져 있습니다. 늦어도 아이가 10살이 되기 전에 치과를 방문하세요. 성장 조절 및 적절한 치아 맹출을 유도하기 위한 노력이 필요합니다. ●●●

※ 삐뚤어진 유치와 관련된 연구들

◆ Tsai 등은 삐뚤어진 유치열과 공간이 남아 있는 유치열을 비교한 연구에서 삐뚤어진 유치열은 유의하게 악궁의 크기가 작다고 보고하였다[91].

↪ 치아의 크기는 대체적으로 비슷하다고 볼 때, 치아가 맹출할 공간을 형성하거나 잃지 않는 것이 가지런한 치아 배열을 위한 전략임을 알 수 있습니다. 마찬가지로 조기 진단 및 치료를 통해 공간을 잃지 않는 것이 중요합니다.

◆ Leighton은 유치열에 영구치열의 부정교합을 미리 예측할 수 있는 요인이 있는지에 대해 연구하였다. 유치에서 관찰되는 치아 사이 공간이 6mm 이상 있는 경우 영구치열 부정교합이 발견되지 않았다. 3~6mm 사이 공간이 있는 경우 20% 정도에게서 부정교합이 발생했으며 3mm 이하일 경우 50%, 공간이 없는 경우 60% 이상에게서 부정교합이 발생했다[92].

교정치료를 위한 다양한 장치

● ● ● ●

❶ 상악용 장치 - 충치에 의해 치아가 빠져 줄어든 공간을 다시 회복시키기 위한 장치

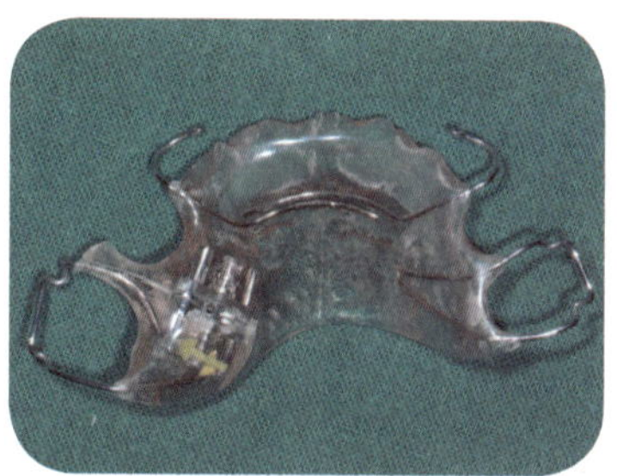

상악용 장치

충치에 의해 제2유구치가 일찍 탈락한 환자입니다. 이른 탈락으로 제1대구치가 반대편보다 일찍 맹출했으며 비어 있는 공간으로 5mm 이상 심한 공간 상실을 보이고 있습니다.

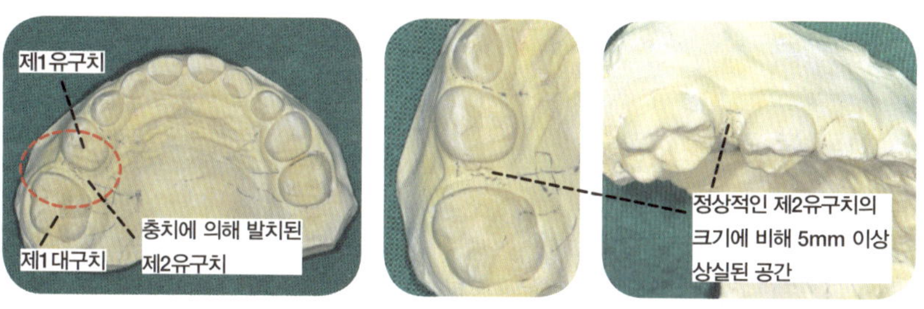

제2유구치가 일찍 빠진 바람에 제1대구치가 빨리 맹출하여 공간 상실이 나타났습니다.

장치를 끼우고 나사를 돌려 주면 치아를 조금씩 뒤로 밀어 어느 정도의 공간을 회복할 수 있습니다.

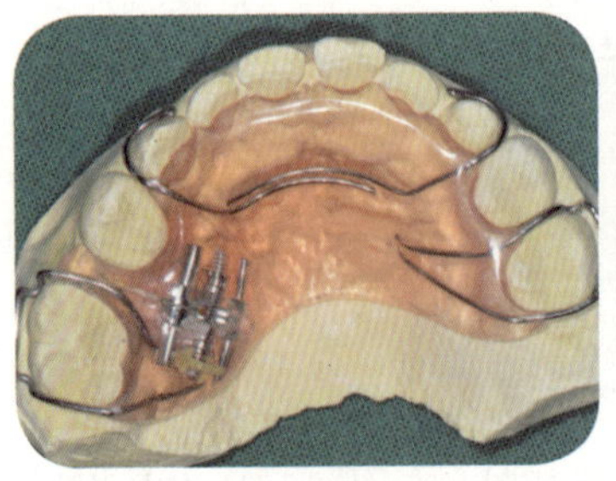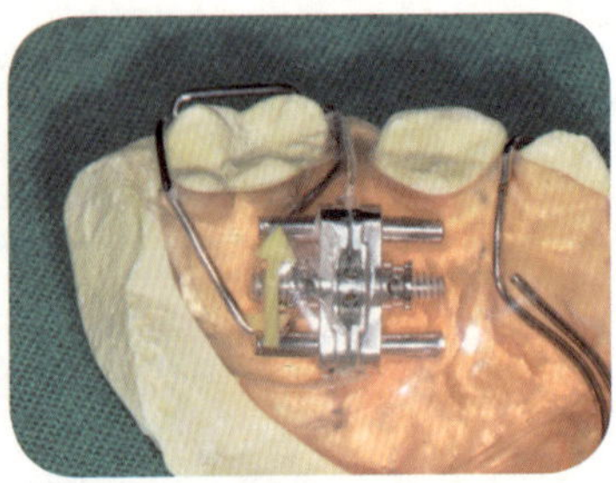

상악 유구치 부위의 공간을 회복하기 위한 장치

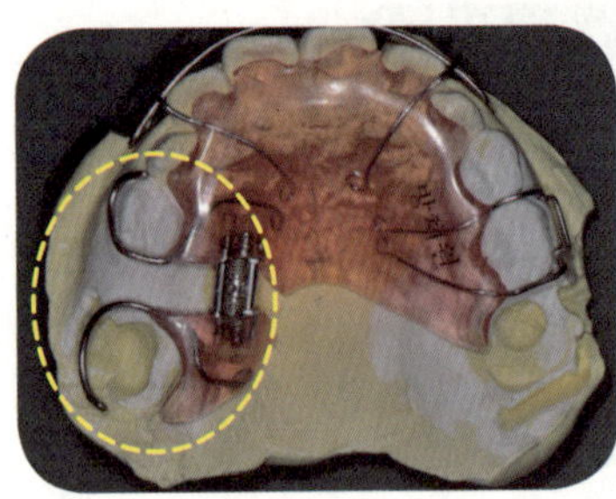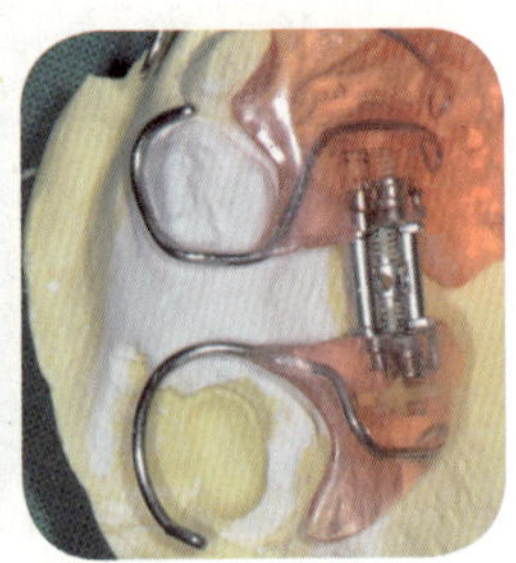

장치를 통해 공간을 일부 회복한 모습

❷ **하악용 장치** - 충치에 의해 치아가 빠져 줄어든 공간을 다시 회복시키기 위한 장치

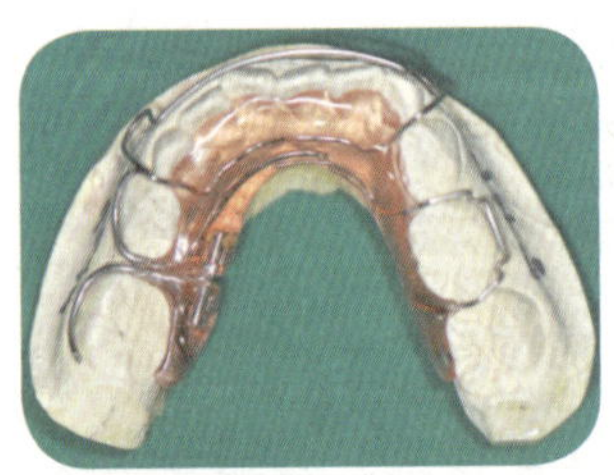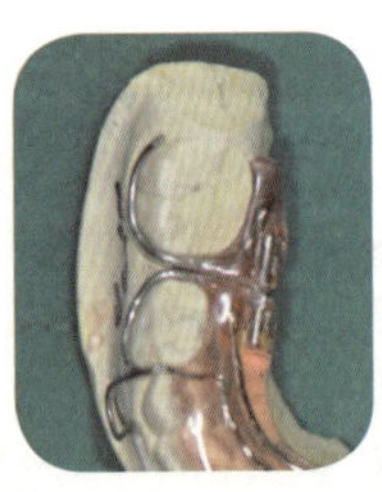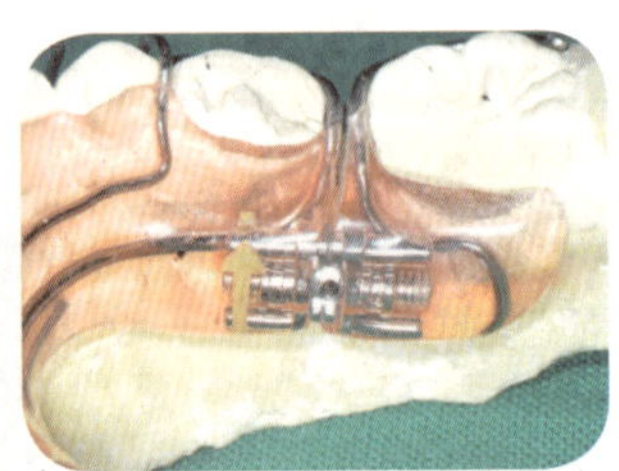

하악 유구치 부위의 공간을 회복하기 위한 장치

하악 우측 제2유구치가 충치에 의해 조기 상실되어 제1대구치에 의한 공간 상실이 나타났습니다. 공간을 회복하기 위해 장치를 사용합니다.

❸ 충치에 의해 치아가 빠진 공간을 유지하기 위한 장치(1)

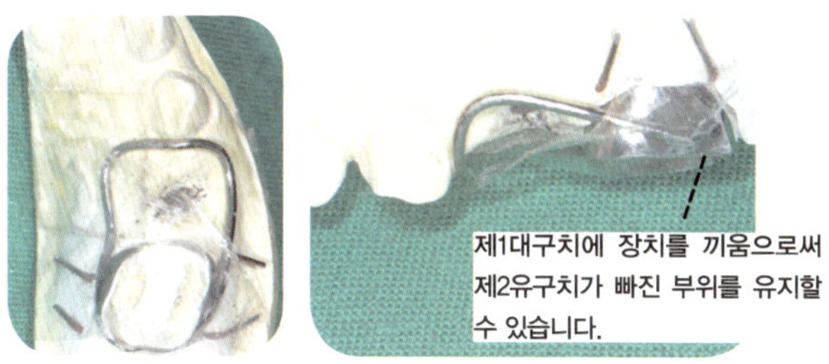

공간 유지 장치 - Band and loop

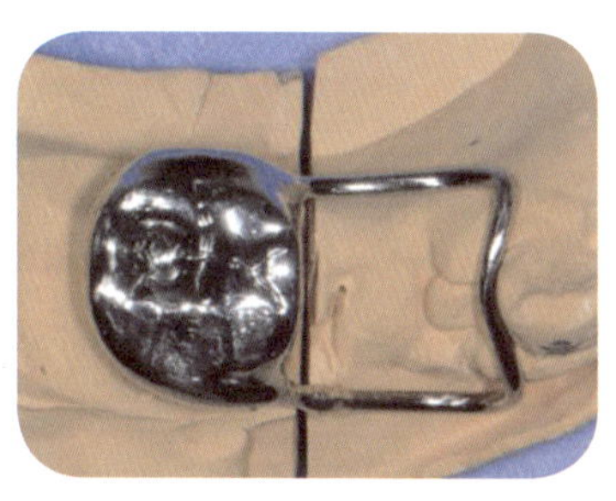

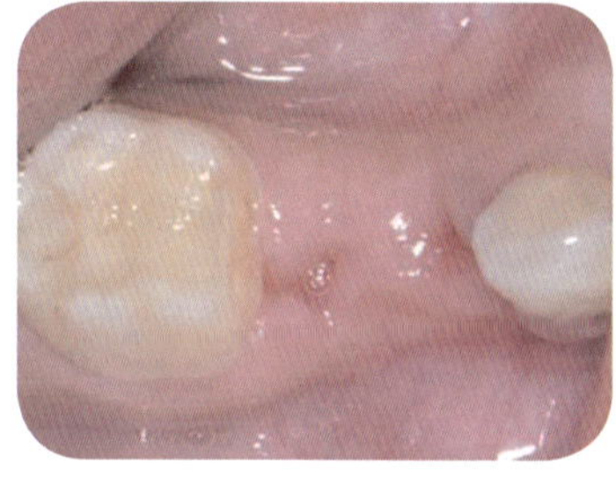

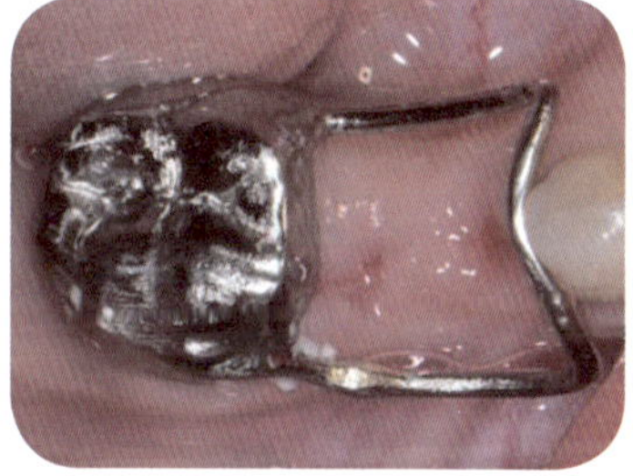

공간 유지 장치 - Crown and loop

대부분의 치아 사이 충치는 앞뒤 치아에서 동시에 일어납니다. 제1유구치는 충치가 너무 심해 발치했으며 제2유구치는 신경을 절단한 후 SS crown을 씌워 주었습니다.

가장 널리 쓰이는 장치입니다. 치아의 맹출을 방해하지 않는다는 점이 가장 큰 장점입니다.

❹ 충치에 의해 치아가 빠진 공간을 유지시키기 위한 장치(2)

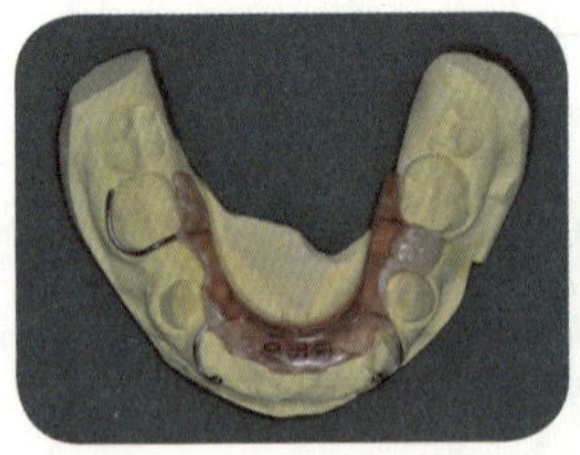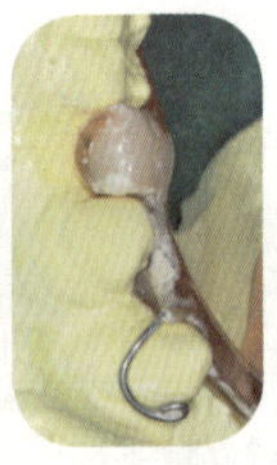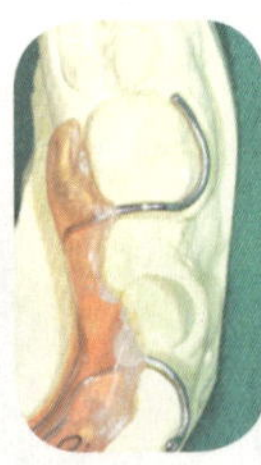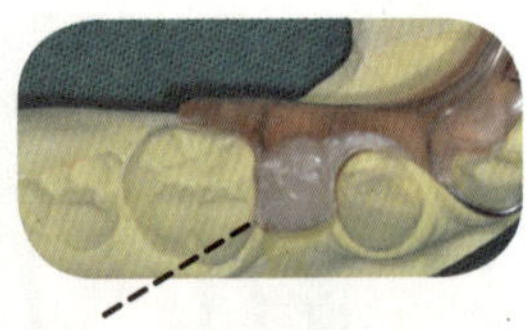

하악 유구치 발치 후 제 1대구치가 앞으로 나오는 것을 막기 위함입니다. 임시 치아를 형성해 주기도 하고 철사를 통해 공간만을 유지하기도 합니다. 후속 영구치의 맹출이 얼마나 남아 있느냐가 중요한 요인입니다.

틀니 형태의 장치입니다. 철사 혹은 임시 치아를 연결해서 저작 기능을 일부 회복시켜 주기도 합니다.

❺ 충치에 의해 치아가 빠진 공간을 유지시키기 위한 장치(3)

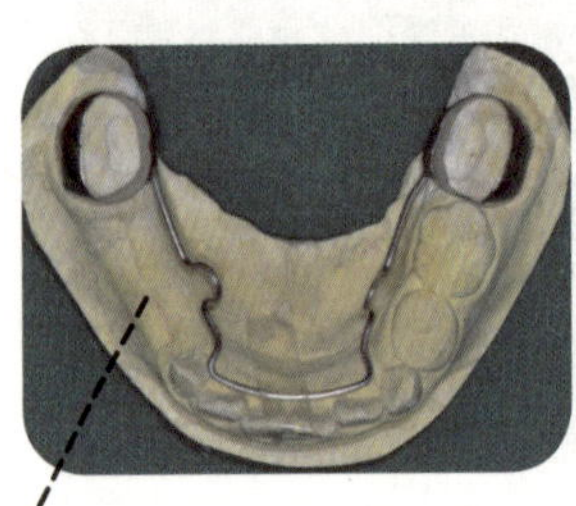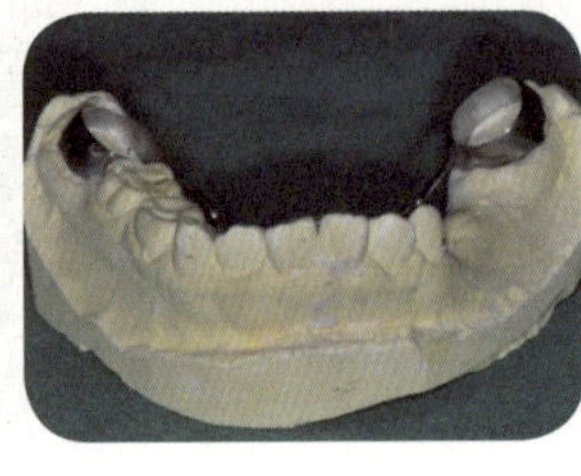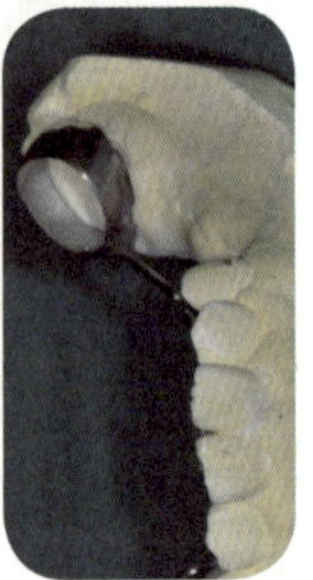

하악 유구치가 다수 빠진 상태로, 이 부위에 제1대구치가 이동하는 것이 우려됩니다.

하악에서 영구 전치가 맹출하였다면, 위와 같은 디자인의 장치가 가능합니다.

하악의 치아 상실 및 공간 유지는 상악보다 어렵습니다. 상악은 입천장이 있어서 지지할 수 있는 조직이 많은 반면 하악은 지지 조직이 좁기 때문입니다. 유구치가 1개 이상 조기 탈락했을 때 영구 전치가 맹출했다면 위와 같은 디자인의 장치를 제작함으로써 공간을 유지해 줄 수 있습니다.

❻ 우유병 우식에 의해 상실된 상악 유전치 부위 장치

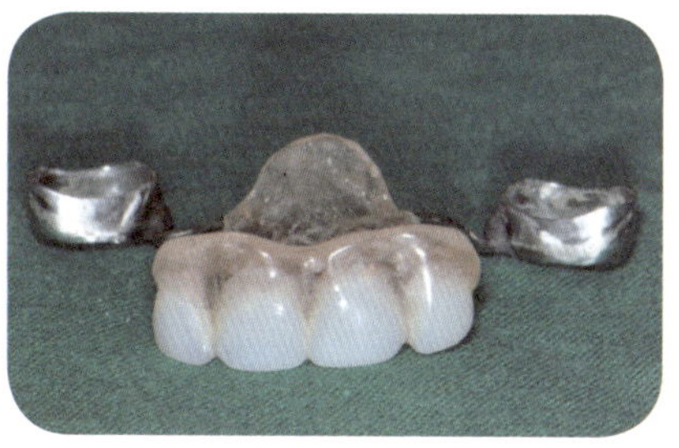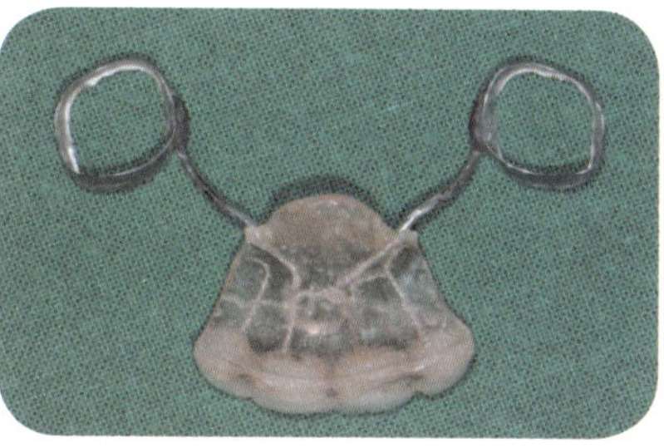

유전치의 치아 상실을 해결하기 위한 장치
조기 상실한 유전치를 보철로 해결해서 심미적 문제를 개선할 수 있습니다. 제2
유구치에 장치를 고정해서 안전하게 유지할 수 있습니다.

장치를 통해 전치의 심미적 문제와 공간 유지 문제 모두를 해결할 수 있습니다.

❼ 치아의 위치 이상을 해결하기 위한 장치

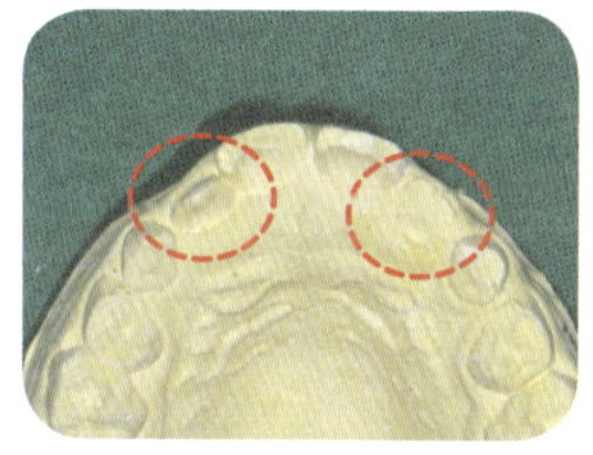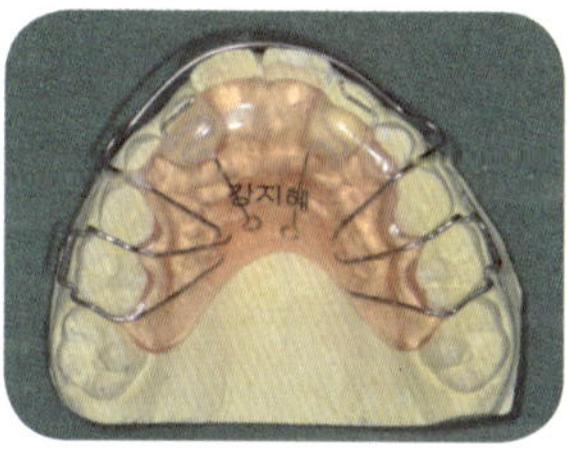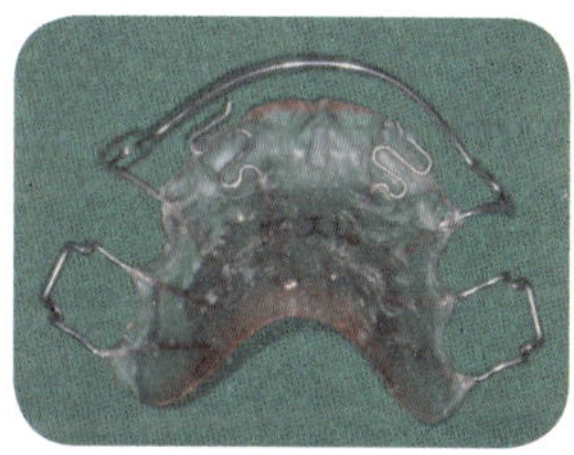

치아 이동을 위한 장치의 예
양쪽 영구 측절치의 위치가 다소 안쪽으로 치우쳐 있는 것을 개선하기 위해 고안된 장치 디자인. 꼬인 철사가 화살
표 방향으로 치아를 밀어 주어 위치를 바로 잡아 줄 수 있습니다.

부분적으로 유치, 영구치의 위치에 이상이 있는 경우, 철사를 이용해서 바로잡아 줄 수 있
습니다. ● ● ●

111.

진정치료란?

●●● 아이의 협조를 얻을 수 없거나 힘들 때, 혹은 아이의 스트레스를 경감시켜 주기 위해 치과에서는 진정법을 사용하여 치료합니다. 주로 사용하는 방법은 **의식하 진정법**이라 하여 아산화질소 가스를 사용하거나 가벼운 진정용 약제를 복용하는 방법 등이 있습니다. 의식하 진정의 수준은 치과의사와 가벼운 의사소통이 가능하고 통증을 느낄 수 있으며 호흡을 자발적으로 유지할 수 있는 수준으로 위험성이 거의 없다고 알려져 있습니다. 하지만 안전하고 심도가 낮은 진정 수준이기 때문에 과도하게 치료를 거부하는 아이의 경우 결국 무용지물이 될 수도 있습니다. 하지만 적절히 수행된다면 다음과 같은 장점이 있습니다.

❶ 아이가 치료 과정 중 겪는 불쾌하고 부정적인 감정들을 경감시킴으로써 치과치료에 대한 부담을 줄이고 긍정적인 인식을 심어줄 수 있다.

❷ 치료 중 발생 가능한 과도한 움직임이나 불필요한 행동을 줄여 줌으로써 더욱 안전한 시술이 될 수 있다.

❸ 치료 시간을 충분히 가짐으로써 치료의 질과 양을 증진시켜 내원 횟수를 줄일 수 있다.

진정치료는 전신 질환이 전혀 없거나 조절이 잘 되는 전신 질환을 가진 어린이에게 사용 가능하며 만약 혈관계나 호흡계의 심한 질환이 있다면 병원에 입원한 다음 처치를 고려해야 합니다. 아이의 정확한 병력과 기왕력 등에 대해서 치과의사와 충분히 상의해야 합니다.

●●●

112

진정치료는 어떻게 하는 건가요?

●●● 진정 수준에 따라 의식하 진정, 깊은 진정, 전신 마취 정도로 나눌 수 있습니다. 의식하 진정이 가장 보편적이고 널리 이용되므로 의식하 진정법만 소개하겠습니다.

의식하 진정

❶ 아산화질소 웃음가스 흡입 진정법

아산화질소는 약간 달콤한 향이 나는 기체로 흡입 시 폐에서 신속하게 흡수되어 뇌에 도달합니다. 체내에서 분해되거나 대사되지 않고 폐를 통해 배출 또한 신속하게 이루어지는 특징이 있습니다. 작용 기전은 명확하지 않으나 대뇌 피질에 도달하여 가역적인 인지 기능의 변화를 야기한다고 알려져 있습니다.

따라서 치과치료에 대한 공포나 스트레스를 받는 어린이에게 사용 시 부정적인 감정을 줄여 줄 수 있으며, 스트레스를 피해야 하는 전신 질환이 있는 어린이의 경우 오히려 안정적으로 치료 받을 수 있는 이점이 있습니다. 특히 구역반사 허에 뭐가 닿으면 구토반응이 나타나는 경우를 현저히 줄여 준다고 알려져 있어 구역 반사가 심한 아이에게도 유용하게 사용할 수 있으며 현존하는 진정법 중 가장 안전한 방법 중 하나로 인정받고 있습니다[93].

시술 방법

마스크를 통해 저농도의 아산화질소를 흡입하고 이후 농도를 점차 높여서 원하는 수준의 진정을 유도합니다. 아이는 서서히 잠이 올 듯한 나른한 느낌을 느끼게 됩니다. 진정이 되면 치과치료를 시작하며 치료가 끝나면 산소를 충분히 투여해서 아산화질소가 배출되도록 합니다. 5분 내외의 충분한 시간을 갖고 아이의 인지 기능이 충분히 돌아오면 그때 귀가하시면 됩니다. 약물 진정법과 다르게 귀가 후 발생 가능한 위험 요인은 전혀 없다고 생각하시면 됩니다. 아산화질소 진정법의 가장 큰 장점입니다.

❷ 진정용 약제를 통한 진정법

약물을 복용함으로써 진정을 유도하는 방법으로 가장 널리 사용되지만 약물 작용 시간이나 부작용 등에 대한 주의가 필요합니다. 주로 감기약의 일부인 항히스타민제 또는 포크랄이라는 약제를 쓰는데 감기약에 있는 잠 오는 부작용을 약효로 이용한 것이라 생각하면 되겠습니다.

약효의 발현 시간이 1시간가량 걸리므로 대기 시간이 길어질 수 있고 약효 지속이 5시간까지 계속될 수 있어 귀가 후에도 부모님의 주의 깊은 관찰이 필요하다는 단점이 있으나 적절한 용량을 지켜 사용될 경우 효과적인 진정 방법입니다. ● ● ●

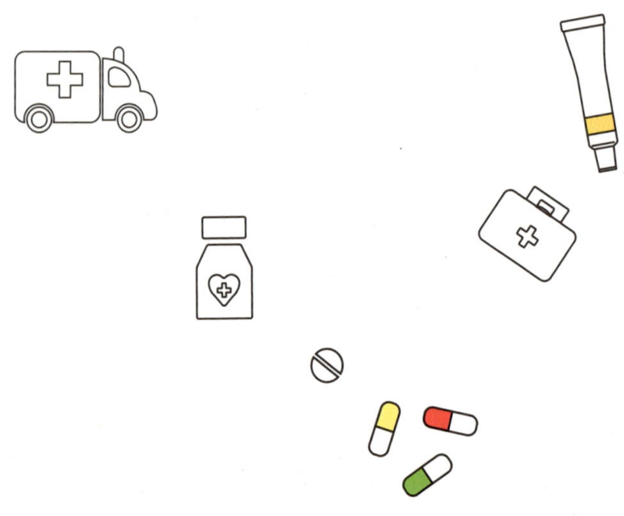

위험하진 않나요?
진정치료 시술 시 주의사항을 알려 주세요.

●●● 아산화질소 진정법이나 약물을 통한 진정법의 대부분은 의식이 있고 기도 반사 등이 남아 있는 상태에서 시행되기 때문에 위험이 초래되는 경우는 없다고 보면 됩니다. 시술 전, 공복 상태가 반드시 필요한 것은 아니나 가급적 2~3시간 전부터 공복을 유지하는 것이 만약에 발생할 수 있는 구토 반응 위험을 줄일 수 있습니다. 급성 호흡기 감염이나 폐질환, 폐쇄공포증이 있으면 시술에 다소 제한이 있을 수 있으며 이 외에는 거의 모든 경우 위험성이 없거나 있더라도 최소한입니다.

경구 진정법은 시술 전, 최소 6시간 동안의 공복이 유지되어야 하며 물은 최소 3시간 전부터 마시면 안 됩니다. 그렇지 않으면 시술 시 구토 반응이 나타날 수 있으며 위에 음식이 남아 있으면 약효 발현도 늦어질 수 있습니다. 치료 후에도 약효는 남아 있을 것이므로 보호자께서는 아이의 호흡과 상태에 대해 지속적으로 관찰해야 하는데 때문에 자가 차량을 이용하여 귀가 시 보호자가 한 사람 더 동행해 아이를 지속적으로 지켜보는 것이 필요합니다. 가끔 시술 후 열이 나는 아이들이 있는데 해열제를 복용할 수 있지만 38도 이상의 고열이 날 경우에는 담당 의사와의 상의가 필요합니다.

진정법을 사용할 때 당뇨, 갑상선 질환, 천식이나 간질 등 전신 질환, 과도하게 비대한 아데노이드, 수면 무호흡증이 있는 어린이는 상대적으로 위험할 수 있습니다. 아이의 전신 질환 등에 대한 충분한 평가가 이루어져야 하므로 시술 전, 소아과와의 협진이나 치과의사와의 충분한 상담이 필요합니다. ●●●

아이가 구역 반사가 너무 심해서 치과치료를 힘들어 합니다.

●●● 혀나 입천장 부위에 살짝 닿기만 해도 구토 증상을 호소하시는 환자분들이 계십니다. 치과의사 입장에서도 굉장히 힘든 환자입니다. 치료 과정에서 입안에 기구를 넣을 수밖에 없는데, 이런 분들을 치료할 경우, 기구를 조금만 조작해도 치료가 중단되는 일이 번복되고 특히 물이 나오는 기구를 사용할 때 물이 조금만 입안에 있어도 힘들어 하시는 경우가 많습니다. 이는 치료 시간도 길어지고 결과 또한 부정적일 가능성이 높습니다.

아이의 경우에는 협조도가 좋다 할지라도, 구역 반사 반응을 보이면 치료를 받을 수 없는 상황이 초래되기도 합니다. 이런 상황이 발생할 때 치과에서는 아이의 자세를 조금 더 세워 주어서 목 뒷부분에 물이나 자극이 덜 가게끔 할 수 있으며 시설이 완비된 치과에서는 아산화질소, 일명 웃음가스를 이용해 치료를 조금 더 수월하게 할 수도 있습니다. 아산화질소 진정법은 구역 반사를 완전히 제거하지는 못해도 상당 부분을 감소시킬 수 있는 방법으로 알려져 있습니다. 아이가 많이 힘들어 한다면 아산화질소 진정법을 이용할 수 있는 치과를 추천해 드립니다. ●●●

115.

마취를 자주 받으면 아이의 지능 발달 등에 영향을 미치지는 않을까요?

●●● 대부분의 치과치료에서 이용하는 마취는 치료 부위에 국한하여 마취하는 '국소 마취'를 시행하는데 이때 마취제는 이미 안정성이 입증된 리도카인, 아티카인 등을 사용하여, 국소 마취에 의한 위험성은 거의 없다고 보셔도 됩니다. 특히 약제가 중추신경계에 거의 영향을 미치지 않기 때문에 걱정하시는 것과 같은 지능 발달 등에 전혀 문제가 되지 않습니다.

수면치료를 걱정하시는 부모님도 많으신 것으로 압니다. 수면치료는 웃음가스로 불리는 아산화질소 가스를 사용하는 경우와 수면 약물을 복용하는 경우가 있습니다. 아산화질소 가스는 수십 년간 안전하게 사용되고 있는 의료용 가스로 우리 몸에서 약리적 작용을 한 후 신속하게 배출되는 안전한 물질로 알려져 있습니다.

수면 약물의 대표적인 물질은 우리가 먹는 감기약에 들어 있는 잠 오는 성분을 이용한 것으로, 지능 발달에 영향을 미치지 않습니다. 즉, 아이가 치과치료에서 받는 마취에는 크게 걱정하실 일이 없습니다. ●●●

아이가 자폐증이 있습니다.
치료를 잘 받을 수 있을까요?

●●● 자폐아의 경우 치과치료에 제한을 많이 받을 수밖에 없습니다. 아이가 치료를 거부하거나 스트레스를 많이 받을 수 있는데 혹 아이가 많이 흥분하여 소리를 지르거나 자해 행위를 하는 등의 문제가 발생할 수 있습니다. 이때는 더 이상의 처치를 진행하는 것보다 우선 치료를 멈추고 아이가 진정이 될 때까지 기다리는 방법밖에 없기 때문에 치료가 제한될 수 있습니다.

치아 등 구강 내 통증이 있을 때도 아이는 의사소통보다는 잇몸에 상처를 내는 등의 방법으로 표출하는 경우가 많으며 치료된 치아일지라도 불편함 혹은 어색함이 느껴지면 비슷한 행동을 할 수 있습니다. 또한 마취 후 마취가 깰 때까지 입술이나 혀에 감각이 없기 때문에 상처를 만들어낼 가능성도 매우 높습니다. 자폐증이 있는 아이라면 진정 요법이나 전신 마취 등의 처치가 필요할 수 있습니다. ●●●

아이가 간질 발작을 일으키는데, 치과치료 시 위험하지 않을까 걱정입니다.

발작을 일으키는 아이라면 치과에서 사용하는 속박 장치를 이용하여 갑작스러운 움직임에 의한 손상을 줄여 줄 수 있습니다. 치료 시 구강 내에도 장치를 끼워서 혀나 입술의 손상을 줄여 줄 수 있으나 구강 내 손상은 완전히 막지 못할 수 있습니다. 시술 전에 항경련제를 미리 투여하는 것이 발작 가능성을 줄여줄 수 있으므로 이를 추천합니다. 혹시나 모를 사고에 대비해 안전한 치료를 위해서는 큰 병원에서의 치료를 추천하여 드립니다.

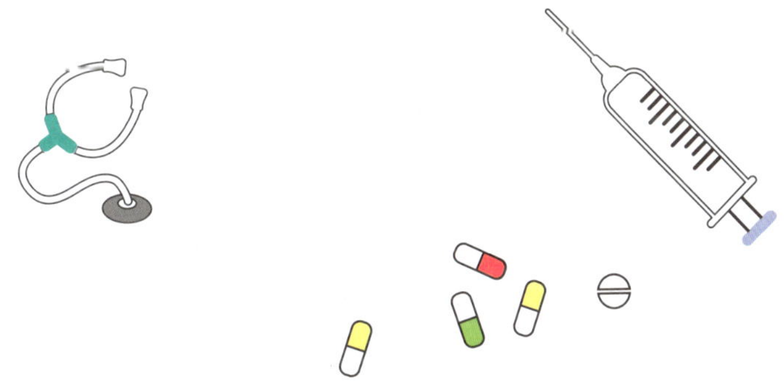

**임신을 계획하고 계신 신혼부부나 결혼을 앞둔 예비 신부님들은
치과치료를 꼭 받으시기 바랍니다.**

여성은 임신을 하게 되면 체내에서 분비되는 호르몬의 변화가 생겨서 평소에는 괜찮았던 약간의 치태와 치석에도 잇몸이 심하게 붓고 염증이 심해집니다. 적당한 염증 수준에서 넘어가면 다행인데, 혹시나 염증이 크게 붓고 심한 통증을 유발한다면 문제는 심각해집니다. 임신 시 약 처방이나 치과 처치는 안전하다고 알려져 있으나 임신하지 않은 상태보다 다소 걱정되는 것이 사실입니다. 임신한 여성이 약을 먹는 것도 불안하지만, 자칫 심한 염증이 태아에게 해를 끼치지 않을까 하는 걱정도 됩니다.

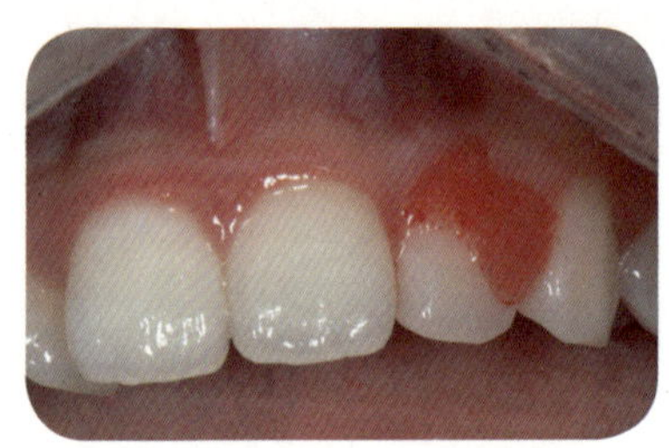

평소에는 약간의 염증만 나타날 문제인 데도, 호르몬의 변화는 사진과 같이 심각할 염증을 야기합니다.

대표적인 염증 위험 요인이 치은염증과 사랑니제3대구치 염증입니다. 사랑니 발치 여부는 개개인마다 특성이 모두 다르기 때문에 확답을 드릴 수는 없습니다. 하지만 치아 일부가 잇몸에 나 있고, 가끔이긴 하더라도 주기적으로 이 부위가 불편했고, 부은 적도 있었던 여성분은 사랑니를 뽑는 것을 추천해 드립니다. 임신하면 아마도 한 번쯤은 전에 느꼈던 염증을 경험

할 가능성이 높습니다. 물론 사랑니 발치가 신경 손상, 심한 통증 및 불편함을 감수해야 하는 치료이기 때문에 주치의와 충분히 상의하시기 바랍니다.

사랑니가 불편하거나 염증이 있다면(혹은 있었다면) 25세 이전에 뽑는 것이 좋습니다.

우리 몸은 나이가 들어감에 따라 조금씩 변화한다고 합니다. 그중 치아가 박혀 있는 치조골 또한 점점 단단해지는데, 예를 들면 겨울철 노인분들은 걷다 넘어져도 뼈가 부러지는 일들이 생기는 반면, 아이들의 뼈는 부러지기보단 휘어지는 경향이 있습니다.

나이가 들수록 뼈가 더 단단해진다는 것을 우리는 알 수 있습니다. 이처럼 뼈가 점점 단단해지기 때문에, 나이가 들수록 사랑니 또한 뽑기가 힘들어집니다. 말랑말랑한 뼈 안에 박혀 있는 사랑니는 뼈의 탄력이 좋아 상대적으로 잘 뽑히는 반면, 점점 굳어가는 뼈에 묻혀 있는 사랑니는 쉽게 빠지지도 않고 뽑다가 뿌리가 부러지는 등 문제가 발생하기 쉽습니다. 쉽게 발치되지 않는 사랑니는 잇몸 질개 범위도 넓어지고 제거해야 할 뼈 조직의 양도 많기 때문에 환자분이 느껴야 할 고통은 배가 됩니다. 보통 26살 이전의 시기를 사랑니를 뽑을 적기로 보고 있습니다.

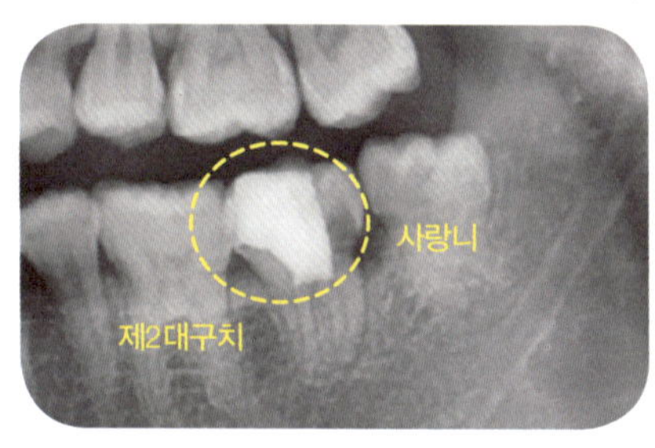

사랑니와 제2대구치 사이에 충치가 생긴 환자분의 엑스레이 사진입니다. 사랑니가 없었다거나 미리 발치했다면 충치가 생기지 않았을 가능성이 높습니다.

사랑니 발치는 다양한 합병증이 존재하는 위험한 수술입니다. 사랑니를 뽑아야 한다면 치과의사는 사랑니를 뽑았을 때 발생할 수 있는 위험성과 합병증의 가능성 그리고 사랑니를 남겨 두었을 때 발생할 수 있는 문제에 대해 이중으로 판단합니다. 위험이 크지 않고 환자가 많이 불편해 한다면 사랑니 발치를 권유하고, 발치 시 위험이 크거나 구강 내에서 큰 문제를 일으키지 않을 사랑니는 지켜볼 수도 있습니다.

사랑니 위험성에 대한 판단은 방사선 사진을 찍어 확인하는데 신경관까지의 거리, 뼈 안에 박혀 있는 정도, 뿌리의 구부러진 정도 및 방향 등을 통해 평가합니다. 개인적으로 저는 턱뼈가 큰 편이라 그런지 사랑니가 경사지지 않고 바르게 나 있었습니다만, 그래도 4개 다 뽑았습니다. 그때는 많이 아프고 겁도 났으나 지금은 치아 관리도 편해서 잘한 결정이라 생각합니다.

건강보험 적용을 받을 수 있는 스케일링,

연 1회 스케일링은 미래를 위한 투자입니다.

치주염, 치석을 제거하는 스케일링의 필요성에 대해 먼저 짚고 넘어가겠습니다. 치석, 치태 때문에 치아 뼈가 녹는 치주염은 젊고 건강하신 부모님들에게는 사실 먼 이야기일 수 있습니다. 게다가 치과는 치료도 아픈 데다 돈도 많이 들고, 오래 대기해야 하는 등의 가기 싫은 조건이 많다는 점이 치과를 멀리 하게 되는 큰 이유입니다. 하지만 보험 급여로 금액이 정해져 있는 스케일링을 받는 일은 놓치지 마세요. 이 치료는 지금 당장도 도움이 되지만 지금보다 약 30년 후, 나중의 건강을 위한 일이라고 생각하셔야 합니다.

치아와 잇몸 사이에 붙어 있는 치석은 잇몸을 붓게 하고, 부은 잇몸 틈새에서 치석이 새로 생기기 시작합니다. 즉, 초반에 치석을 미리 제거해 주면, 잇몸 안에 치석이 생길 일이 없지요(물론 현실적으로 치석을 100% 다 제거할 수는 없기 때문에, 치석이 조금도 안 생긴다고 는 할 수 없습니다만). 잇몸 안에 생기기 시작한 치석은 잇몸 밖 치석보다 스케일링으로 제 거하기가 더 어렵고 뼈와 잇몸을 녹이기 시작합니다. 이쯤 되면 증상은 조금 시리거나 잇몸 에서 피가 나는 수준이지만, 한번 내려간 잇몸과 뼈는 절대로 되돌릴 수 없습니다.

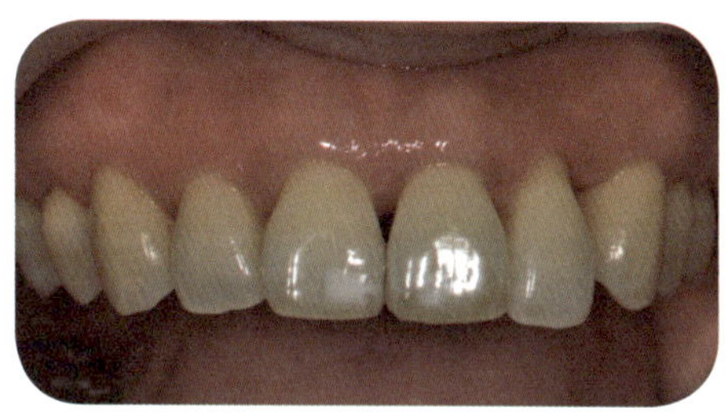
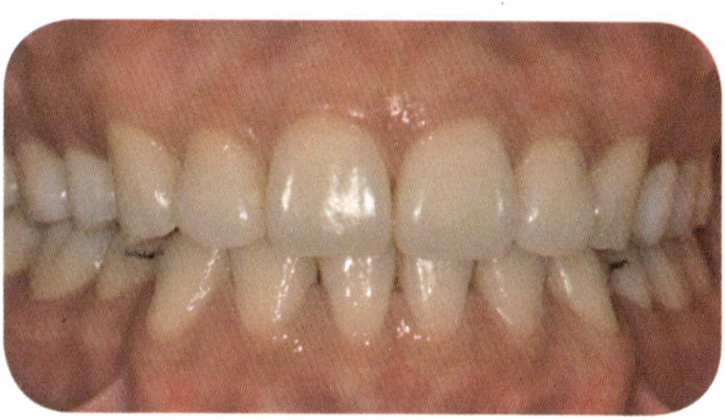

한번 내려간 잇몸과 치조골은 다시 돌아오지 않습니다. 치석의 증상이 나타나지 않아도 주기적으로 스케일링 치료를 받으면 치조골과 잇몸을 더 오랫동안 보존해 줄 수 있습니다.

몇 년이 지나고 치석이 많이 쌓일 때쯤 스케일링을 받으면 치석 제거 과정이 환자에게는 매 우 고통스럽게 느껴질 것입니다. 게다가 치석이 잇몸을 많이 내린 만큼, 제거 후에는 잇몸 이 가라앉기 때문에 시리고 음식도 많이 끼게 됩니다. 특히나 염증이 심했다면 부어 있던 잇몸까지 가라앉으니 환자분들은 간혹 스케일링이 잇몸을 망가뜨린다고 생각하시기도 합 니다. 이렇게 되면 환자는 환자대로 치료에 불신을 갖고, 다시는 스케일링을 안 받겠다고 할 수 있습니다.

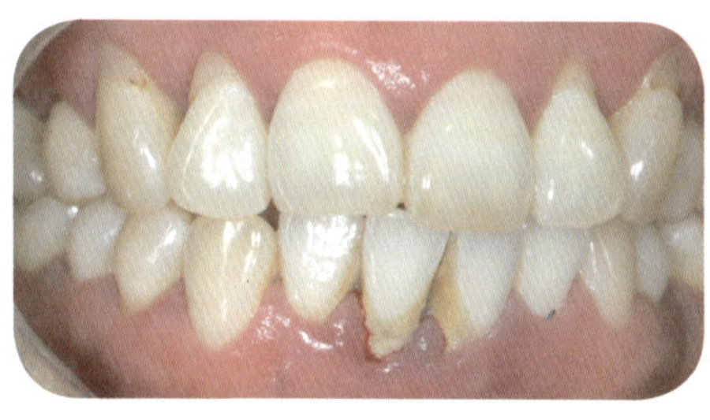

치석이 잇몸 안까지 깊숙이 침투했습니다. 잇몸도 많이 부어 있네요. 치석은 제거해도 '치석의 양 + 염증으로 부어 있는 양'만큼 잇몸이 내려갈 것입니다. 그래도 치료를 해야 합니다. 그냥 두면 치석이 더 쌓이기 때문이지요.

그렇게 또 몇 년 또는 십여 년이 흐르게 되면 일부 치아들이 흔들리기 시작합니다. 가장 빨리 치주염이 진행하는 치아는 보통 상·하악 제2대구치입니다. 실제로 저작을 많이 분담하는 치아는 아니다 보니 약간의 불편함도 참고 견디는 분들이 많은데, 그러다가 나중에 심한 염증 상태로 병원에 내원하게 될 수 있습니다. 이쯤 되면 치아를 뽑아야 합니다. 그러니 소중한 치조골과 잇몸을 보호하고 유지하기 위해 미리미리 스케일링을 받으세요.

스케일링의 빈도는 환자마다 다릅니다.

연 1회 스케일링 치료는 비교적 건강한 환자분들이 예방적으로 받는 경우에 적당합니다. 여러 가지 이유로 치아에 치석과 염증이 유난히 잘 생기시는 분들이 계신데, 이런 분들은 1년에 2번 또는 그 이상 스케일링을 받으셔야 합니다. 부모님의 잇몸 건강이 좋지 않아서 젊은 나이, 대략 40대에 다수의 치아를 뽑으셨다면 자녀도 유전적으로 잇몸이 약할 가능성이 있기 때문에 더 일찍부터 자주 스케일링을 받아야 합니다. 만약 진행된 치주염이 있는 환자의 경우에는 1년에 4번까지 스케일링을 권하기도 합니다.

맹목적으로 연 1회 스케일링을 의무적으로 받는 것보단 다니는 치과의 의사선생님께 1년에 스케일링을 어느 정도 받으면 좋을지 적당한 횟수를 물어보세요.

스케일링으로 제거가 안 되는 잇몸 안의 치석 및 염증은 잇몸치료를 받으세요.

잇몸 안에 생긴 치석은 스케일링을 꼼꼼히 해도 상당량이 남아 있습니다. 치과의사는 임상적으로 잇몸과 치아 사이를 기구로 찔러 봄으로써(이때 조금 아픕니다) 염증의 정도와 치료의 수준을 결정하는데, 스케일링이 적당할지 아니면 추가로 잇몸 내 치석을 제거해야 할지를 고민합니다. 스케일링 처치도 도움이 되지만 치주염이 심한 환자에게는 잇몸 내 치석을 제거하는 것이 근본적인 치료가 되기 때문에 마취 후 잇몸 내 치석 및 염증 조직을 제거하는 치료를 할 수 있습니다. 이를 '잇몸치료'라 합니다. 이 치료 또한 건강보험의 적용을 받는 치료로, 저렴한 가격으로 할 수 있습니다. 흔들리고 시리고 피나는 잇몸으로 고통 받고 계시다면, 시중의 비싼 잇몸 약을 구입할 돈으로 잇몸치료를 받으세요. 치석과 치태에 붙어 있는 세균이 없어지지 않는 한, 잇몸 질환은 절대 낫지 않습니다.

치아가 빠진 자리는 빨리 보철치료를 받으세요.

치아가 빠지면 주위 치아가 넘어지고 잘 물리던 치아도 돌출된다는 것을 한 번쯤은 들어서 알고 계시는 분들이 많습니다. 하지만 당장 씹는 것 외엔 불편하지 않기 때문에 치료를 차일피일 미루게 되는데 이는 시간이 지날수록 치료의 완성도가 떨어지며 치아를 다시 정상적인 상태로 돌리는 것도 훨씬 많은 시간과 비용을 필요로 합니다.

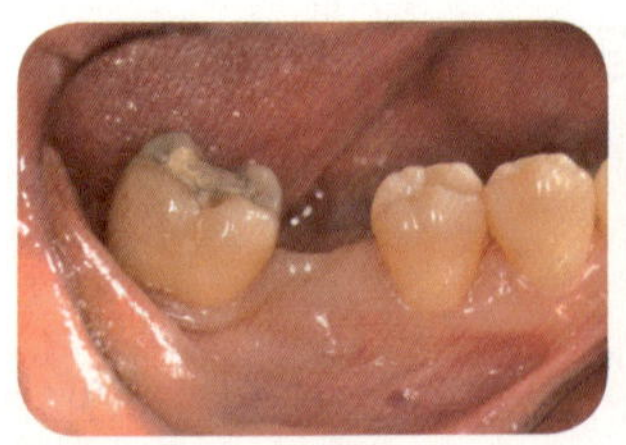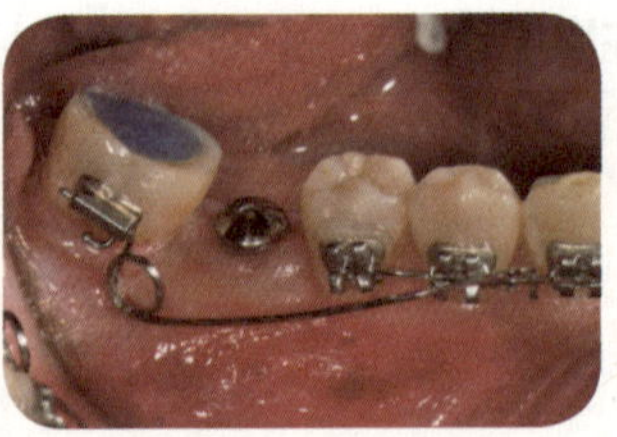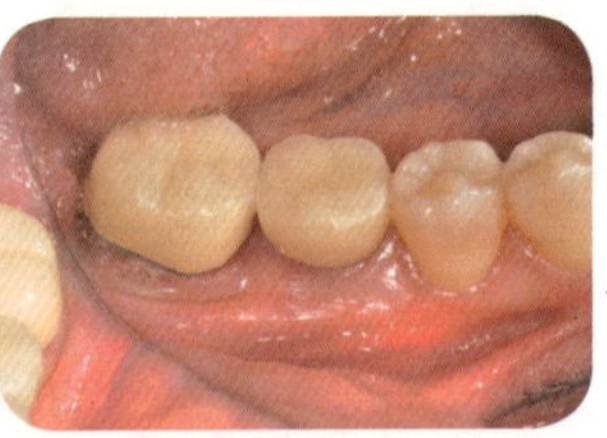

어느 환자분의 잇몸입니다. 치아가 빠진 곳으로 넘어진 제2대구치를 다시 제 위치로 보내고 치료를 완료하는 데 6개월 이상의 시간이 걸렸습니다.

시술의 완성도가 떨어질 수 있다는 점에서, 위의 사례처럼 다시 되돌릴 수 있는 수준이 있는가 하면 아래 사진처럼 원래대로 되돌리기 매우 힘든 경우도 있습니다.

하악 치아가 빠져서 심하게 내려온 상악 치아는 이를 꽉 물었을 때 하악 잇몸에 닿습니다. 치아 자체에는 큰 문제가 없지만 치아를 살리고자 한다면 많은 양의 상악 치아를 갈아내야 합니다. 치아를 많이 갈아내려면 신경치료도 해야 하고 씌워 주기도 해야 하는데 그럼에도 불구하고 치아를 얼마나 쓸 수 있을지는 장담할 수 없는 상태입니다. 치과의사에게도 참 어렵고 힘든 문제입니다.

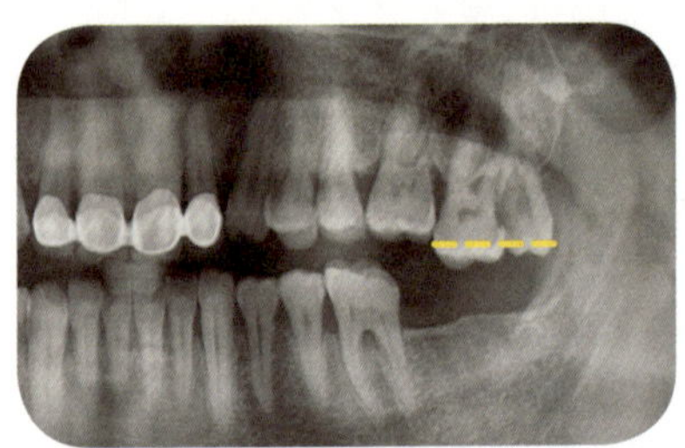

하악 치아가 빠진 자리에 상악 치아가 내려와서 하악 잇몸에까지 치아가 닿는 상황. 만약 하악에 보철치료를 한다면, 상악 치아는 빨간색 선이 있는 위치 아래로는 갈아내야 하는데 그 양이 커서 신경치료도 병행해야 합니다.

브릿지와 임플란트 비교 –
치아가 빠진 자리는 임플란트 또는 브릿지 처치가 가능합니다.

치료로 임플란트와 브릿지 둘 중 무엇이 더 좋은지에 대한 질문을 많이 받습니다. 각각의 장점을 정리해 보면,

임플란트의 장점

❶ 옆 치아를 깎지 않고 보철을 할 수 있다.

↪ 가장 큰 장점이라고 생각합니다. 멀쩡한 이를 깎는 것은 치과의사로서도 참 아까운 일입니다. 만약 옆 치아들이 이미 씌워져 있거나 충치 등이 심해 어차피 씌워야 하는 상황이라면, 이 장점은 줄어들 수도 있습니다.

❷ 치아와 임플란트가 각각 골고루 힘을 분산하기 때문에 브릿지보다 힘 분산에 있어 유리하다.

↪ 브릿지는 기존의 여러 치아가 받을 힘을, 씌우는 몇 개의 치아가 모두 대신 받아야 하기 때문에 치아가 힘들어 할 수 있습니다. 과부하 현상이 나타나지요. 한 개 정도의 치아가 부족해서 브릿지를 하는 경우 걸어 쓰는 치아가 온전하다면 보통 과부하가 걸린다고 생각하지는 않습니다. 하지만 그보다 많은, 여러 개나 다수의 치아가 부족하다면 브릿지 시술 시 남은 치아들이 많이 힘들어질 수 있습니다. 이 문제는 치주염으로 뼈가 많이 약해진 분들에게 특히 자주 발생하는데 혼자서 저작력을 겨우 버티는 치아를 브릿지로 연결하게 되면 치주염이 가속화되거나 치아가 쉽게 망가질 수 있습니다.

❸ 치아가 빠진 부위의 뼈 유지에 조금 더 도움이 됩니다.

↪ 치아가 빠지면 치아가 박혀 있던 치조골은 치아로부터의 저작력을 더 이상 받지 못하여 수축하게 됩니다. 이것은 운동을 안 하는 사람의 근육이 줄어드는 것과 비슷한데, 임플란트를 할 경우 이에 의한 저작력이 뼈에 전달되면서 뼈가 단단하게 유지되는 것을 목격하곤 합니다. 물론 치아가 뽑힌 이후 기본적으로 잃게 되는 뼈의 양은 어쩔 수 없지만, 시간이 지나면서 더 잃을 수 있는 뼈를 유지할 수 있다는 점에서 임플란트는 큰 장점을 가집니다.

반대로 브릿지를 할 경우, 특히 치아가 많이 없는 부위에 길게 브릿지를 하게 되면 나중에 임플란트를 하고 싶어도 뼈 이식을 많이 해야 하거나, 하지 못할 수도 있습니다. 그래서 치아가 빠진 자리는 우선 임플란트를 하고 혹시 나중에 임플란트가 망가지게 돼서 다시 못하게 되면 그때 브릿지를 하는 것이 순서입니다.

브릿지의 장점

❶ 치료 기간이 짧습니다.

↪ 요즘은 치아를 뽑은 날 임플란트를 심기도 하고, 임플란트를 심은 날 음식물을 바로 씹을 수 있도록 하는 기술들이 발달했습니다. 하지만 정상적인 저작을 위한 치유 기간이 보통은 3개월 또는 그 이상의 기간이 필요합니다. 그 기간 동안 임플란트는 뼈와 단단하게 붙지만, 뼈의 밀도가 약하거나 얇은 경우 최대 1년 정도까지 시간이 걸리기도 합니다. 그동안 수술, 소독, 실 뽑기, 상황 체크, 재수술, 소독, 실 뽑고 보철 처치를 위한 본뜨기…… 임플란트는 치과에 많이, 자주 와야 하는 불편함이 있는 것이 사실입니다. 이에 비해 브릿지는 상대적으로 적은 내원 횟수와 짧은 치료 기간이 장점입니다.

❷ 저작이 조금 더 자연스러울 수 있습니다.

↪ 치아는 치주인대라는 조직으로 둘러싸여 저작력이 가해지면 그 힘을 치주인대 세포에 전달하고 그 세포는 중추신경계에 어느 정도의 힘으로 이만큼 단단한 음식을 씹고 있다는 구체적인 정보를 전달합니다. 이른바 씹는 맛입니다. 임플란트는 치주인대가 없이 뼈에

바로 붙어 있기 때문에 상대적으로 씹는 맛을 느끼는 것이 약간 떨어집니다. 물론 뼈에도 감각 수용 세포가 있어서 느낌을 전달하긴 하지만 치주인대의 세포만큼 세심하고 예민하지는 못한 것 같습니다.

이 치주인대의 여부 때문에 영향을 받는 것이 하나 더 있습니다. 치주인대는 저작력이 가해질 때 쿠션과 같이 힘을 완충해 주는 역할을 합니다. 저작력이 가해질 때 맞물린 치아는 0.1mm 단위의 미세한 움직임을 통해 저작력을 균일하게 분산하는데 임플란트는 거의 움직이지 않기 때문에 맞물리는 치아와 꼭 맞게 만들면 안 됩니다. 만약 꼭 맞게 만든다면 상·하악 치아를 꽉 물었을 때 주위 치아는 조금씩 눌리는데 임플란트는 그대로 버티고 있기 때문에 과도한 힘이 가해질 것입니다. 이것은 임플란트의 실패를 가져올 수 있는 중대한 문제입니다.

따라서 치과의사는 임플란트가 맞물리는 치아와 너무 세게 닿지 않게 약간 덜 닿게 조정하는데 이 때문에 환자분들께서는 임플란트 시술 이후 음식물이 약간 덜 씹히는 것 같다는 말씀을 하십니다.

❸ 시술이 간편합니다.

↪ 임플란트를 심는 데 있어 상악은 상악동이라고 하는 공기주머니가, 하악은 하치조신경관이라고 하는 신경관이 걸림돌이 됩니다. 즉, 상악의 공기주머니가 너무 크거나 하치조신경관이 임플란트 심을 곳에 너무 근접해 있을 경우 임플란트를 심을 공간이 부족하기 때문에 뼈 이식을 많이 해야 할 수 있습니다. 브릿지는 씌울 치아만 건강하다면, 이런 복잡하고 무서운 수술을 피할 수 있습니다.

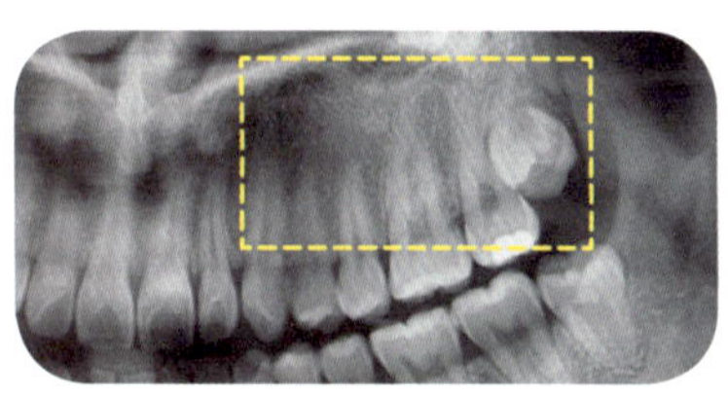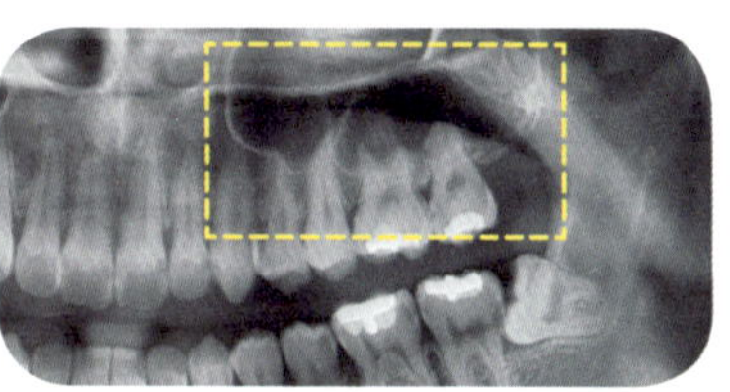

상악 공기주머니_{상악동}**의 크기 차이**

상악동이 작아 상악 뼈가 충분한 좌측 사진의 환자의 경우 만약 상악 치아가 빠지게 된다 하더라도 임플란트를 위한 충분한 뼈가 있을 가능성이 높습니다. 반면 우측 환자의 경우 상악동이 커서 치아가 빠지면 남은 뼈의 양이 적기 때문에 임플란트를 심기 위해서 뼈 이식을 많이 해야 할 가능성이 높습니다.

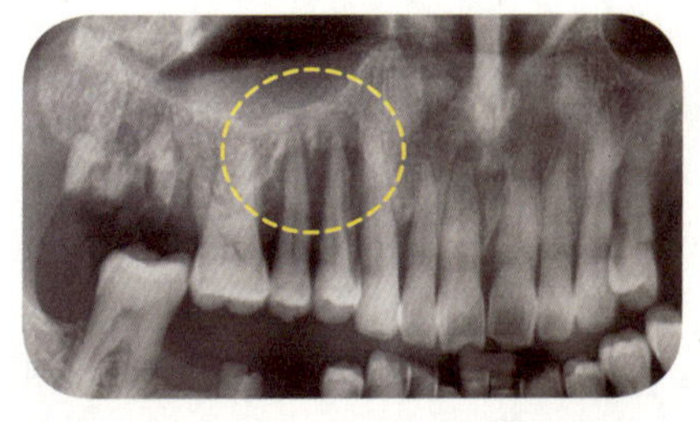

뽑을 치아 부위에 뼈가 너무 없고 상악동도 가까워서 임플란트를 할 경우 많은 양의 뼈 이식 등이 필요한 환자의 사진입니다. 고심 끝에 두 개의 치아를 뽑고 상대적으로 단단한 뿌리를 가진 제1대구치와 견치를 연결하여 브릿지로 치료하였습니다. 이런 경우를 보면 뽑아야 할 치아는 얼른 뽑는 것이 차후의 치료를 이롭게 하는 방법일 수 있다는 생각이 듭니다.

치과의사는 임플란트와 브릿지, 두 치료의 장단점을 각각 저울질하고 치료 계획을 수립합니다.

씌우거나 치료받은 치아가 많다면 워터픽을 사용해 보세요.

씌운 치아 사이나 브릿지 하방, 예민해서 손대기 힘든 전치부 라미네이트 보철 등등… 보철 치료를 많은 받은 환자분들은 보철 부위가 다른 부분보다 염증이 더 잘 생기는 것을 경험할 수 있습니다. 진동법의 양치질을 통해 관리를 잘 해 주시면 좋지만, 그래도 남아 있을 치태와 세균을 더 깔끔하게 제거해 줄 수 있는 방법이 바로 워터픽의 사용입니다. 세균은 비교적 단단하고 끈끈하게 붙어 있는 치태에 살고 있는데 양치질을 통해 치태의 대부분을 제거한 후, 강한 수압을 가진 워터픽으로 깨끗하게 씻어 주면 더 깔끔한 양치질이 될 수 있으며 이미 많은 연구에서도 워터픽이 잇몸의 염증을 줄여 준다는 것을 입증했습니다. 특히 임플란트를 하고 난 후의 건강 유지에도 큰 도움이 된다고 하니 하루 한 번은 워터픽을 사용해 주세요.

치아의 바깥 면이 파여서 양치질할 때 혹은 찬물 마실 때 시린 증상이 나타나신다면.

꼼꼼하게 양치질을 잘 하려고 노력하는 환자분들의 대부분은 오히려 과도한 양치질 습관으로 인해 치아 바깥 면이 파이는 경우가 많습니다. 주로 양치질할 때 닿는 칫솔, 찬물 등에 불편함을 호소하시는데, 이렇게 파인 경우 몇 가지 치료 방법이 있습니다.

❶ 우선 양치질법을 진동법으로 바꾸세요. 많은 분들이 무의식적으로 횡마법을 쓰곤 하십니다. 그것도 아주 세게. 나도 모르게 칫솔을 세게 문지르지는 않는지 양치질 중간에 확인해 보세요.

❷ 치약을 바꿔 보세요. 시중에 '시린이 전문 치약'이라고 시중에 나와 있는 제품들이 있습니다. 치약 내 약물에 의한 시림 증상 완화의 효과도 있지만 마모제가 적어서 치아가 파이는 것을 줄여 주거나 막아줄 수 있습니다.

❸ 치과에서 치료할 수 있습니다. 몇 가지 방법이 있는데, 치아의 파인 정도가 심하지 않다면 이 부위를 코팅하는 재료를 통해 시린 증상을 줄여 줄 수 있습니다. 부위가 꽤 크다면, 치아색이 나는 재료를 채워 줌으로써 자극이 가해지지 않도록 할 수도 있습니다. 이러한 치료를 받은 후에도 계속 불편하다면 그때는 신경치료를 할 수도 있습니다. 콜라 등의 탄산음료는 피하셔야 합니다. 파인 부위를 더 부식시킬 수 있습니다.

ː주ː

[1] Farsi, N.M. & Salama, F.S. 1997. "Sucking habits in Saudi children: prevalence, contributing factors and effects on the primary dentition," *Pediatr Dentistry*, Vol.19, No.1, pp.28-33.

[2] 박승효 외. 2014. 「대전지역 미취학 어린이의 비수유성 빨기 습관에 대한 조사 연구」, ≪대한소아치과학회지≫, 제41권 제3호, 247~256쪽

[3] Larsson, E.F. & Dahlin, K.G. 1985. *The prevalence and the etiology of the initial dummy- and finger-sucking habit,"* Am J Orthod, Vol.87, No.5, pp.432-435.

[4] [1]의 글

[5] Ellingson, S.A. et al. 2000. "Analysis and treatment of finger sucking," *Journal of Applied Behavior Analysis*, Vol.33, No.1, pp.41-52.

[6] Gois, E.G. et al. 2008. "Influence of nonnutritive sucking habits, breathing pattern and adenoid size on the development of malocclusion," *Angle Orthodonist*, Vol.78, No.4, pp.647-654.

[7] Cheifetz, A.T. et al. 2005. "Prevalence of bruxism and associated correlates in children as reported by parents," *Journal of dentistry for children,* Vol.72, No.2, pp.67-73.

[8] Hachmann, A. et al. 1998. "Efficacy of the nocturnal bite plate in the control of bruxism for 3 to 5 year old children," *Journal of Clinical Pediatric Dentistry*, Vol.24, No.1, pp.9-15.

[9] Tais, G. et al. 2008. "Bruxism in children with nasal obstruction," *International Journal of Pediatric Otorhinolaryngology,* Vol.72, No.3 pp.391-396.

[10] Serra-Negra, J. et al. 2009. "Influence of psychosocial factors on the development of sleep bruxism among children," *International Journal of Paediatric Dentistry,* Vol.19, No.5 pp.309-317.

[11] Degan, V. & Puppin-Rontani, R. 2004. "Prevalence of pacifier-sucking habits and successful methods to eliminate them—a preliminary study," *Journal of Dentistry for Children*, Vol.71, No.2, pp.148-151.

[12] 앞의 글

[13] Bowen, W.H. & Lawrence R. 2005. "Comparison of the cariogenicity of cola, honey, cow milk, human milk, and sucrose," *Pediatrics*, Vol.116, No.4, pp.921-926.

[14] Richardson, E. et al. 1973. "Biracial study of the maxillary midline diastema," *Angle Orthodontist*, Vol.43, No.4, pp.438-443.

[15] Leighton, B. C. 2007. "The early signs of malocclusion," *European Journal of Orthodontics*, Vol.29, Suppl.1, pp.i89-i95.

[16] Gunduz, K. et al. 2008. "Mesiodens: a radiographic study in children," *Journal of Oral Science*, Vol.50, No.3, pp.287-291.

[17] Xue, F. et al. 2010. "Genes, genetics, and Class III malocclusion," *Orthodontics & Craniofacial Research*, Vol.13, No.2, pp.69-74.

[18] Bui, Chi. et al. 2006. "Phenotypic characterization of Class III patients: a necessary background for genetic analysis," *The Angle Orthodontist*, Vol.76, No.4, pp.564-569.

[19] 정광호. 2014. 「Epidemiology and genetics of hypodontia and microdontia in general population: Korean twin families study」 성균관대학교 대학원 석사학위 논문.

[20] Law, V. et al. 2007. "Factors influencing oral colonization of mutans streptococci in young children," *Australian Dental Journal*, Vol.52, No.2, pp.93-100; quiz 159.

[21] Okada, M. et al. 2002. "PCR detection of Streptococcus mutans and S. sobrinus in dental plaque samples from Japanese pre-school children," *Journal of medical microbiology,* Vol.51, No.5, pp.443-447.

[22] Tanzer, J.M. et al. 2001. "The microbiology of primary dental caries in humans," *Journal of Dental Education*, Vol.65, No.10, pp.1028-1037.

[23] Berkowitz, R. et al. 1981. "Maternal salivary levels of Streptococcus mutans and primary oral infection of infants," *Archives of Oral Biology,* Vol.26, No.2, pp.147-149.

[24] Minah, G. E. & LOESCHE, W. J. 1977. "Sucrose metabolism by prominent members of the flora isolated from cariogenic and non-cariogenic dental plaques," *Infection and Immunity*, Vol.17, No.1, pp.55-61.

[25] Goulet, D. & Brudevold, F. 1984. "Salivary glucose clearance after rinsing with solutions of different concentrations of glucose," *Caries research*, Vol.18, No.6, pp.481-487.

[26] Koulourides, T. et al. 1976. "Cariogenicity of nine sugars tested with an intraoral device in man," *Caries Research*, Vol.10, No.6, pp.427-441.

[27] Cury, J. A. et al. 2000. "Biochemical composition and cariogenicity of dental plaque formed in the presence of sucrose or glucose and fructose," *Caries research*, Vol.34, No.6, pp.491-497.

[28] [13]의 글

[29] Nanci, A. & Smith, C.E., *Calcification in biological systems* (Boca Raton: CRC Press, 1992), p.313-343.

[30] Muhlemann, H. et al. 1970. "The effect on rat fissure caries of xylitol and sorbitol," *Helvetica Odontologica Acta,* Vol.14, No.1, p.48.

[31] Scheinin, A. et al. 1975. "Turku sugar studies XVIII. Incidence of dental caries in relation to 1-year consumption of Xylitol chewing gum," *Acta Odontologica Scandinavica*, Vol.33, No.5, pp.269-278.

[32] Trahan, L. & Mouton, C. 1987. "Selection for Streptococcus mutans with an altered xylitol transport capacity in chronic xylitol consumers," *Journal of dental research,* Vol.66, No.5, pp. 982-988.

[33] Trahan, L. 1995. "Xylitol: a review of its action on mutans streptococci and dental plaque--its clinical significance," *International dental journal,* Vol.45, No.1, Suppl.1, pp.77-92.

[34] Isokangas, P. et al. 2000. "Occurrence of dental decay in children after maternal consumption of xylitol chewing gum, a follow-up from 0 to 5 years of age," *Journal of dental research,* Vol.79, No.11, pp.1885-1889.

[35] Soderling, E. et al. 2000. "Influence of maternal xylitol consumption on acquisition of mutans streptococci by infants," *Journal of dental research,* Vol.79, No.3, pp.882-887.

[36] Honkala, E, et al. 2006. "Field trial on caries prevention with xylitol candies among disabled school students," *Caries Research,* Vol.40, No.6, pp.508-513.

[37] Milogrom, P. et al. 2006. "Mutans streptococci dose response to xylitol chewing gum," *Journal of Dental Research,* Vol.85, No.2, pp.177-181.

[38] Milgrom P. et al. 2009. "Xylitol pediatric topical oral syrup to prevent dental caries: a double-blind randomized clinical trial of efficacy," *Archives of Pediatrics & Adolescent Medicine,* Vol.163, No.7, pp.601-607.

[39] Hugoson, A. et al. 1980. "Prevalence and distribution of gingivitis-periodontitis in children and adolescents. Epidemiological data as a base for risk group selection," *Swedish dental journal,* Vol.5, No.3, pp.91-103.

[40] 앞의 글

[41] Amir, E. et al. 1999. "Halitosis in children," *The Journal of pediatrics*, Vol.134, No.3, pp.338-343.

[42] Villa, A. et al. 2014. "Prevalence of halitosis in children considering oral hygiene, gender and age," *International journal of Dental Hygiene*, Vol.12, No.3, pp.208-212.

[43] Paryavi-Gholami, F. et al. 1999. "Oral malodor in children and volatile sulfur compound-producing bacteria in saliva: preliminary microbiological investigation," *Pediatric Dentistry*, Vol.21, No.6, pp.320-324.

[44] Michelle, I. et al. 2003. "Evaluation of halitosis in children and mothers," *Pediatric dentistry*, Vol.25, No.6, pp.553-561.

[45] 앞의 글

[46] Andreasen, J. O. et al. *Textbook and color atlas of traumatic injuries to the teeth*, (Oxford: Blackwell Munksgaard, 2007).

[47] Flores, M.T. et al. 2007. "Guidelines for the management of traumatic dental injuries. II. Avulsion of permanent teeth," *Dental Traumatology*, Vol.23, No.3, pp.130-136.

[48] 앞의 글

[49] Galea, H. 1984. "An investigation of dental injuries in an acute care general hospital treated," *Journal of the American Dental Association*, Vol.109, No.3, pp.434-438.

[50] Kinirons, M. et al. 2000. "Dental trauma: Variations in the presenting and treatment features in reimplanted permanent incisors in children and their effect on the prevalence of root resorption," *British dental journal*, Vol.189, No.5, pp.263-266.

[51] Leal, S.C. et al. 2002. "Effectiveness of teaching methods for toothbrushing in preschool children," *Brazilian Dental Journal*, Vol.13, No.2, pp.133-136.

[52] Mescher, K.D. et al. 1980. "Ability of elementary school children to perform sulcular toothbrushing as related to their hand function ability," *Pediatric Dentistry*, Vol.2, No.1 pp.31-36.

[53] Sagar, S. et al. 2010. "A rare case of life-threatening penetrating oropharyngeal trauma caused by toothbrush in a child," *Journal of Indian Society of Pedodontics and Preventive Dentistry*, Vol.28, No.2, p134.

[54] Wan, A.K. et al. 2001. "Oral colonization of Streptococcus mutans in six-month-old predentate infants," *Journal of dental Research*, Vol.80, No.12, pp.2060-2065.

[55] Law, V. et al. 2007. "Factors influencing oral colonization of mutans streptococci in young children," *Australian Dental Journal*, Vol.52, No.2, pp.93-100.

[56] Kopycka-Kedzierawski, D.T. & Billings, R.J. 2004. "A longitudinal study of caries onset in initially caries-free children and baseline salivary mutans streptococci levels: a Kaplan–Meier survival analysis," *Community Dentistry and Oral Epidemiology*, Vol.32, No.3, pp.201-209.

[57] Kohn, W.G. et al. 2001. "Recommendations for using fluoride to prevent and control dental caries in the United States," *Morbidity and Mortality Weekly Report*, Vol.50, No.RR-14, pp.1-42.

[58] Mascarenhas, A.K. & Burt, B.A. 1998. "Fluorosis risk from early exposure to fluoride toothpaste," *Community Dentistry and Oral Epidemiology*, Vol.26, No.4, pp.241-248.

[59] [58]의 글

[60] Institute of Medicine, Vedral, J. L., *Dietary Reference Intakes: For Calcium, Phosphorus, Magnesium, Vitamin D, and Fluoride*(Washington, D.C.: National Academy Press, 1999).

[61] [58]의 글

[62] Ripa, L. W. 1991. "A Critique of Topical Fluoride Methods (dentifrices, mouthrinses, operator-, and self-applied gels) in an era of decreased caries and increased fluorosis prevalence," *Journal of Public Health Dentistry*, Vol.51, No.1, pp.23-41.

[63] 앞의 글

[64] Silverman, J. et al. 2004. "Comparison of powered and manual toothbrushes for plaque removal by 4-to 5-year-old children," *Pediatric Dentistry*, Vol.26, No.3, pp.225-230.

[65] Eli, G. & Howard, P. 1997. "A comparison of the efficacy and safety of an electric and a manual children's toothbrush," *The Journal of the American Dental Association*, Vol.128, No.4 pp.469-474.

[66] Nowak, A. J. et al. 2014. "Do early dental visits reduce treatment and treatment costs for children?," *Pediatric Dentistry*, Vol.36, No.7, pp.489-493.

[67] Howenstein J. et al. 2015. "Correlating parenting styles with child behavior and caries," *Pediatric Dentistry*, Vol.37, No.1 pp.59-64.

[68] Hawkins, R. et al. 2003. "Prevention. Part 7: professionally applied topical fluorides for caries prevention," *British Dental Journal*, Vol.195, No.6, pp.313-317.

[69] Zimmer, S. et al. 1999. "Caries prevention with fluoride varnish in a socially deprived community," *Community Dentistry and Oral Epidemiology*, Vol.27, No.2, pp.103-108.

[70] Bravo, M. et al. 1997. "A 24-month study comparing sealant and fluoride varnish in caries reduction on different permanent first molar surfaces," *Journal of Public Health Dentistry*, Vol.57, No.3 pp.184-186.

[71] Beauchamp, J. et al. 2008. "Evidence-based clinical recommendations for the use of pit-and-fissure sealants," *Journal of the American Dental Association*, Vol.139, No.3, pp.257-268.

[72] Locker, D. et al. 2003. "Prevention. Part 8: The use of pit and fissure sealants in preventing caries in the permanent dentition of children," *British Dental Journal*, Vol.195, No.7 pp.375-378.

[73] [71]의 글

[74] Bravo, M. et al. 2005. "Sealant and fluoride varnish in caries: a randomized trial," *Journal of Dental Research*, Vol.84, No.12 pp.1138-1143.

[75] Hotuman, E. et al. 1998. "Fissure sealants in a group of 3-4-year-old children," *International Journal of Paediatric Dentistry*, Vol.8, No.2, pp.159-160.

[76] Symons, A.L. et al. 1996. "The effect of fissure morphology and pretreatment of the enamel surface on penetration and adhesion of fissure sealants," *Journal of Oral Rehabilitation*, Vol.23, No.12, pp.791-798.

[77] Pine, C.M. et al. 2006. "An investigation of the relationship between untreated decayed teeth and dental sepsis in 5-year-old children," *British Dental Journal*, Vol.200, No.1, pp.45-47.

[78] Piovesan, C. et al. 2010. "Impact of socioeconomic and clinical factors on child oral health-related quality of life (COHRQoL)," *Quality of Life Research*, Vol.19, No.9, pp.1359-1366.

[79] Hickel, R. et al. 2005. "Longevity of occlusally-stressed restorations in posterior primary teeth," *American Journal of Dentistry*, Vol.18, No.3, p.198.

[80] Holan, G. et al. 2002. "Success rate of formocresol pulpotomy in primary molars restored with stainless steel crown vs amalga," *Pediatric Dentistry*, Vol.24, No.3, pp.212-216.

[81] [79]의 글

[82] Ostlund, J. et al. 1991. "Amalgam, composite resin and glass ionomer cement in Class II restorations in primary molars--a three year clinical evaluation," *Swedish Dental Journal,* Vol.16, No.3, pp.81-86.

[83] Mjor, I.A. et al. 2002. "Placement and replacement of restorations in general dental practice in Iceland," *Operative Dentistry,* Vol.27, No.2, pp.117-123.

[84] Forss, H. & Widström, E. 2003. "The post-amalgam era: a selection of materials and their longevity in the primary and young permanent dentitions," *International Journal of Paediatric Dentistry,* Vol.13, No.3, pp.158-164.

[85] 앞의 글

[86] Sunnegårdh-Grönberg, K. et al. 2009. "Selection of dental materials and longevity of replaced restorations in Public Dental Health clinics in northern Sweden," *Journal of Dentistry,* Vol.37, No.9 pp.673-678.

[87] Varkey, I.M. et al. 2014. "Mercury exposure levels in children with dental amalgam fillings," *International Journal of Clinical Pediatric Dentistry,* Vol.7, No.3, p.180.

[88] Bjorkman, L. et al. 1997. "Mercury in saliva and feces after removal of amalgam fillings," *Toxicology and Applied Pharmacology,* Vol.144, No.1, pp.156-162.

[89] 백혜진 외. 2012.「어린이의 구강 내 아말감 충전물에 의한 수은노출과 뇨중수은농도: 6개월 추적조사」,≪대한구강보건학회지≫, 제36권 제4호, 297~302쪽.

[90] Walter, W. et al. 2007. "Prevention of Infective endocarditis: guidelines from the American Heart Association: a guideline from the American Heart Association Rheumatic Fever, Endocarditis, and Kawasaki Disease Committee, Council on Cardiovascular Disease in the Young, and the Council on Clinical Cardiology, Council on Cardiovascular Surgery and Anesthesia, and the Quality of Care and Outcomes Research Interdisciplinary Working Group," *Circulation : Journal of the American Heart Association,* Vol.116, No.15, pp.1736-1754.

[91] Tsai, H.H. 2003. "Dental crowding in primary dentition and its relationship to arch and crown dimensions," *Journal of Dentistry for Children,* Vol.70, No.2, pp.164-169.

[92] [15]의 글

[93] Hulland, S.A. et al. 2002. "Nitrous oxide-oxygen or oral midazolam for pediatric outpatient sedation," *Oral Surgery, Oral Medicine, Oral Pathology, Oral Radiology & Endodontics,* Vol.93, No.6, pp.643-646.